Für meine Tochter Judith,
für meinen Mann Guido
und für meine Mutter –
die immer zu mir standen, in
all den schweren Tagen

„Ohne Wahrheit kann es keine Erkenntnis geben."

Mahatma Gandhi

Bibliografische Information der Deutschen Nationalbibliothek

Die Deutsche Nationalbibliothek verzeichnet diese Publikation in der Deutschen Nationalbibliografie; detaillierte bibliografische Daten sind im Internet über http://dnb.d-nb.de abrufbar.

Geschlechtsneutrale Schreibweise

Das vorliegende Buch verwendet meistens eine geschlechtsneutrale Schreibweise. Wenn z.B. vom „Arzt" die Rede ist, wird hierunter auch die „Ärztin" verstanden.

Besonderer Hinweis

Haftungsausschluss

Teile des vorliegenden Buches basieren (unter anderem) auf zahlreichen persönlichen Angaben, die zur Wahrung der authentischen Wiedergabe inhaltlich nicht modifiziert wurden. Im Zweifelsfall befragen Sie bitte Arzt/Ärztin oder Apotheker/in. Die Informationen in diesem Buch wurden mit großer Sorgfalt recherchiert. Dennoch können sich medizinische Sachverhalte laufend ändern. Weder Autorin, GastautorInnen noch Verlag können für eventuelle Nachteile oder Schäden, die aus den im Buch gestellten Informationen resultieren, eine Haftung übernehmen. Alle Angaben erfolgen ohne Gewähr. Sollten sich trotz sorgfältiger Korrektur Fehler eingeschlichen haben, erbitten wir weiterführende Hinweise darauf. Wenden Sie sich in diesem Fall bitte schriftlich an den Verlag.

Markenschutz

Dieses Buch enthält eingetragene Warenzeichen, Handelsnamen und Gebrauchsmarken. Wenn diese nicht als solche gekennzeichnet sein sollten, so gelten trotzdem die entsprechenden Bestimmungen.

Originalausgabe, März 2013

© 2013   edition riedenburg
Anschrift   edition riedenburg, Anton-Hochmuth-Straße 8, 5020 Salzburg, Österreich
E-Mail   verlag@editionriedenburg.at
Internet   editionriedenburg.at
Fachliche Beratung   Univ.-Prof. Dr. med. univ. Doris Maria Gruber
Lektorat   Dr. Heike Wolter, Regensburg

[Fotonachweis] Cover: Mohnblume © Subbotina Anna – Fotolia.com, Gebärmutter und Eierstöcke auf Cover sowie Seite 18 © fixer00 – Fotolia.com

Umschlaggestaltung, Satz und Layout: edition riedenburg
Herstellung: Books on Demand GmbH, Norderstedt

ISBN 978-3-902647-31-3

Edith Schuligoi

Frauenkastration

Leben nach dem Verlust von Gebärmutter und Eierstöcken

Ein Buch für Frauen, ihre Partner und begleitende Fachpersonen

edition
riedenburg

Inhaltsverzeichnis

→ *Zum besseren Verständnis:* sind ausgewählte Fachworte und Begriffe im Glossar ab Seite 176 erklärt.

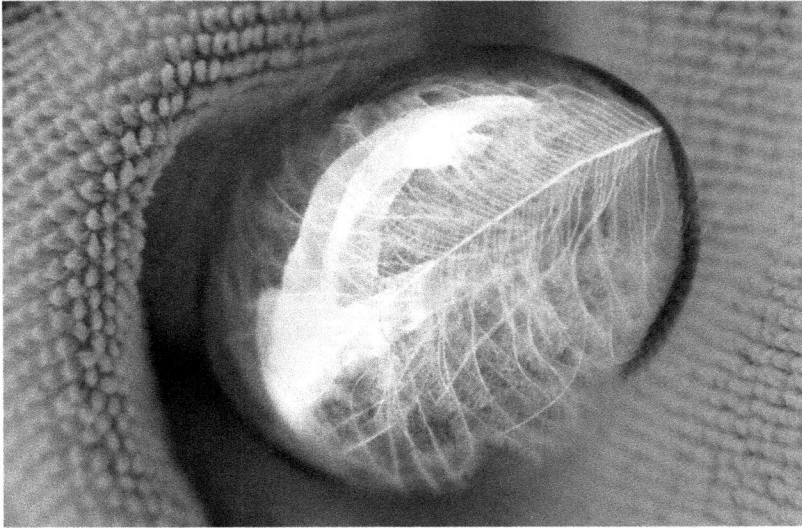

Geleitworte

Ein Kastrat ist ein weibischer Mann mit hoher Stimmlage, dem die Hoden entfernt wurden. Im Übrigen ist der Ausdruck Kastration der Tiermedizin vorbehalten und dient bei Hund und Katze neben der Unfruchtbarmachung auch der Domestizierung der Tiere. In der Humanmedizin ist die Kastration von Frauen bei uns ein gut gehütetes Tabu und die Entfernung der weiblichen Keimdrüse wird als Ovarektomie oder Adnexektomie oder umgangssprachlich, wenn die Gebärmutter ebenfalls herausoperiert wird, als Totaloperation bezeichnet.

Das vorliegende Buch ist kein Ovarektomie-Buch. Es ist ein Kastrationsbuch mit zum Himmel schreienden Geschichten von Frauen, die sich diesem Eingriff unterzogen haben, im guten Glauben, dass er nicht zu umgehen sei, ihrer Gesundheit diene und ihre Lebensqualität nicht negativ beeinflusse. Sie ahnten nicht, dass es sich um einen schwerwiegenden Eingriff handelt, der tief ins weibliche Leben zielt, und dass die medizinische Notwendigkeit dieses Eingriffes nicht selten zu hinterfragen ist. Auch ist ersichtlich, dass die Operateure und einige der nachfolgend behandelnden Frauenärzte sich nicht darauf einlassen können oder wollen, was sie mit der Entfernung der Eierstöcke bei einer Frau tatsächlich angerichtet haben und – dass später, wenn der Schaden zu Tage tritt, das große Leugnen an der Tagesordnung ist, bis hin zu Schuldzuweisungen an die Patientinnen. Ein ärztliches Verhalten, welches auch dann nicht entschuldbar ist, wenn man weiß, dass solche schweren Verläufe nicht zur Tagesordnung gehören.

Eine solche Medizin erzeugt Wut – wie sie bei der Autorin deutlich spürbar ist. Ohne Frage gibt es andererseits in Klinik und Praxis Ärzte und Ärztinnen, die Experten sind auf dem Gebiet der Endokrinologie und die Kenntnisse haben von der engen Verbindung von Organverlust, Hormonabfall und psychischer Veränderung. Nur leider ist es oft Glückssache, einen solchen Experten ausfindig zu machen.

Aus der Hirnforschung wissen wir, dass jedem Körperorgan in bestimmten Hirnregionen ein Platz zugewiesen ist, dessen Zellen in ständiger Verbindung mit dem Organ stehen, und dass darüber hinaus alle Organe in einem komplizierten Netzwerk miteinander kommunizieren. Dabei nehmen die hormonbildenden Drüsen, wie beispielsweise die Eierstöcke, eine Sonderstellung ein. Das An- und Abfluten der von ihnen produzierten Hormone, die jedes einzelne Körperorgan über die Blutbahn erreichen, wird aufs Feinste reguliert durch weitere Hormondrüsen am und im Gehirn. Die Entfernung der Eierstöcke hinterlässt also einen Defekt nicht nur im Bereich der weiblichen Geschlechtsorgane, sondern im gesamten Frauenkörper mit Rückwirkung auch auf Hirnfunktionen und die Psyche der Frau. Besonders bei jüngeren Frauen vor den Wechseljahren entsteht eine mehr oder weniger spürbare Defektheilung, an deren Auswirkungen Körper und Seele sich individuell anpassen müssen und in der Folge sehr unterschiedliche Reaktionsmuster hervorbringen.

Das Buch wirft mehr Fragen auf, als es Antworten geben kann: die Frage beispielsweise, weshalb sind die Genitalorgane der Frau so wenig wert? Ist es ein medizinisches Problem? Ein Problem, welches mit der Ausbildung junger Gynäkologen und Gynäkologinnen zu tun hat, die am Operationstisch ausgebildet werden, ohne dazu angehalten zu werden, sich die Folgeschäden ihres Tuns jemals vor Augen zu halten? Oder ist es noch immer ein gesellschaftliches Problem, in dem sich die seit alters her herrschende Missachtung weiblicher Unterleibsorgane und ihrer Funktionen im modernen Gewand widerspiegelt? Warum gibt es in der Medizin zu wenig Information darüber, dass selbst ein winziger Eierstockrest oft besser funktioniert als eine Hormonersatztherapie? Und schließlich bleibt die Frage offen, wohin sich die Frauen wenden können, um Hilfe zu finden, ohne sich auf den schwierigen und oft weiterhin zerstörerischen Weg von Versuch und Irrtum begeben zu müssen.

Dennoch hat dieses Buch seine große Berechtigung: Aus meiner ärztlichen Erfahrung weiß ich, dass für Frauen, die nach Entfernung der Eierstöcke psychisch und physisch krank sind, die Einsamkeit, die Sprachlosigkeit und das Achselzucken ihrer Ärzte am schlimmsten sind. Diejenigen Frauen, die einen langen Leidensweg hinter sich haben, werden sich vielleicht erstmalig verstanden und gestärkt fühlen, weil sie sich wiederfinden in dem einen oder anderen Frauenschicksal. Vielleicht können sie ein wenig aufatmen, weil sie nun erfahren, dass ihre eigenen Reaktionen nicht krankhaft sind, sondern normal. Vielleicht können sie auch wieder nach vorn schauen und sich nochmals auf den Weg machen, um sich Hilfe zu holen.

Die Erfahrung mit Frauengesundheitsaktionen und Büchern, die sich in den 90er Jahren gegen überflüssige gynäkologische Operationen richteten, lehrt, dass informierte, aufgeklärte Frauen, die selbstbewusst ihre Unterleibsorgane verteidigen, seltener und vor allem organerhaltend operiert werden. Die Operationszahlen gingen damals um mehr als die Hälfte zurück.

Meine Hoffnung ist, dass das vorliegende Buch auch jetzt Frauen erreicht, die noch nicht operiert sind und die noch vollständig oder teilweise über ihre Unterleibsorgane verfügen. Sie haben das Recht, für den Erhalt dieser Organe zu kämpfen und sich notfalls eine zweite Meinung einzuholen.

Barbara Ehret

Dr. med. Barbara Ehret ist Fachärztin für Gynäkologie und Geburtshilfe und war langjährige Chefärztin der gynäkologischen Abteilung im Klinikum MEDIAN in Bad Salzuflen. Sie ist Gründungsmitglied des AKF (Arbeitskreis Frauengesundheit) und Buchautorin. Der Deutsche Ärztinnenbund verlieh ihr die Auszeichnung „Mutige Löwin" für ihren Einsatz gegen unnötige Operationen.

Gebärmutter und Eierstöcke oder: die unsichtbare Weiblichkeit

Zu den chirurgischen Eingriffen, die das Risiko in sich tragen, enorm negative Folgen für das körperliche, psychische und emotionale Leben von Frauen mit sich zu bringen, gehören diejenigen, bei denen Hauptorgane, wie es Gebärmutter und Eierstöcke sind, entfernt werden. Ärzte und Chirurgen mit Erfahrung sind sich bewusst, dass es nützlich, ja sogar von größter Wichtigkeit ist, die Vor- und Nachteile eines folgenschweren Eingriffes gegeneinander abzuwägen. Es ist auch von großer Bedeutung, die Gründe und den Ablauf des chirurgischen Eingriffs zu erklären, damit die Frau versteht, was mit ihr passiert und eventuell eine andere Meinung einholt, damit sie dadurch ein klein wenig daran „teilhat", was mit ihr geschieht.

Von Seiten der Ärzte werden Indikationen und Kontraindikationen meist zur Kenntnis genommen und respektiert, wobei aber der subjektive und emotionale Anteil, den die Frau empfindet, miteinbezogen werden sollte, da dieser zu ihrem täglichen Leben gehört.

Studien haben gezeigt, dass die Entfernung von Gebärmutter oder Eierstöcken wegen gutartiger Erkrankungen viel schlimmer erlebt werden, als wenn die chirurgischen Eingriffe wegen schwerer Erkrankungen, wie zum Beispiel bei Krebs, vorgenommen werden.

Daraus ergibt sich die Notwendigkeit, besser vorher mit der Patientin ein ausführliches Gespräch zu führen, als hinterher zu versuchen, ihr zu erklären, was geschehen ist, wenn der chirurgische Akt vorbei ist und sich die Frau nur noch „die Augen ausweinen" kann.

Normalerweise bleiben im Fall einer „einfachen" Hysterektomie das gesundheitliche Wohlbefinden und sogar die Sexualität a priori unverändert, da der Uterus in diesem Bereich nicht stark einwirkt.

Eine Verminderung oder der Verlust der Libido können aber dennoch auch bei einer „einfachen" Hysterektomie wegen psychologischer Gründe vorkommen. Die Gebärmutter, dieses Organ, das Leben weitergibt, ist ein sehr symbolisches Organ in Verbindung mit der Weiblichkeit. Ihre Entfernung kann negativ erlebt werden, wenn ein dringender Eingriff der Frau nicht die Zeit ließ, die Entscheidung anzunehmen, oder wenn noch immer ein Kinderwunsch besteht. In diesen Fällen kann der empfundene Schmerz die Libido beeinträchtigen, und eine psychologische Hilfe ist manchmal notwendig.

Es gibt allerdings auch Fälle von Hysterektomien ohne Entfernung der Eierstöcke, wonach sich Frauen auf der sexuellen Ebene über eine Verminderung der Intensität des Lustempfindens beklagen. Es ist wahrscheinlich, dass diese Frauen zu der Gruppe jener gehören, die einen uterinen Orgasmus (mit angenehmen Kontraktionen der Gebärmutter beim Orgasmus) erleben. Wenn keine Gebärmutter mehr vorhanden ist, spürt man diese lustvollen Kontraktionen natürlich nicht mehr.

Die Entfernung der Gebärmutter führt zu einer Unterbindung von kleinen Blutgefäßen, welche die Eierstöcke versorgen (und sie bei ihrer Funktion unterstützen). Wenn diese Blutversorgung der Eierstöcke nicht mehr vorhanden ist, besteht das Risiko, dass die Eierstöcke ihre Funktion mehr oder weniger rasch verlieren. Dies kann dieselben Probleme wie eine Ovarektomie mit sich bringen, allerdings gewöhnlich langsamer und nicht so plötzlich wie nach chirurgischer Entfernung der Eierstöcke.

Schließlich ist noch anzumerken, dass einige Frauen ihre körperlichen Bezugspunkte verlieren, wenn man ihnen die Gebärmutter entfernt – auf einmal verfügen sie nicht mehr über dieselben sexuellen Auslösemechanismen wie vorher. So können sie zum Beispiel keine Lust mehr empfinden, wenn kein Druck mehr auf den Gebärmutterhals (der nicht mehr vorhanden ist) ausgeübt wird. Ihnen muss man Zeit für eine Wiederanpassung geben, damit sie ihre sexuellen Bezugspunkte ändern, damit beispielsweise das Innerste der Scheide für das Lustempfinden sensibel wird.

Zudem gibt es Frauen mit verkürzter Scheide, denen diese verkürzte Scheide Schmerzen bereitet. Für diese Frauen sind eine medikamentöse Unterstützung sowie eine physiotherapeutische und eine sexualmedizinische Rehabilitation notwendig.

Die bilaterale Ovarektomie (also die Entfernung beider Eierstöcke) wird meist negativ erlebt und schlecht vertragen. Sie wird im Allgemeinen wegen eines bösartigen Tumors oder wegen bestimmter Eierstockzysten, die genetische Risiken eines Eierstockkrebses in sich tragen, oder wegen seltener Erkrankungen wie

z.B. Pseudomyxoma peritonei (PMP – Gallertkarzinom des Bauchfells) vorgenommen.

Die Auswirkungen auf das tägliche Leben sind unterschiedlich. Wenn die Entfernung nur einen Eierstock betrifft, bleiben Ovulation und Hormonproduktion erhalten, und die Frau muss nicht unbedingt eine Veränderung spüren. Die Entfernung beider Eierstöcke hingegen ruft eine künstliche Menopause durch Hormonentzug hervor. Hierbei handelt es sich um eine echte Kastration. Je nach Alter wird zudem der Verlust der Fruchtbarkeit sehr oft schwer ertragen, und eine psychologische Unterstützung ist dringend anzuraten.

Ovarektomien vor den Wechseljahren bedeuten, wie gesagt, eine vollständige Kastration. Diese löst eine brutale Menopause aus, die ohne vorangehende, schrittweise Verringerung der Hormonproduktion stattfindet, wie es bei der natürlichen Menopause der Fall ist. Die begleitenden Symptome der chirurgischen Menopause sind demnach sehr oft intensiver und für die Frauen schwerer zu ertragen. Beispielhafte Aussagen von Frauen nach dieser Art von chirurgischem Eingriff verdeutlichen ihr Empfinden: „Seit der Operation fühle ich mich ich wie ein ausgeräumter Schrank", meint eine, eine andere fragt sich: „Werde ich noch eine Frau sein?"

Die Tatsache, dass das Innere des Körpers nicht sichtbar ist, bedeutet nicht, dass es in der Vorstellung nicht existiert. Jeder medizinische oder chirurgische Eingriff verschafft gewissermaßen „Existenz", verwirklicht also das einst Unsichtbare, und führt dazu, die inneren Gedanken des Körpers zu erkennen. Diese Existenz wird durch die bisherige Geschichte der Person – basierend auf Erinnerungen und Sehnsüchten – rekonstruiert. Es ist so, als ob das entsprechende Organ erst durch das Leid ins Bewusstsein rückt: sich schlecht fühlen, leiden, das ist eine mögliche Art und Weise, seinen lebendigen Körper zu spüren. „Ich leide, daher bin ich." Durch Leiden verschaffen sich Gebärmutter und Eierstöcke sogar nach ihrer Entfernung das Attribut eines realen Objektes, das nicht auf seinen psychischen Zustand reduzierbar ist.

Ebenso scheint es Korrelationen zwischen Depression und Gebärmutterentfernungen zu geben. Nach einem Artikel aus dem Jahr 2010 (Mantani u.a., 2010) leiden mehr Frauen an Depressionen, bei denen eine Hysterektomie vorgenommen wurde, (14 versus 3 Prozent) als diejenigen ohne Hysterektomie. In der

Praxis zeigt sich, dass Frauen mit Depressionen mehr körperliche Erkrankungen haben und häufiger chirurgische Eingriffe erleben, aber diese Frauen rufen auch mehr negative Reaktionen bei den betreuenden Ärzten hervor. Jeder Arzt hat die Pflicht, dies zu berücksichtigen, wenn er ein klein wenig Empathie für seine Patientin empfinden möchte.

In diesem Bewusstsein muss man den Frauen helfen können. Idealerweise auf präventive Art, indem jeglicher Eingriff, der nicht notwendig ist, vermieden wird. Oder, indem man der Frau eine konstruktive Zeit der Anpassung gewährt, und um den Mangel an Eierstockhormonen auszugleichen, und eventuell nach Bedarf eine medikamentöse Behandlung durch Hormonersatz mit Östrogenen oder sogar mit Androgenen durchführt.

In diesem Sinne ist ein Buch wie das von Edith Schuligoi ein nützliches Werk, das zahlreiche Frauen bestärken wird, damit sie sich weniger „sonderbar", weniger „abnormal" fühlen, weil sie besser verstehen, was mit ihnen geschieht und wie sie, wenn möglich, diese Katastrophe der Kastration vermeiden oder, wenn sie eintritt, ihr standhalten können.

Sylvain Mimoun

Dr. med. Sylvain Mimoun ist Gynäkologe und Psychiater, Direktor der Medizinischen Fakultät für psychosomatische Gynäkologie der Universität Paris 7, Präsident der franz. Gesellschaft für Geburtshilfe und Psychosomatik, Direktor der Abteilung Andrologie im Spital Cochin, Paris, Verantwortlicher für die Vereinigung Gynäkologie, Psychosomatik und Studium der Sexualität am Spital Robert Debré, Paris, Wissenschaftlicher Beirat für die Fachzeitschrift „Gynäkologie, Geburtshilfe und Fruchtbarkeit", Redaktionsmitglied der Fachzeitschriften „Génésis" „Sexologies", „Journal d'Andrologie", „Journal d'Urologie" und „Journal of Psychosomatic Obstétrics and Gynaecology"

Das doppelte Leid

Hier ist also ein Buch, geschrieben von einer Frau für Frauen. Von einer zornigen Frau, von einer Frau, die kämpft, die die Frauen verteidigt, von einer Frau, die nicht mehr aufhören kann zu fragen, von einer Frau, die laut und stark ihre Empörung hinausschreit. Warum, für wen, gegen wen? Sie tut es, um ein sowohl unglaubliches wie beunruhigendes Schweigen zu brechen – ein Schweigen, das sie wie einen Akt der Gewalt erlebt, der zu vielen durch den Hormonmangel ins Ungleichgewicht gebrachten Frauen angetan wird. Nämlich Gewalt und Verachtung durch die Geringschätzung gegenüber den weiblichen Geschlechtsorganen und dem Genital, durch die Nichtanerkennung der Erschütterungen durch das, was man sehr wohl als eine Kastration betrachten muss.

Nicht zuhören, das heißt, die Klagen der operierten Frauen nicht zu hören – jener Frauen, denen ihre Gebärmutter, deren Wert man geleugnet hat, genommen wurde. Ebenso wie es Gewalt ist, die Klagen der Frauen nicht zu hören, denen man die Eierstöcke entfernt hat und mit ihnen die Hormone ihrer Weiblichkeit.

Nicht zuhören heißt, die Bedeutung des körperlichen und seelischen Entzugs nicht anzuerkennen, der von nun an den Alltag dieser Frauen vergällen wird. Dabei kennt man die schädlichen Auswirkungen der chirurgischen Menopause sehr genau, nicht zuletzt jene auf die Sexualität, deren Bedeutung man für das Leben von Männern und Frauen jeglichen Alters kaum leugnen kann. Das heißt also, gerade jene gerühmte Lebensqualität geringzuschätzen, die unsere Gesellschaft und die medizinische Welt von heute garantieren wollen. Wissenschaft und Medizin verbessern unaufhörlich die Lebensdauer, vor allem die weibliche. Aber welchen Wert hat Quantität ohne Qualität?

Die betroffenen Frauen durchleben in der Tat alle möglichen Beschwerden dieser frühen Menopause, die ihnen unberechtigt auferlegt wurde. Sie fühlen sich abgewertet und verachtet durch dieses absolute Nichthören und Nichtanerkennen. Und sie sind im Recht, wenn sie die Frage stellen, die durch die Autorin auf all diesen Seiten voller Zeugenaussagen zum Ausdruck gebracht wird: Warum?

Warum operieren, wenn es vermeidbar, wenn es nicht zwingend notwendig ist? Und vor allem: warum nicht die Folgen behandeln? Warum diese offensichtliche

Ablehnung, das Leid dieser Frauen zu lindern und ihnen ihre Lebensfreude zurückzugeben dank der Mittel, über die unsere Medizin verfügt?

Warum dieses doppelte Leid?

Hierin liegt zweifelsohne der Sinn dieses Buches – Anklage, aber vor allem eine Botschaft der Hoffnung: Die Weiblichkeit hat kein Alter, und jedes Lebensalter einer Frau verdient die ganze Aufmerksamkeit der ÄrztInnen. Wer sonst sollte den Frauen, unseren Patientinnen, die wir und die uns gewählt haben, besser zuhören, sie verstehen und ihr Leid lindern, wenn nicht wir GynäkologInnen?

Michèle Lachowsky

Dr. med. Michèle Lachowsky ist medizinische Gynäkologin und Ärztin für Psychosomatik, Präsidentin der Französischen Gesellschaft zur Erforschung der Menopause (AFEM) sowie ehemalige Präsidentin der Internationalen Gesellschaft Psychotrauma BALINT. Sie ist außerdem Mitbegründerin und Vizepräsidentin der Französischen Gesellschaft für Psychosomatische Gynäkologie.

Möglichkeiten und Chancen für ÄrztInnen

ÄrztInnen erhalten durch dieses Buch die Möglichkeit zu erfahren, was es für die Seele, aber auch für den Körper ihrer Patientinnen bedeutet, wenn sie in deren körperliche Integrität durch therapeutische Maßnahmen eingreifen.

Sie haben die Chance, die sie hoffentlich nutzen, aus ihrer beruflichen Schutzhaltung wachgerüttelt und offen zu werden dafür, was in ihren Patientinnen vor sich geht. Sie erhalten die Chance, wenn sie es bisher noch nicht taten, achtsam mit den Frauen umzugehen, weil sie endlich begreifen können, dass Aussagen und Klagen der Frauen IMMER wahr sind, denn nur sie fühlen, was in ihnen los ist, welche Veränderungen durch die operativen Eingriffe stattfinden.

Das Buch zeigt auf, wie wichtig es ist, dass sich ÄrztInnen so weiterbilden, dass sie sich bewusst sind, dass eine (kranke) Frau immer – gleichwertig – sowohl Körper, Psyche als auch soziales Wesen ist, und dass, wenn eines dieser Systeme aus dem Gleichgewicht gerät, es zwangsläufig Auswirkung auf die anderen Systeme haben wird.

ÄrztInnen werden beim Lesen dieses Buches ergreifend erfahren, dass körperliche Eingriffe körperliche Veränderungen bedeuten, mit körperlichen Folgen, mehr noch, mit Folgen für das soziale Gefüge, in dem sich die Frau befindet. Das zeigt das Buch in bedrückender Art und Weise auf.

Elia Bragagna

Dr. med. Elia Bragagna ist Ärztin für Allgemeinmedizin und Psychosomatik, Psycho- und Sexualtherapeutin sowie Leiterin der Akademie für Sexuelle Gesundheit (AfSG). Seit 2009 werden an der Akademie sexualmedizinische Grund- und Diplomfortbildungen der Österreichischen Ärztekammer abgehalten.

www.afsg.at

Nichts in meinem Leben hat mich so aus der Bahn geworfen und mich so an die Grenzen meiner physischen und psychischen Belastbarkeit gebracht, wie die Folgen meiner Kastration. Wie kam es dazu?

Mir war bereits als Kind, im Jahr 1976, ein Eierstock entfernt worden. Im Jahr 2003, als ich knapp 41 Jahre alt war, nahm man dann die Kastration wegen einer gutartigen Eierstockzyste vor, indem auch der zweite Eierstock weggeschnitten wurde. Die Gebärmutter wurde belassen.

Die traumatischen Folgen und Erfahrungen dieser chirurgischen Eingriffe prägten und veränderten mein Leben und das meiner Familie. Vor allem nach der Entfernung des zweiten Eierstockes hatte ich mit massiven körperlichen, seelischen und sexuellen Problemen zu kämpfen.

Die ersten Jahre danach fühlte ich mich mehr tot als lebendig, stieß aber vielerorts auf Unwissen und Ignoranz. Man teilte mir in meiner Heimatstadt mit, ich sei mit meinen gesundheitlichen Problemen eine Ausnahme.

Völlig verzweifelt kontaktierte ich via Internet Selbsthilfegruppen aus dem anglophonen Sprachraum und erfuhr, dass es sehr wohl viele Frauen gibt, die unter dem Verlust ihrer Geschlechtsorgane leiden, und dass schon etliche Bücher dazu in englischer Sprache veröffentlicht worden sind. Ich musste aber bald feststellen, dass im deutschen Sprachraum wenig Wissen, kaum Informationen, geschweige denn Bücher von Betroffenen, noch Hilfsangebote für diese Frauen vorhanden sind.

Durch meine gute Kenntnis der englischen und vor allem der französischen Sprache konnte ich in internationalen Fachartikeln zum Thema recherchieren. Ich kontaktierte neben Spezialisten im deutschen Sprachraum auch Experten der Gynäkologie, Endokrinologie und Sexualmedizin in Frankreich und fand nach Jahren endlich umfassende Hilfe. Auf diesem Wege erhielt ich außer medizinischer auch psychologische Unterstützung und erfuhr immer mehr über die große Bedeutung von Gebärmutter und Eierstöcken für die Gesundheit und Sexualität der Frau. Viele Informationen bzw. Hinweise in diesem Buch stammen daher aus Frankreich, da diese sich für mich als sehr hilfreich erwiesen haben.

Ich gründete die Selbsthilfegruppe „Femica" (der Name setzt sich aus den Worten „femina castrata" – „kastrierte Frau" – zusammen), und es bildete sich zuerst in Österreich ein kleines Netzwerk von Betroffenen. Im Jahr 2006 ging ich mit der Website femica.at online. Über das Internet lernte ich immer mehr Frauen auch aus Deutschland und der Schweiz mit ähnlichen Schicksalen kennen.

Ich erkannte bald, dass die Folgen der Entfernung von Gebärmutter und Eierstöcken vielerorts noch tabu sind, und viele betroffene Frauen sagten zu mir: „Bitte, schreib das nieder, es glaubt uns ja niemand!"

So beschloss ich, nicht nur ein Buch über meine eigenen Erfahrungen, sondern auch über jene der vielen Frauen, die mich über mein Internetforum kontaktierten, zu schreiben. Dieses Buch handelt also großteils nicht von Frauen, die mit ihren Operationen zufrieden sind, sondern von denjenigen, die mit gesundheitlichen und seelischen Problemen nach den Operationen zu kämpfen haben.

Ich möchte, dass durch die in diesem Buch geschilderten, sehr persönlichen und berührenden Schicksale die Betroffenen vor allem Verständnis und Hilfe finden.

Die komplexe Problematik zur Gebärmutterentfernung und zur chirurgischen Menopause mitsamt den möglichen körperlichen, seelischen und sexuellen Folgen soll endlich auch einer breiten Öffentlichkeit bewusst gemacht werden. Fachpersonen sollen mit diesem Buch spüren, welch große Verantwortung mit ihrer Arbeit verbunden ist.

Mit der Perspektive der Patientinnen rücken Aspekte der Behandlung in den Vordergrund, die weder in beruflicher Ausbildung noch im klinischen Geschehen bisher ausreichend berücksichtigt sind. Den betroffenen Frauen und ihren Angehörigen soll mit diesem Buch gezeigt werden, dass sie nicht alleine sind mit ihrem Schicksal. Sie sollen ermutigt werden, mit anderen in derselben Situation in Kontakt zu treten, um hilfreiche Erfahrungen austauschen zu können.

Ich will mit diesem Buch aber auch erreichen, dass Mädchen und Frauen erkennen, wie wichtig Gebärmutter und Eierstöcke – obwohl im Bauch versteckt und für das Auge unsichtbar – sind. Denn vielen wird deren Bedeutung für Gesundheit und Wohlbefinden erst nach dem Verlust dieser Organe bewusst.

Meine persönlichen Erfahrungen und die der insgesamt 35 weiterer Betroffenen in diesem Buch sollen der nächsten Generation erspart bleiben. Und sie sollen vor allem jenen Frauen, die ohne ihre Geschlechtsorgane leben und die darunter leiden, eine Stimme geben und sie endlich aus ihrer jahrzehntelangen Isolation holen. Denn bis jetzt hat man diese Frauen einfach ignoriert und vergessen.

Danke

Ein großer Dank geht an Helmut Kozar und an meine Freundin R.M., die die künstlerischen Fotos ihrer Werke für die Kapitelseiten dieses Buch zur Verfügung gestellt haben.

Vielen Dank auch an Dr. med. Lucia Ucsnik, MAS für die wissenschaftliche und gesundheitsökonomische Begutachtung und ihre Empfehlungen.

Edith Schuligoi

Platz für Gedanken:

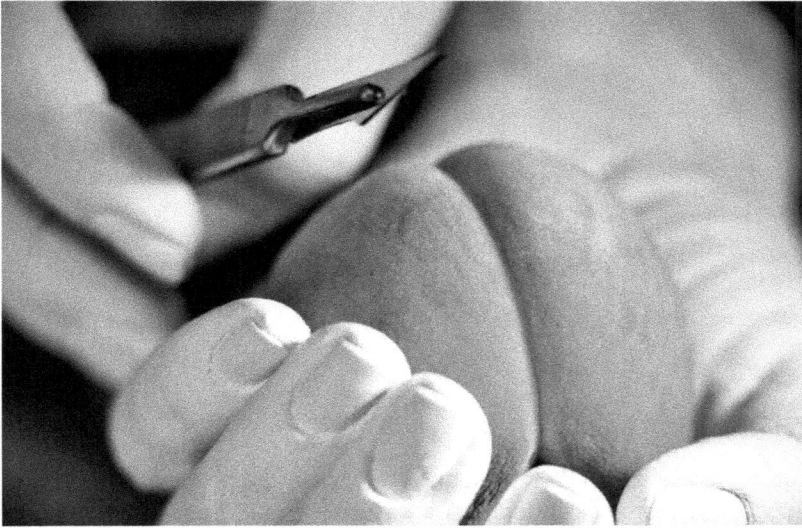

Aller Anfang

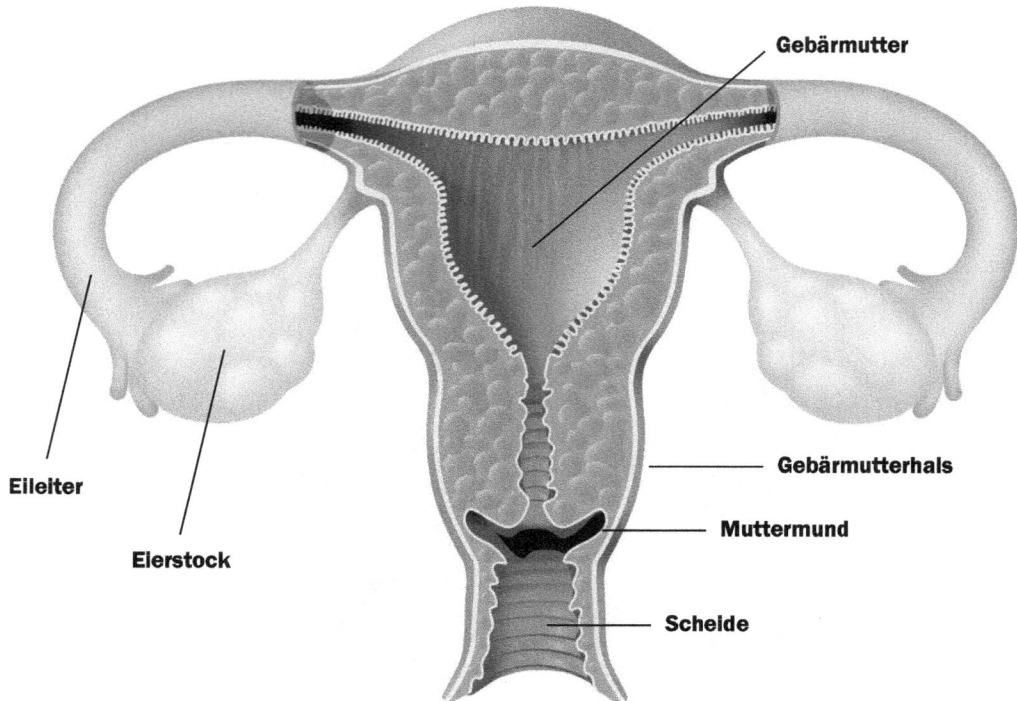

Gebärmutter

Eileiter

Eierstock

Gebärmutterhals

Muttermund

Scheide

Vergessene Organe

In diesem Buch werden sich Frauen zu Wort melden, die ihre Gebärmutter oder ihre Eierstöcke oder beides verloren haben. Damit man die Erfahrungen der betroffenen Frauen besser verstehen kann, stellen sich Eierstöcke und Gebärmutter hier im Anfangskapitel für die Leser „persönlich" vor. Die Organe versuchen so auf humorvolle Art auf ihren Wert aufmerksam zu machen.

✳ *Hallo, liebes Mädchen, hallo, liebe Frau! Deine Eierstöcke und deine Gebärmutter haben die Ehre, sich vorzustellen.*

Wir sind deine Sexualorgane, gut versteckt und geschützt in deinem Bauch. Du siehst uns nie, denn wir arbeiten fleißig im Verborgenen. Als du noch ein Baby warst, waren wir bereits da.

*Wir **Eierstöcke**, auch **Ovarien** genannt, möchten uns zuerst vorstellen!*

*Wir sind zwar nur walnussgroß, aber etwas ganz Besonderes, denn wir können viel! In uns reifen in den sogenannten **Follikeln** die **Eizellen**. Stell dir vor, schon bei deiner Geburt tragen wir fast 2 Millionen*

Eizellen. Diese Anzahl wird dann zwar kleiner, aber wenn du ein junges Mädchen bist, haben wir noch immer über 300.000 zur Verfügung.

*Wir Eierstöcke geben nicht nur die **Eizellen** in die **Eileiter** ab, sondern wir produzieren auch die wichtigen **Sexualhormone** Östrogen, Progesteron und Testosteron.*

*Wir gehören mit unseren Eileitern zu unserer großen Schwester, der **Gebärmutter**, mit der wir einen eigenen, unauflösbaren Arbeitsvertrag haben. Denn wir kümmern uns gemeinsam mit ihr um deinen **Menstruationszyklus**.*

Wir versorgen mit unseren Hormonen außerdem deine Haut, damit sie schön elastisch bleibt, deine Haare, damit sie glänzen, deine Nerven und Blutbahnen, damit sie gesund bleiben, und deine Knochen, damit sie stark und kräftig sind! Wir geben dir auch Kraft und Energie, und dir fällt gar nicht auf, dass wir da dahinterstecken.

*In deinem gesamten **Stoffwechsel** haben wir also ein wichtiges Wörtchen mitzureden, und wir sorgen* unter anderem auch dafür, dass du eine schöne frauliche Figur hast.

Wir sind aber auch zuständig für dein **psychisches Gleichgewicht** und, nicht zu vergessen, deine **Libido** und dein **Sexualempfinden**!

Wie oft kommt es vor, dass wir gerne ein wenig rasten würden, aber das geht nicht! Wir sind schließlich stets – Tag und Nacht – für dich bereit, falls es dir gerade einfällt, dich im Liebesakt um deinen Herzallerliebsten zu kümmern. Wenn dann unsere Freunde, die **Spermien**, kommen, haben wir erst recht viel zu tun! Falls du es möchtest, und wenn noch dazu das richtige Spermium kommt, sind wir zum Zeitpunkt des **Eisprungs** dafür ausgebildet, dass ein **Baby** entstehen kann.

Auch wenn du schon **älter** bist, arbeiten wir weiter für dich! Wir sind nun nicht mehr für die Babys zuständig, wohl aber erfüllen wir noch all die anderen wichtigen Stoffwechselaufgaben. Wir arbeiten brav weiter. Wir erzeugen zwar nicht mehr so viel Östrogen und Progesteron, dafür haben wir aber genügend **Testosteron**, das wir ausschütten. Damit versorgen wir dich auch im Alter mit allen wichtigen Sexualhormonen, die dein Körper und deine Psyche brauchen, damit sie gesund bleiben.

Wir ermöglichen dir dadurch auch im Alter eine schöne **Sexualität**. Deshalb verstehen wir gar nicht, warum so viele glauben, wir würden für die ältere Frau nutzlos sein. So ein Blödsinn! Na ja, das kommt davon, weil man uns nicht sieht, kaum von uns spricht und über uns insgesamt zu wenig weiß.

Man behandelt uns so oft wie Stiefkinder. Das können wir gar nicht verstehen! Unsere männlichen Kollegen, die **Hoden**, haben es da viel besser. Jeder sieht sie mit freiem Auge, und darauf bilden sie sich auch weiß Gott was ein. Dabei sind sie unserer Meinung nach nicht so hübsch wie wir, können weniger, und trotzdem finden sie mehr Beachtung und Wertschätzung. Das schmerzt uns sehr. Denn durch diese Ungerechtigkeit und viel Unwissen werden wir auch viel öfter weggeschnitten als die Hoden! So viele unserer armen Kolleginnen fallen samt unserer lieben großen Schwester, der Gebärmutter, umsonst dem Skalpell zum Opfer. Was für ein Jammer!

Ja, und wenn wir nicht mehr da sind, dann ist guter Rat teuer. Alle unsere Mitarbeiter, allen voran die **Hypophyse** im Hirn und die **Schilddrüse**, regen sich

dann furchtbar auf, leiden Schaden, und der gesamte **Organismus** der armen Frau gerät ohne uns völlig durcheinander. Meist werden in diesen Fällen **Hormone** von außen zugeführt – aber unsere Arbeit kann nichts vollwertig ersetzen! Wir haben unsere eigenen biochemischen Rezepte, unseren eigenen Rhythmus, wann und wie viel wir an Hormonen ausschütten, genau für dich passend. Diese, von uns wohl gehüteten Geheimnisse haben die Mediziner und Wissenschaftler auf der ganzen Welt bei weitem noch nicht lüften können.

Jetzt möchte ich mich, deine **Gebärmutter**, auch **Uterus** genannt, gerne näher vorstellen!

Auch ich bin ein sehr wichtiges Organ für dich. Ich bin ein **Muskel** und viel größer als meine lieben kleinen Schwestern, die Eierstöcke. Ich bin ungefähr sieben Zentimeter lang und schaue ein bisschen aus wie eine Birne. Lustig, nicht?

Mein unterer Teil heißt **Gebärmutterhals** oder **Zervix** und reicht in das Innere deiner **Scheide** hinein. Mein Hals hat sogar eine kleine Öffnung, damit die Spermien in mich hineinschwimmen können. Ich liege nicht völlig frei in deinem Unterleib, sondern in der Mitte der anderen Unterleibsorgane „klebe" ich sozusagen am Bauchfell und bin mit **Bändern**, **Nervenbündeln** und einem Netzwerk aus **Arterien** und **Venen** verbunden.

Ich reagiere auf **Hormone**, und zwar in erster Linie auf die meiner Schwestern, der Eierstöcke. Das merkst du jedes Mal, wenn ich durch die monatliche Blutung auf mich aufmerksam mache. Ich gebe ja zu, dass dir das manchmal lästig ist. Es kommt auch vor, dass ich dir dabei Schmerzen bereite, wenn ich mich zu sehr zusammenziehe, um die Schleimhaut, die sich über den ganzen Monat aufgebaut hat, wieder abzustoßen. Aber dieses Geschehen gehört zum Leben jedes Mädchens und jeder Frau.

Ich bin auch wichtig für dein **Sexualempfinden**, denn ich beginne mich beim Liebesakt zu vergrößern, und meine Schwingungen breiten sich in deinem gesamten Becken aus. Manche Frauen spüren mich besonders intensiv beim **Orgasmus**, wenn ich mich vor Freude zu diesem Zeitpunkt sehr stark zusammenziehe. Ich bin natürlich auch der einzige Ort, wo sich der **Embryo** in Ruhe und Geborgenheit bis zur **Geburt** entwickeln kann. Da muss ich dann um vieles größer werden und du kannst mit Stolz deinen

Bauch als werdende Mama im Spiegel betrachten. Dahinter stecke ich, weißt du! Ich freue mich mit dir, wenn du das erste Mal dein Baby spürst, das in mir strampelt.

Alle Menschen auf der Welt sind in mir herangewachsen! Wie oft werde ich von Dummköpfen, die selber bis zu ihrer Geburt in mir waren, als nutzlos bewertet, wenn ich meine Aufgabe als warmes, schützendes Nest für den Embryo erfüllt habe. So etwas Undankbares! Das tut mir unsagbar weh. Dabei habe ich auch noch andere Aufgaben zu erfüllen. Was kann ich denn dafür, wenn darüber nur so Wenige Bescheid wissen?

Ein **Arterienast**, der direkt in mich mündet, versorgt nämlich auch meine lieben kleinen Schwestern, die Eierstöcke, mit Blut. Wenn man mich entfernt, sind meine armen Schwestern möglicherweise nicht mehr genug durchblutet – und werden ganz müde. Sie können dann vielleicht, ohne mich, nicht mehr so gut arbeiten.

Da ich mich zwischen **Blase** und den **Gedärmen** befinde, habe ich aber auch die Aufgabe, die Blase und den Darm an Ort und Stelle und in ihren Begrenzungen zu halten. Genauso wie meine gescheiten, kleinen Schwestern, die Eierstöcke, trage ich zum Schutz deiner **Arterien** und deines **Herzens** bei. Das wissen leider auch nicht viele!

Nicht alle meiner wichtigen Aufgaben kennen die Mediziner und Wissenschaftler heute. Sie tun nur immer so, als ob sie alles wüssten. Dabei sind sie erst am Erforschen meiner Geheimnisse und der meiner kleinen Schwestern. Sie werden schon noch draufkommen, dass man unseren tatsächlichen Wert so viele Jahrzehnte hindurch nicht wirklich erkannt hat.

Wenn ich nur an meine arme Urgroßmutter denke! Damals hat man sogar geglaubt, die Hysterie würde in mir sitzen. Das wurde über Jahrhunderte auf den Universitäten von hochnäsigen Professoren so gelehrt, und alle haben das geglaubt.

Selbst heute noch lehrt man an Universitäten, wir seien nicht besonders wichtig. So viele von uns müssen daher in sterilen Operationssälen überall auf der Welt umsonst ihr Leben lassen. Oft werden meine kleinen Schwestern mit mir gemeinsam weggeschnitten, vor allem dann, wenn die Frau schon älter ist. Man macht Frauen leider noch immer unnötig Angst vor Krebs, und es wird behauptet, es würde nicht viel ausmachen, wenn wir weg sind.

Die vielen, schon seit Jahren bekannten, alternativen Methoden, um mich zu behalten, werden den Frauen oft nicht mitgeteilt. Also stimmen etliche Frauen zu, dass wir gemeinsam vorsorglich entfernt werden dürfen. Was für ein Irrtum! Wir landen dann in Forschungslabors oder einfach auf dem Müll. Ein Jammer, schließlich wachsen wir nie mehr nach.

Also, meine Liebe, pass auf mich und meine kleinen Schwestern auf, so gut es geht! Erkundige dich rechtzeitig und umfassend über unsere wichtigen Aufgaben und Funktionen. Schätze uns ebenso, wie Männer ihren Penis und ihre Hoden. Wir werden es dir danken!

Platz für Gedanken:

Meine Geschichte

1976

Ich bin 14 Jahre alt und erfreue mich bester Gesundheit – nur manchmal spüre ich ein eigenartiges Druckgefühl im Unterbauch. Die Kinderärztin schickt mich vorsichtshalber zu einer Frauenärztin. In meiner Heimatstadt ist es zu dieser Zeit eine Rarität, dass eine Frau diesen Beruf ausübt. Die Kinderärztin hatte es gut gemeint, in der Annahme, eine Gynäkologin würde besser auf ein so junges Mädchen eingehen können als ein Gynäkologe. Meine Mutter ist bei der Untersuchung des „Unterleibs" – wie das von den Frauen in der Verwandtschaft mit gesenktem, verschämtem Blick bezeichnet wird, dabei.

Die Frauenärztin ist eine Frau mittleren Alters, von großer Statur, mit kurz geschnittenen, rotblonden Haaren und resolutem Auftreten. Ängstlich ziehe ich auf Befehl meinen Slip aus, begebe mich auf den Untersuchungsstuhl. Die Gynäkologin streift sich einen Plastikhandschuh über, examiniert meine Vagina und bemerkt: „Die ist noch Jungfrau." Dann beginnt sie die Untersuchung durch den Anus. Sie ist nicht gerade sanft – tastet gleichzeitig den Bauch ab – und beginnt vor sich hin zu schimpfen: „Was wird schon sein mit dem blöden Mensch – schwanger ist sie!"

Ich habe in der Schule Aufklärungsunterricht gehabt, ich weiß daher, wie Babys entstehen. Ich verstehe deshalb überhaupt nicht, was die Gynäkologin meint. Ich habe ja noch nie mit einem Jungen sexuelle Kontakte gehabt. Wie soll ich jetzt auf einmal schwanger sein?

Meine Mutter steht mit kreidebleichem Gesicht, sichtlich geschockt und völlig unfähig, auch nur ein Wort von sich zu geben, neben dem Untersuchungsstuhl. Die Gynäkologin bohrt ihren Finger noch tiefer in den Anus, sodass es schmerzt. Mir beginnen die Tränen übers Gesicht zu laufen; die Gynäkologin sagt nur kurz und trocken: „Ah, so! Die Gebärmutter ist eh ganz klein – hab mich geirrt – schwanger ist sie nicht; da ist irgendwas auf dem rechten Eierstock – Sie kriegen eine Einweisung ins Landeskrankenhaus: Frauenklinik!"

Meine Mutter und ich verlassen schweigend die Praxis. Ich schäme mich in Grund und Boden, weiß aber eigentlich nicht, warum. Meine Mutter beginnt sich nach einiger Zeit über die unfreundliche Gynäkologin

aufzuregen, doch ich sage nichts dazu. Ich fühle mich wie eine Aussätzige, und die Angst vor dem, was nun kommen wird, schnürt mir die Kehle zu.

In der Frauenklinik des größten Spitals der Stadt werde ich bald dem Primar und seinem gesamten Team vorgeführt. Viele Männer in weißen Kitteln stehen um mich herum und schauen mich neugierig an, als ich wieder auf dem von mir so gehassten Untersuchungsstuhl Platz nehmen muss. Zumindest ist der Primar nicht so unfreundlich wie die Gynäkologin. Er untersucht wieder vor aller Augen durch den Anus und redet dazu in lateinischen Fachausdrücken, die ich nicht verstehe, mit seinen Kollegen. Als die Untersuchung beendet ist, sagt er zu seinem Oberarzt: „Die Kleine für übermorgen zur OP vorbereiten."

Bevor man mir die Narkosemaske aufs Gesicht drückt, versuche ich mich mit ruckartigen Kopfbewegungen zu wehren, doch ich werde festgehalten. Als ich das Bewusstsein wiedererlange, ist mir furchtbar übel. Stechende und brennende Schmerzen bohren in meinem Unterleib. Ich schaue um mich und sehe, dass ich ganz allein in einem riesigen Zimmer liege. Der immer wiederkehrende Brechreiz macht die Schmerzen im Bauchraum noch schlimmer.

Ich schreie immer wieder nach meiner Mutter. Ich ergreife verzweifelt die Glocke, die ich über meinem Bett erblicke, und läute Sturm. Wie eine Ewigkeit kommt es mir vor, bis eine sehr nette Krankenschwester erscheint und sich um mich kümmert. Die Krankenschwester berichtet mir, dass ich noch in der Narkose, als man mich ins Aufwachzimmer gebracht hat, getobt und wild um mich geschlagen habe. Eine weitere Beruhigungsspritze sei notwendig gewesen, und daher komme mit Sicherheit nun auch die Übelkeit.

Sie zeigt mir auch die waagerechte 10-Zentimeter-Schnittwunde, direkt beim Ansatz der Schamhaare. Mein Vater kommt mich besuchen. Gleichzeitig mit ihm der Oberarzt, der mich operiert hat. Dieser war vom Primar sehr gelobt worden für seinen schönen Schnitt. Freundlich erklärt er meinem Vater, dass man den gesamten rechten Eierstock wegen einer Zyste, die größer als eine Orange gewesen sei, entfernt habe.

Mein Vater schaut den Operateur entsetzt an, doch dieser beeilt sich zu sagen, dass alles gutartig sei und ich ja noch einen Eierstock hätte, und es dadurch ohne weiteres möglich sein müsste, später einmal Kinder zu bekommen. Der verbliebene linke Eierstock habe zwar auch eine sehr kleine Zyste, die habe man aber belassen, damit dieser Eierstock die Funktion des rechten Organs übernehmen könne. Mein Vater tröstet mich so gut er kann, als ich ihn mit großen, fragenden Augen anblicke.

Die Folgen dieser Operation in jungen Jahren waren ein völlig unregelmäßiger Menstruationszyklus und viele Verwachsungen im Bauchraum. Der gesamte Bereich um die Narbe ist lange Zeit sehr empfindlich. Daher trage ich keine modernen Slips wie andere junge Mädchen, denn diese schließen genau bei der Narbe ab, und das stört mich. Wenn ich mich für den Turnunterricht in der Mädchenkabine umziehe und meine Mitschülerinnen meine großen, altmodischen Unterhosen sehen, finden sie das immer sehr komisch. Doch das ist mir egal.

Nur meine beste Freundin versteht mich. Mit ihr spreche ich auch über meinen Widerwillen, Tampons bei der Menstruation zu verwenden. Ich mag es einfach nicht, dass da etwas in die Scheide eingeführt werden soll. Ich verwende daher immer nur Binden.

Den gesamten Genitalbereich empfinde ich als sehr verwundbar, will nicht an die Operation erinnert werden und möchte ihn so schützen. Ich bin eine sehr ernste Jugendliche, meine Lehrer und Mitschüler schätzen mich aber wegen meiner Reife, die in diesem Alter unüblich ist.

Zweimal jährlich muss ich zur Kontrolle in die gynäkologische „Kinderambulanz". Mein zweiter Eierstock wird immer genau vermessen. Die kleine Zyste ist ständig da, doch sonst wird alles als in Ordnung befunden. Mein Menstruationszyklus aber pendelt sich einfach nicht ein. Ich habe manchmal zwei Monate keine Menstruation, dann wieder alle drei Wochen mit sehr heftigen und langen Blutungen. Für mich ist es mittlerweile normal, keinen regelmäßigen Zyklus zu haben wie meine Freundinnen. Ich denke, dass es wohl immer so bleiben wird. Beim Laufen und anderen sportlichen Aktivitäten verspüre ich oft Schmerzen im Unterbauch. Doch erst etliche Jahre danach wird man mir sagen, dass ich nun viele Verwachsungen durch die Operation habe.

2003

Das Schicksal konfrontiert mich, 27 Jahre später, nochmals mit einer Organentfernung – diesmal mit der des zweiten Eierstockes. Wegen dieser einfachen, glatten, relativ kleinen Zyste, die ich doch schon seit dem 14. Lebensjahr habe, werde ich nun endgültig kastriert.

Die Zyste könne von heute auf morgen entarten, Eierstockkrebs würde ich nicht überleben, sagt man mir, und ich hätte nach der Operation nichts Schlimmes zu befürchten.

Ich vertraue und willige in die Operation ein, denn nach meinen Informationen denke ich, dass dies die einzige Möglichkeit sei. Außerdem möchte ich keinesfalls riskieren, dass meine einzige Tochter eventuell ohne Mutter aufwachsen muss.

Erst hinterher erfahre ich, dass die Wahrscheinlichkeit, dass diese gutartige Eierstockzyste von gerade 5,6 cm jemals entartet wäre, nur 0,7 Prozent betragen hätte. Und dass in Fällen wie dem meinen normalerweise streng organerhaltend vorgegangen wird.

Jetzt erst beginne ich, Vieles, was die ÄrztInnen in meiner Heimatstadt mir empfohlen und mit mir gemacht haben, zu hinterfragen und nicht mehr bedingungslos zu vertrauen. Aber da ist es bereits zu spät.

2005

An meinem 43. Geburtstag regnet es in Strömen und ich erinnere mich an jenen Tag im September 2003, als ich, eine selbstbewusste und beruflich erfolgreiche Frau, ins Krankenhaus ging, um mich operieren zu lassen.

Man hatte mir gesagt, dass mein Eierstock mit der Zyste ein Damoklesschwert sei und ich der Operation zustimmen solle, da ich auch an meine Tochter denken müsse. Ich erinnere mich an den extrem starken Regen an diesem Tag – so als ob der Himmel wie zur Warnung alle seine Schleusen öffnete. Ich erinnere mich an jenes Gefühl des drohenden Unheils, als ich das Krankenhaus betrat. Ich erinnere mich an den Operateur, dem ich voll vertraut hatte. Ich erinnere mich an den sterilen Operationssaal. Ich erinnere mich an meine grenzenlose Angst und an die Tränen, die mir über die Wangen liefen, als man mir die Narkosespritze gab.

Ich sehe das entsetzte Gesicht meiner 13-jährigen Tochter wieder vor mir, als ich einen Tag nach der Operation vor der Toilette des Krankenzimmers ohnmächtig wurde. Ich erinnere mich an mein Erschrecken, als ich das Blut im Urin sah, und spüre nun die stechenden Schmerzen im Unterleib wieder.

Drei Tage nach dem Eingriff darf ich nach Hause gehen. In der Verwandtschaft meint man: „Na endlich hast du es machen lassen, ich an deiner Stelle hätte mich schon viel früher operieren lassen, denn wenn die sagen, raus damit, na, dann raus!"

Zwei Monate nach der Operation wird mein bis dahin glückliches Leben zu einem Drama. Mein Körper reagiert mit massivem Schwindel, Kopfschmerzen, Schüttelfrost und Übelkeit auf den Hormonentzug. Der Schwindel ist zwischendurch so schlimm, dass ich mich immerzu an etwas festhalten muss. Ich erinnere mich noch zu gut, dass ich ständig das Gefühl habe, zu fallen – ich falle aber nicht hin.

Beim Zubettgehen schwankt das Bett so unter mir, dass ich nicht mal mehr ein Buch lesen kann. Meine Augen füllen sich immer wieder mit Tränen, und eine tiefe, nie zuvor gekannte Traurigkeit legt sich auf mein Gemüt.

Schon das erste Hormonpräparat, das mir helfen soll, vertrage ich nicht. Nun will man mir deshalb Psychopharmaka verordnen. Dies lehne ich ab. Verzweiflung übermannt mich. Warum, um Gottes Willen, hatte ich dieser Operation zugestimmt? Man hatte mir doch vor der Operation gesagt, ich brauche gar keine Angst zu haben. Warum war ich jetzt die Ausnahme?

Die Zustände werden von Tag zu Tag schlimmer, und ein Albtraum beginnt Realität zu werden. Ich gehe noch ein paar Mal zu den Ärzten, die mir zur Operation geraten hatten: Krebsprophylaxe, Verantwortung gegenüber meiner Tochter.

Der erste Arzt blickt mich an wie eine Verrückte, als ich sage, dass ich partout keine Psychopharmaka nehmen werde. Auf meine Klagen, dass mir seit der Operation die Brust schmerze und ich keinen Orgasmus mehr habe, meint er, so viele Frauen hätten Brustschmerzen, so viele Frauen keinen Orgasmus.

Eine Ärztin fragt, ob ich denn den Mann gewechselt und deshalb jetzt Probleme mit der Libido habe, und meint dann: „Migräne, Schwindel und Übelkeit kommen nicht von den fehlenden Hormonen, deren Ursache liegt immer im Kopf selbst – zuerst kommt die Psyche, und dann erst der Körper!"

Ich erinnere mich an die unzähligen Tage, an denen ich so tue, als ob alles normal sei. Ich erledige mechanisch meine Einkäufe, den Haushalt, fahre zur Arbeit. Oft weiß ich nicht einmal, wie ich überhaupt meine beruflichen Anforderungen meistern soll, so sehr machen mir die körperlichen Auswirkungen der Operation zu schaffen.

Ich beiße im wahrsten Sinn des Wortes die Zähne zusammen und versuche mit letzter Kraft, niemanden merken zu lassen, dass ich den Zustand, in den man mich versetzt hat, eigentlich nicht mehr ertragen kann. Und doch halte ich den Schwindel, die unendliche Müdigkeit, die Kopfschmerzen, die Übelkeit aus.

Vor allem will ich nicht, dass meine Tochter mich weinen sieht. Doch es gelingt nicht immer. Mein Mädchen schaut mich mit angsterfüllten Augen an: „Mama, warum hat man ausgerechnet dir das angetan? Musst du jetzt etwa sterben?" – „Ach, mein Engel, wo denkst du hin, ich bleibe doch bei dir! Ich werde bald wieder gesund!"

Ich erinnere mich an die vielen traurigen Situationen, wo ich versuche, so zu tun, als ob nichts geschehen sei, als ob ich funktionieren und empfinden würde wie vor der Operation. Doch es gelingt nicht.

Stets war ich eine starke Partnerin gewesen, doch nun muss mein Mann mich fast täglich moralisch aufrichten. Ich schäme mich dafür. Anfangs versuche ich, ihm im Bett etwas vorzuspielen. Doch da wir uns schon 20 Jahre kennen, kann ich ihm nichts vormachen. Ich erinnere mich an mein verzweifeltes Schluchzen, als ich ihm gestehen muss, dass ich beim Berühren meiner Brustwarzen nichts mehr empfinde, dass ich auch kein angenehmes Kribbeln im Bauch mehr spüre, mein Körper nicht mehr mit Lust reagiert, wenn er meine erogenen Zonen am Unterbauch berührt.

Nach jedem liebevollen Beisammensein breche ich in Tränen aus. Ich kann das nicht mit dem Kopf steuern, und die Trauer um die verlorene Sexualität kommt ganz tief aus meinem Inneren.

Ich erinnere mich an meinen Seelenschmerz, wenn ich an die vielen glücklichen Jahre denke, in denen ich meinen Mann mit jeder Faser meines Körpers spüren konnte, wo mein Körper auf seinen antworten konnte. Jetzt weiß ich: Das ist Vergangenheit! Ich schlage meinem Mann sogar vor, er möge sich eine neue Frau suchen. Ich will meinem Mann mich selbst nicht mehr antun. Doch er hält mich fest in seinen Armen und tröstet, so gut er kann ...

Vor dem Einschlafen weine ich aus Verzweiflung, beim Aufwachen weine ich vor ohnmächtiger Wut, dass ich niemanden zur Verantwortung ziehen kann außer mich selbst. Ich zermartere mir das Hirn, warum ich in diese Operation eingewilligt habe. Aber ich wusste ja nicht, was ein Leben ohne Eierstöcke bedeutet. Niemand hat mir das gesagt!

Auch in der Schule habe ich nichts darüber gelernt. Wer weiß schon über solche Dinge Bescheid? Ich erinnere mich an die vielen Gespräche mit meinen Freundinnen, die keine Ahnung haben, wie sie mir helfen sollen, und selbst darüber fassungslos sind, was hier geschehen ist.

Ich erinnere mich an die vielen verschiedenen Hormonpräparate, die man mir zum „Einstellen" gegeben hat. Aber mein Magen und mein Darm akzeptieren diese Präparate nicht. Ich erinnere mich an die vielen Scheideninfektionen seit der Operation und meine verzweifelten Versuche, Ärzten und Ärztinnen klar zu machen, dass es eben nicht so einfach, wenn nicht gar unmöglich ist, eine Frau hormonell einzustellen. „Wieso vertragen Sie denn die Hormone nicht? – „Nebenwirkungen hat jedes Medikament!" – „Seien Sie doch nicht so empfindlich!"

Immer wieder versuche ich zu erklären, dass mir von den künstlichen Hormonen so entsetzlich übel sei, dass ich mich wegen der Blähungen schäme, dass der Kopfschmerz mich an den Rand des Wahnsinns treibe. „Jede Frau ist einstellbar", eine junge Ärztin schaut mich mit verständnislosem Blick an. Da erfasst mich hilflose Wut, und ich erwidere provokant: „Ich bin schließlich ein Mensch und kein Dieselmotor!" Ich versuche darauf hinzuweisen, dass die Nebenwirkungen, von denen ich spreche, sogar auf den Beipackzetteln der Hormonpräparate vermerkt sind

Doch die Ärztin hört nicht mehr zu. Sie meint nur noch: „Da Sie so wütend sind, wäre es besser, Sie auf ein Beruhigungsmittel einzustellen – dann geht es Ihnen wieder gut!" – „Aber, Frau Doktor, haben Sie denn Ihre Eierstöcke noch?" – „Natürlich, wo denken Sie hin!" – „Ja, aber dann können Sie ja gar nicht ahnen, wie ich mich fühle und was meinem Körper ab-

geht!" Die Ärztin entgegnet mit strenger Stimme: „Andere vertragen diese Operation auch! Also steigern Sie sich nicht so hinein und übertreiben Sie nicht so! Übrigens, Sie waren immer eine so nette Person, nun kann man aber gar nicht mehr vernünftig mit Ihnen reden!"

Den letzten Satz unterstreicht die Ärztin mit einem bedeutsamen Lächeln. Ich blicke diese Ärztin mit müdem Blick an, meine Augen füllen sich mit Tränen, mein ganzer Körper zittert. Nein, ich werde nicht beginnen, loszubrüllen, ich bleibe ruhig, sage nichts mehr, denn ich darf keine Schwäche zeigen. Mein Gott, in was bin ich da hineingeraten! Ich weiß nicht mehr, wie ich dieses grausame Schicksal ertragen soll.

Nach dem Besuch bei der Ärztin gehe ich in die nächste Kirche und bete nach vielen Jahren erstmals wieder zum lieben Gott. Ich bitte ihn inständig um Hilfe. Er möge mich doch zu sich nehmen. Ich sehne mich nach dem absoluten Ende.

Ich erinnere mich an den letzten verzweifelten Versuch, die Hormone nicht mehr mit Tabletten, sondern mittels Hormonpflaster dem geplagten Körper zuzuführen. Ein Jahr nach der Operation weiß ich, dass ich meinem Leben ein Ende setzen werde, sollte es auch mit diesem Präparat nicht klappen. Ich bin am Ende meiner Kräfte. Der liebe Gott würde mir verzeihen.

Doch es funktioniert! Mein Körper akzeptiert das Pflaster besser als die Tabletten. Schwindel und Kopfschmerzen lassen nach. Ich schöpfe neue Hoffnung – und ich beschließe, weiterzuleben.

Aber auch das Hormonpflaster zeigt bald Nebenwirkungen. Es juckt auf der Haut, und ich leide an derart massivem Ausfluss, dass ich erschrecke. Ich muss nun Slipeinlagen tragen, und oftmals am Tag spüre ich eine Flüssigkeit aus meiner Scheide rinnen, die zum Glück wenigstens nicht riecht.

Aber ich hasse das, diese ständige Feuchtigkeit, denn nie zuvor in meinem Leben hat mein Körper so reagiert. Ich hasse das Spannungsgefühl auf meiner Haut, wo das Pflaster nun tagaus, tagein klebt und die Haut reizt.

Oft bin ich unsagbar müde und fühle mich mir selbst entfremdet. Vor allem dann, wenn mich der Schwindel erfasst und eine unsichtbare Zange meinen Kopf zusammendrückt. Ich spüre mich anders als vor der Operation, ich rieche anders, ich fühle anders.

Die Abbruchblutungen dauern nun oft mehr als zehn Tage und sind schmerzhaft. Manchmal fließt zwischendurch bräunliche Flüssigkeit aus der Scheide. Es ist sehr schwierig, einen funktionierenden Menstruationszyklus künstlich herzustellen. Aber ich bin auf das Hormonpflaster angewiesen. Klebe ich es nicht, kommt der extrem grobe Kopfschmerz wieder, der mir nach der Operation das Leben zur Hölle machte.

Um nicht nachdenken zu müssen, stürze ich mich in Arbeit. Ich lebe wie eine Schauspielerin, die ihr eigenes Leben spielt. Im Fernsehen läuft gerade ein Film, eine Liebesszene. Mir wird wieder einmal schmerzhaft bewusst, wie sehr meine Seele um meine verlorene Sexualität trauert. Tränen steigen mir in die Augen, ich muss mich wegdrehen. Ich muss mich nun sogar abwenden, wenn ich eine schwangere Frau sehe, denn deren Anblick führt mir das eigene Schicksal vor Augen.

Jeden Tag wundere ich mich von neuem, was eine Frau eigentlich alles aushält. Verzweifelt suche ich im Internet nach Informationen zur Eierstockentfernung. Aber nichts Brauchbares.

Dann taucht auf einmal das Wort „Kastration" auf. Ich erschrecke zutiefst. Aber ja, natürlich, die beidseitige Eierstockentfernung ist nichts anderes als eine Kastration! Ich suche auf Englisch weiter, und da öffnet sich die amerikanische Website einer Selbsthilfegruppe für Frauen ohne Gebärmutter und Eierstöcke. Ich kann nicht glauben, dass es so etwas gibt, und schreibe zaghaft eine E-Mail an die Organisation mit der Bitte um Hilfe.

Schon nach zwei Stunden wird mir geantwortet: „Please don't give up! You are not alone!" („Bitte gib nicht auf! Du bist nicht allein!") Ich freue mich das erste Mal seit langem wieder richtig. Die Schicksalsgenossin in Amerika weiß genau, wovon ich spreche und wie es mir geht. Ich bekomme nun täglich eine E-Mail voll lieber, unterstützender Worte, die ich sofort beantworte. Mein ganzer Schmerz wird per Internet über den Atlantik geschickt. Mit Herzklopfen und der Freude eines kleinen Kindes warte ich auf die Mails aus Amerika. Ich habe eine ältere, weise Freundin gefunden, die mit mir wie eine liebevolle Mutter umgeht.

Weitere Kontakte über E-Mail folgen. Betroffene Frauen versuchen auf diese Art andere Frauen vor der Kastration zu warnen: „Be aware! Speak out and spread the word!" (Sei auf der Hut! Sprich darüber und verbreite die Information!")

Ich muss mir neue Kleidung kaufen. Die vom Vorjahr passt mir nicht mehr, da ich begonnen habe, an Gewicht zuzulegen. Dabei war ich immer so stolz auf meine jugendlich schlanke Figur gewesen. Nun habe ich gepolsterte Hüften, einen großen Bauch, und meine ehemals kleinen Brüste sind auch gewachsen. Durch die Kastration ändert sich unter anderem auch der Fettstoffwechsel. Das weiß ich nun auch.

Voll Ekel blicke ich mich im Spiegel an. Mein Po, wo das Hormonpflaster klebt, ist voller Pickel. Ein Stringtanga kommt jetzt wohl nicht mehr in Frage. Auch mein einst so schönes, kastanienbraunes Haar hat seit der Operation begonnen, grau zu werden. Die Langzeitfolgen der Kastration sind schleichend wie Gift, das langsam aber sicher wirkt, denke ich mir. Und dann muss ich erstmals in meinem Leben mein Konto überziehen, weil die vielen Untersuchungen und Therapieversuche eine Menge Geld verschlingen.

Am Abend meines 43. Geburtstags, jenem Tag voll dieser Erinnerungen, wird mir klar, dass ich nun schon zwei Jahre als kastrierte Frau lebe, und dass sich an dieser Tatsache bis zu meinem Tod nichts mehr ändern wird. Genau genommen, so denke ich mir, ist ein Teil von mir bereits vor 23 Monaten gestorben. Draußen regnet es noch immer in Strömen.

Mehr als zwei Jahre nach meiner Kastration wird mir ein Psychotrauma diagnostiziert, hervorgerufen durch den Verlust des zweiten Eierstockes und die daraus entstandenen hormonellen und sexuellen Probleme. Ich verzweifle fast wegen meiner ständigen Müdigkeit, meines allgemeinen Unwohlseins, des ständigen Ausflusses, der Zwischenblutungen und der langen schmerzhaften Abbruchblutungen. Nur eines weiß ich sicher: Niemals werde ich jemals wieder in eine gynäkologische Operation einwilligen!

Man schickt mich in Psychotherapie. Ich frage bei mehreren Gynäkologen nach Erfahrungswerten für Frauen mit einer Gebärmutter ohne Eierstöcke. Doch ich finde keine weitere Frau mit demselben Schicksal. Es gibt Frauen, die keine Gebärmutter und keine Eierstöcke mehr haben, Frauen ohne Gebärmutter, aber mit zumindest einem oder beiden Eierstöcken, aber der umgekehrte Fall sei sehr selten, erklärt man mir beschämt.

Um Hilfe für meine schweren hormonellen Probleme zu finden, recherchiere ich täglich im Internet und lese mich unermüdlich in komplizierte englische und französische Fachartikel ein.

Ich fahre zum Spezialisten nach Wien, der mich erstaunt anschaut und fragt, warum denn gleich der ganze Eierstock entfernt worden sei. Die Gebärmutter sei völlig gesund, liege nun aber ohne Eierstöcke im Bauch.

Von einer hilfsbereiten Wiener Sexualmedizinerin und einem Alternativmediziner bekomme ich wertvolle Ratschläge. Nun weiß ich, dass mich mein Operateur zu einem raren Ausnahmefall operiert hat. Dabei war ich doch nur zu den normalen Vorsorgeuntersuchungen gegangen, denn ich war ja nicht krank, sondern gesund gewesen.

Ich kann das einfach nicht begreifen, und immer wieder erfasst mich ohnmächtige Wut über meine Situation. Meine Kopfschmerzen und mein Schwindel sind mit einem neuen Östrogenpflaster und mit dem natürlichen Progesteron, das ich in Wien bekommen habe, weg, doch ich kämpfe trotzdem mit Müdigkeit und Energieverlust, mit Ausfluss und damit, dass sich mein ganzer Körper noch weiter zum Negativen verändert.

Mit Entsetzen bemerke ich, dass meine Schamlippen kleiner werden. Dafür ist meine Brust bereits doppelt so groß. Ich habe jetzt keine Taille mehr, stattdessen wird der fette Ring um den Bauch immer größer. Mein einst schmaler Oberkörper ist kräftig geworden, meine Oberarme sind dick. Die Gewichtszunahme seit der Operation beträgt bereits 13 Kilogramm.

Auch das Gefühl, in einer anderen Haut zu stecken und in einem fremden Körper gefangen zu sein, wird nicht besser. Am Morgen habe ich täglich geschwollene, schmerzhafte Füße auf Grund von Wasseransammlungen.

Meine Libido ist nicht mehr vorhanden, und die Chance, beim Liebesakt noch etwas zu empfinden, ist auf den Nullpunkt gesunken. Ich befürchte, dass sich das auch nicht mehr ändern wird, und die Tage, wo ich auf Grund dieser für mich aussichtslosen Situation fast verzweifle, sind zahlreich. Die Spezialisten

in Wien beginnen, einen eventuellen Testosteronzusatz in Erwägung zu ziehen, aber man will noch abwarten. Denn dann hätte ich schon drei Sorten von Hormonen, die ich meinem Körper künstlich zuführen müsse, und die Verträglichkeit sei eine weitere Unbekannte, vor allem wegen meiner Gebärmutter, erklärt man mir.

Meinem Mann gegenüber fühle ich mich immer mehr schuldig. Ich weiß nicht, wie ich das weiter ertragen soll, und wie er es überhaupt noch weiter aushalten soll, mit seiner Frau in einem Verhältnis wie Bruder und Schwester leben zu müssen. Trotzdem ist er mir ein treuer, verständnisvoller Partner. Dafür bin ich ihm so dankbar, doch ich fühle mich immer schuldiger und unfähiger, denn ich würde ihm so gerne wieder die Frau sein, die ich früher war: agil, optimistisch und körperlich attraktiv. Wie soll ich das aber im derzeitigen Zustand jemals wieder werden? So recherchiere ich weiter, jetzt vor allem im französischen Netz.

Dezember 2006

Zufällig entdecke ich einen Artikel in der französischen Zeitung „Le Figaro", in dem berichtet wird, dass es nun Hilfe für Frauen ohne Eierstöcke gibt. In diesem Beitrag melden sich französische Spezialisten zu Wort, und ich lese mit Erstaunen, dass man über die großen gesundheitlichen und psychischen Probleme der totaloperierten Frauen in Frankreich sogar in der Tageszeitung schreibt.

Ein weiterer großer Artikel dazu erscheint in der bekannten Zeitschrift „Paris Match". Aufmerksam und ungläubig nehme ich diese Artikel wahr. Einer der bekanntesten Gynäkologen und Sexualmediziner Frankreichs sagt da im Interview zum Thema Frauen ohne Eierstöcke: „Manche Frauen berichten sogar, sie wären erloschen!" Und in meiner Heimat hat man mir immer wieder gesagt, ich sei wohl eine Ausnahme.

Sofort kontaktiere ich jene Ärzte, deren Namen ich nun aus den Medien und aus Fachartikeln kenne. Ein liebevoller und informativer Kontakt per E-Mail mit diesen Spezialisten richtet mich zusätzlich moralisch auf.

Juli 2007

Endlich ist es mir beruflich möglich, nach Paris zu fahren. Ich bitte dort um Hilfe. Der Pariser Experte verschreibt mir nach der Untersuchung und nach langem, ausführlichem Gespräch – er antwortet geduldig auf all meine Fragen – ein Androgenpflaster, das erstmalig für Frauen ohne Ovarien entwickelt wurde und in Frankreich bereits auf dem Markt ist. Man erklärt mir auch, dass Zysten, die sehr groß werden können, gerade bei jungen Mädchen auftreten. Die Ursache sei ein hormonelles Ungleichgewicht bei der heranwachsenden Jugendlichen zur Frau – und in der Regel werde in diesen Fällen erfolgreich mit Hormonen behandelt. Das sei aber schon lange bekannt. Mir hatte man als 14-jährigem Mädchen einfach den Eierstock weggeschnitten.

Erstaunt und dankbar stelle ich fest, dass das Honorar des französischen Experten, vor allem in Anbetracht der für mich aufgewendeten Zeit, nicht so hoch ist, wie ich es von heimischen Spezialisten gewohnt bin.

Als ich zu Hause hoffnungsvoll das Hormonpflaster, das ich in Paris in der Apotheke gekauft habe, probiere, wird mir bald sehr übel und schwindlig. Ich will in Frankreich anrufen, doch ich telefoniere demoralisiert und verzweifelt zuerst mit meiner besten Freundin. Diese überlegt nur kurz und sagt: „Gib doch jetzt nicht auf! Du hast schon so viel herausgefunden. Denk mal logisch! Du bist nur einen Meter sechzig groß, vielleicht ist das ganze Pflaster zu viel. Warum schneidest du es nicht durch und probierst ein halbes?"

Ich befolge den Rat und bemerke, dass der Schwindel und die Übelkeit besser werden. Ich schneide noch ein Stück weg und klebe nur ein Drittel des Pflasters auf den Bauch. Am nächsten Tag schon stelle ich fest, dass Schwindel und Übelkeit verschwunden sind, dafür kehren Energie und Wohlbefinden langsam zurück.

Nach zwei Wochen verspüre ich das erste Mal seit vier Jahren wieder zart meine Libido, und nach drei Wochen habe ich bereits drei Kilogramm an Gewicht verloren, ohne Diät. In den nächsten Wochen purzeln die Kilos weiter, und in den nächsten Monaten bekommt mein Körper tatsächlich wieder seine ursprüngliche Form. Der hässliche Fettring um den Bauch verschwindet, die Brust wird wieder kleiner, nur die Brustwarzen haben ihre schöne dunkle Farbe, wie es aussieht, für immer verloren. Der gehasste Ausfluss ist weg, die Müdigkeit ebenfalls, und meine Kraft und mein Wohlbefinden wie auch meine Libido und mein Sexualempfinden sind teilweise zurückgekehrt.

Nun geht es rapid bergauf. Nach vierjähriger Odyssee habe ich nun endlich wieder so etwas wie Lebensqualität. Meine gesamte Umgebung kann es gar nicht glauben – es ist wie Zauberei! Ich bin wieder fähig, Sport zu treiben, ohne sofort erschöpft zu sein, ich habe wieder Energie und Kraft, und auch die Wasseransammlungen in den Füßen sind weg. Die Schilddrüsenwerte, die seit der Kastration nicht mehr in Ordnung waren, normalisieren sich, und ich fühle mich nicht mehr wie in einem fremden Körper gefangen.

Auch mein Sexualempfinden kehrt durch das Medikament nachhaltig zurück. Mein Mann und ich können es gar nicht fassen und wir sind überglücklich. Ich schreibe nach Paris und bedanke mich herzlich.

Es ist zwar einiges nicht mehr wie vor der Operation – das wird es auch nie mehr sein und das hatte mir der Pariser Spezialist auch gesagt –, aber ich kann nun versuchen, das Beste aus meiner Situation zu machen, und das ist mir nun zumindest körperlich endlich gelungen.

Die seelischen Verletzungen stehen auf einem anderen Blatt. Monatelang hadere ich mit mir selbst und denke, dass es für mich doch ein Leichtes gewesen wäre, schon viel früher in Frankreich zum Frauenarzt zu gehen. Mir wäre so Vieles erspart geblieben. Doch woher hätte ich das wissen sollen?

Vor allem ist mir klar geworden, dass man die Verantwortung für sich selbst übernehmen und in erster Linie auf sich und seinen eigenen Körper hören muss.

Herbst 2012

Kurz vor Beendigung dieses Buches wurde das Testosteronpflaster, das mir so geholfen hat, vom Markt genommen. Ein Ersatzmedikament in dieser Form gibt es derzeit keines. Als ich davon erfuhr, war ich verzweifelt. Doch ich habe durch all diese Erfahrungen eines gelernt: Es wird irgendwie weitergehen. Und man darf vor allem nicht aufgeben. Denn jeder Kampf lohnt sich – auch wenn er noch so aussichtslos scheint.

Platz für Gedanken:

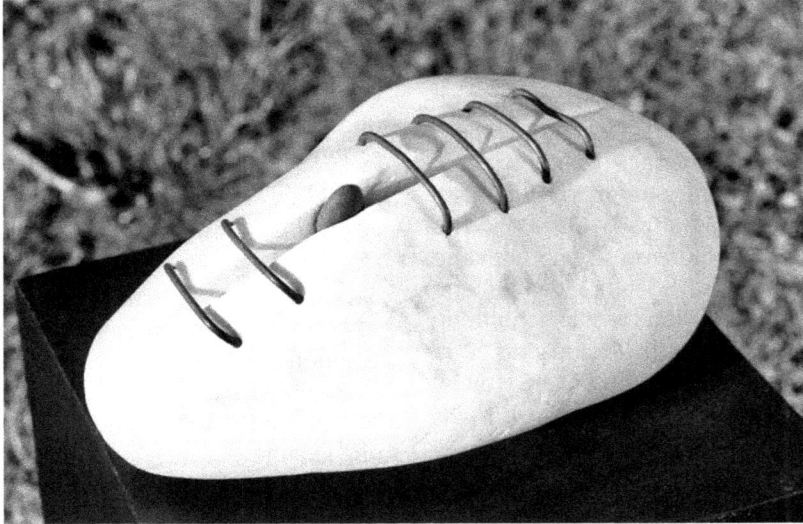

Betroffene Frauen berichten

In diesem Kapitel werden zwölf Frauen aus Deutschland, 22 aus Österreich und eine Frau aus der Schweiz auf Doppelseiten vorgestellt. Die Betroffenen wenden sich dabei in sehr persönlichen Worten und Briefen an die behandelnden ÄrztInnen. Jede Erfahrung dieser Frauen zum Organverlust und den Folgen kommt mit ihrem jeweils eigenen Stil und Denken im Buch zum Ausdruck.

Die 35 TeilnehmerInnen für das Buchprojekt fanden sich über die Selbsthilfegruppe Femica. Mittels einheitlicher Fragebögen wurden ihre Erfahrungen für dieses Buch schriftlich gesammelt.

In diesem Buch melden sich Frauen zwischen 38 und 70 Jahren aus allen sozialen Schichten und mit unterschiedlichen Berufen zu Wort. Die Berufspalette der Teilnehmerinnen reicht von der Angestellten, Arzthelferin, Ayurveda-Therapeutin, Beamtin, Buchhalterin, Bürokauffrau, Diplomkauffrau, Einzelhandelskauffrau, Energetikerin, Hausfrau, Heilpraktikerin, Ingenieurin, Kindergärtnerin, Köchin, Kosmetikerin, Künstlerin, Musiklehrerin, Naturwissenschaftlerin, Personalberaterin, Pflegehelferin, Professorin, Qualitätsmanagerin, Redakteurin, Sekretärin, Softwarespezialistin, Sozialarbeiterin, Übersetzerin, Volksschullehrerin bis hin zur Zahntechnikerin.

Ein Honorar für die Teilnahme am Buch wurde nicht ausbezahlt.

Für zwei bereits verstorbene Frauen berichten einerseits der erwachsene Sohn und andererseits der Witwer.

Die Porträtierten schreiben unter einem Pseudonym, damit ihre Anonymität gewahrt bleibt.

Von den 35 Frauen haben 22 eine sogenannte „Totaloperation" erhalten, das heißt, dass sowohl die Gebärmutter als auch beide Eierstöcke entfernt wurden, wobei nur 6 Frauen eine Krebsdiagnose hatten. Bei den anderen waren gutartige Erkrankungen wie z. B. starke Blutungen, eine leichte Senkung der Gebärmutter, Myome, Zysten und Endometriose Gründe für die Organentfernung. Bei 3 Frauen konnte eine Endometriose allerdings nach der Organentfernung nicht bestätigt werden.

Bei 9 Teilnehmerinnen wurde ausschließlich die Gebärmutter entfernt. Bei zwei der Frauen wurde der Gebärmutterhals bei der Hysterektomie erhalten. Nur eine Teilnehmerin lehnte die Gebärmutterentfernung ab. Zwei Frauen verloren ihre Gebärmutter und einen Eierstock, eine davon wegen starker Komplikationen bei der Geburt. Bei einer weiteren kam es zu einer Notoperation nach der Hysterektomie, wo beide Eierstöcke entfernt wurden.

Eine Teilnehmerin verlor beide Eierstöcke ohne gynäkologischen Befund und ohne ihre Zustimmung, ihre Gebärmutter wurde belassen. Einer weiteren Frau wurden Gebärmutter und beide Eierstöcke ohne schriftliches Einverständnis entfernt. Bei einer Frau wurde die gesunde Gebärmutter im Zuge einer Sterilisation entnommen.

Die von den TeilnehmerInnen dieses Buches berichteten Eingriffe fanden zwischen den 1970er Jahren und dem Jahr 2008 statt, wobei 23 Operationen zwischen 2001 und 2008, also erst vor wenigen Jahren, vorgenommen wurden.

Die TeilnehmerInnen wurden gebeten, ihre persönlichen Gedanken zu den Operationen sowie Briefe an die operierenden ÄrztInnen als eine Art „Feedback" zu verfassen. Weiterhin wurden ihnen 15 Fragen zur erhaltenen Information vor den Operationen, zu den gesundheitlichen, sexuellen, familiären, gesellschaftlichen und beruflichen Folgen sowie zur Nachbetreuung gestellt.

Die Inhalte und Antworten dieser Berichte wurden in die jeweiligen Kapitel im Originallaut übernommen, aber zum Teil in Abstimmung mit den Teilnehmerinnen gekürzt.

Die Doppelseiten der Frauen sind immer gleich gestaltet: Auf der linken Seite wird die Teilnehmerin kurz vorgestellt. Ihr Alter, Beruf, Familienstand und die Anzahl der Kinder werden angegeben, danach der Operationsgrund und welche(s) Organ(e) wann entfernt wurden.

Ein Zitat, das die eigene Interpretation der Ereignisse ausdrückt, wird den persönlichen Gedanken zu den Operationen und dem Brief an den Arzt / die Ärztin vorangestellt.

Auf der rechten Seite unterstreicht ein für die Teilnehmerin wichtiges Foto ihre Persönlichkeit. Für Teilnehmerinnen, die keine Fotos zur Verfügung gestellt haben, wurden Fotografien von Knospen und Blüten ausgewählt.

Die Erfahrungen der Teilnehmerinnen rund um den Organverlust wurden dem Alter entsprechend gereiht, wobei die letzten beiden Doppelseiten die Berichte des erwachsenen Sohnes und des Witwers der bereits verstorbenen Frauen sind.

Die TeilnehmerInnen dieses Buches erzählen in authentischen Worten unter dem Eindruck ihrer großen persönlichen Betroffenheit, wie es zu den Operationen kam, wie viel oder wenig aufgeklärt, nachbetreut und geholfen wurde. Aber nicht alle der hier aufgezählten Folgen der Operationen treten in gleicher Stärke bei jeder Frau auf.

Mit den von den Betroffenen beschriebenen Symptomen wird daher kein Anspruch auf Vollständigkeit oder wissenschaftliche Zusammenhänge erhoben. Die Frauen beschreiben vielmehr die bei ihnen eingetretenen gesundheitlichen und seelischen Folgen und zeigen dadurch auf, wie viel Unwissen und Desinteresse bezüglich dieser Problematik – bedingt durch unser Gesundheitssystem, aber auch durch unsere Kultur – allgemein vorhanden sind.

Die Frauen dieses Buches wollen ihre Erfahrungen nicht nur mit anderen Betroffenen teilen, sondern sie wenden sich an alle Frauen, deren Partner und Familien. Vor allem aber an die Ärzteschaft, die Gesundheitsverantwortlichen und andere Fachpersonen, um Verständnis und Hilfe zu erhalten.

* Die Berichte und Kommentare in diesem Buch beruhen auf persönlichen Erlebnissen und sind nicht als medizinische Diagnosen und Empfehlungen zu verstehen. Zur Wahrung der authentischen Darstellung wurden sie von der Autorin nicht modifiziert.

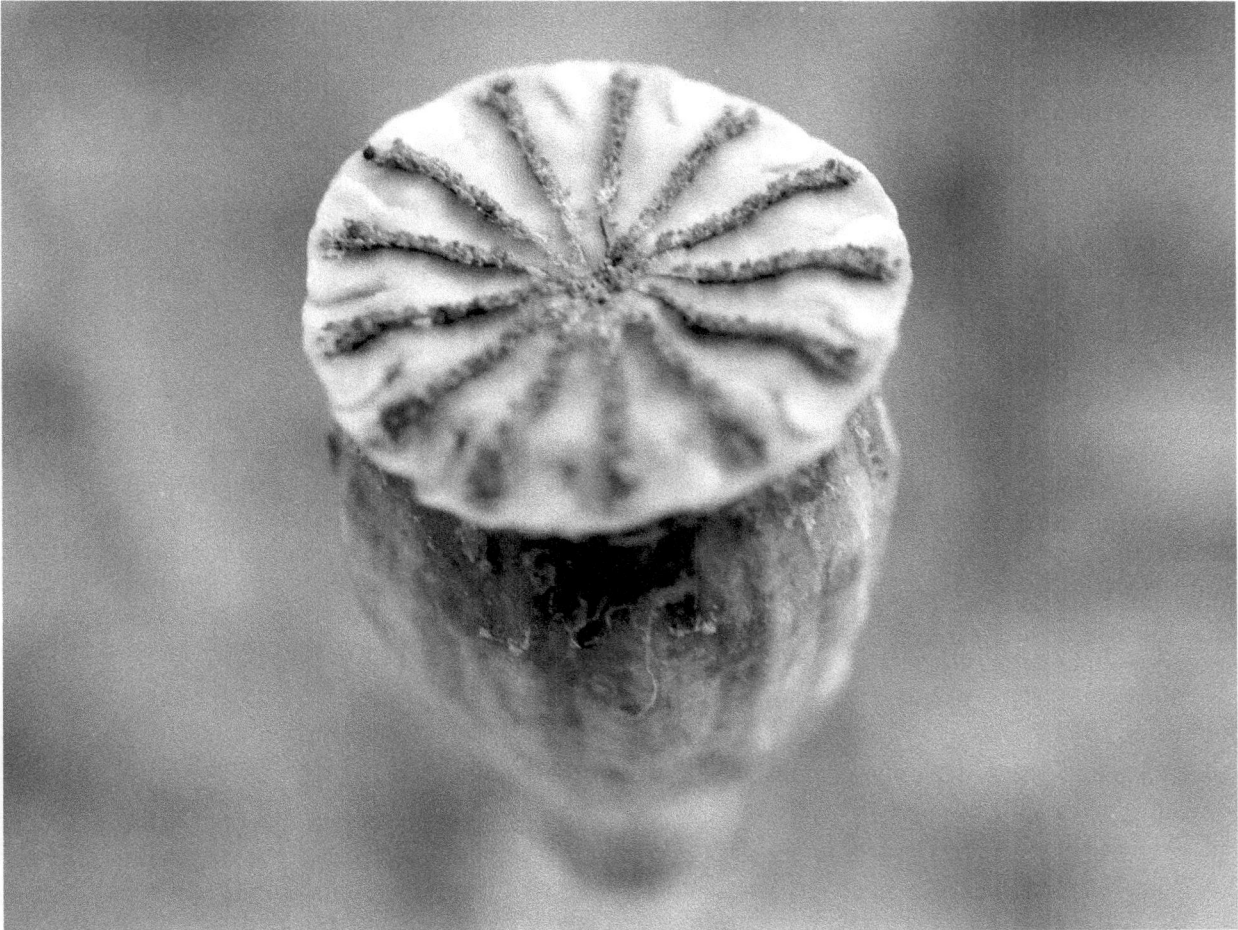

„Nie hätte ich mir vorstellen können, wie unendlich schwer das Leben ohne Gebärmutter und Eierstöcke ist."

Operationsgrund: Krebsdiagnose
Organentfernung: linker Eierstock (vor 10 Jahren), Gebärmutter
und rechter Eierstock (vor 9 Jahren)

Meine Gedanken: Meine Operationen sind nun schon 9 und 10 Jahre her, aber damals hätte ich mir nicht im Entferntesten vorstellen können, dass das Fehlen der Eierstöcke und Gebärmutter so negative Auswirkungen auf meinen Körper und mein Leben haben könnte.

Da ich tagtäglich mit den Operationsfolgen zu kämpfen habe, sind mir auch meine Krebsdiagnosen mit der „Hammermethode" bewusst geworden. Jedes Jahr kommt eine neue Verschlechterung dazu. Ich frage mich, wie das wohl weitergehen wird, wie ich das schaffen soll.

Mein Brief: Liebe ÄrztInnen,

ich schreibe Euch, damit Ihr wisst, wie es mir jetzt geht. Angefangen hat mein neues Leben im negativen Sinne also vor fast zehn Jahren. Damals wurde mir eine 14 x 20 cm große Eierstockzyste entfernt. Dabei wurde festgestellt, dass sich im linken Eierstock ein Ovarialkarzinom befindet. Nach Rücksprache mit vier Eurer KollegInnen, die mir bis auf eine alle von einer weiteren Operation abrieten, habe ich mich auf Grund eines komischen „Bauchgefühls" zu einem zweiten Eingriff entschieden, bei dem ich mir den rechten Eierstock, die Gebärmutter und den Blinddarm entnehmen ließ.

Im Nachhinein Gott sei Dank, denn im Blinddarm wurde ein Karzinoid festgestellt. Ich hatte das Glück, dass beide Erkrankungen im Anfangsstadium gefunden wurden, und daher war keine Chemo- bzw. Strahlentherapie notwendig.

Am Anfang nach den beiden Operationen ging es mir verhältnismäßig gut, aber nach ca. einem halben Jahr ging es steil bergab.

Ich muss seit dieser Zeit Hormone nehmen und leide natürlich auch unter deren Nebenwirkungen. Ich habe zahlreiche alternative Methoden ausprobiert, und diese haben mir teilweise eine Linderung bzw. Verbesserung meines Allgemeinzustandes gebracht. Mittlerweile habe ich mit dem neuen Leben „leben" lernen müssen, und ich versuche, mich damit zu arrangieren, so gut es geht. Ich musste nicht nur mit der zweimaligen Diagnose Krebs fertig werden, sondern auch mit dem Organverlust.

Die Auswirkungen der fehlenden Organe haben sich aber erst langsam über die ersten Jahre abgezeichnet. Ich hatte damals auch überhaupt keine Ahnung bzw. konnte mir nicht vorstellen, was in den folgenden Jahren noch auf mich zukommen würde. Es hat mich auch niemals einer von Euch zahlreichen Ärzten im Zuge meiner vielen Nachkontrollen, die ich über mich ergehen lassen musste, über die massiven Folgeerscheinungen aufgeklärt. Mir wurde nur immer gesagt: „Da nehmen Sie einfach Hormone und dann passt das schon."

Es hat sich dann, ungefähr ein halbes Jahr nach der zweiten Operation, ein extremer Energieverlust eingestellt und sich schleichend, von Jahr zu Jahr, ein neues „Wehwehchen" dazugesellt. Am Anfang waren es „nur" körperliche Erscheinungen wie eine Schilddrüsenunterfunktion, extrem trockene Haut und Schleimhäute, Blasenprobleme, Probleme mit dem Darm, Gewichtszunahme mit Fettansammlung nur im Bauchbereich, Vergrößerung der Brust, Gallenprobleme, Osteopenie.

Diese Auswirkungen hängen natürlich nicht nur mit den Operationen, sondern auch mit der Hormoneinnahme seit fast zehn Jahren zusammen. Die Schlafprobleme und die Fettansammlung am Bauch konnte ich durch ein zusätzliches Hormonpflaster, das mir nie von einem Arzt, sondern von einer Betroffenen empfohlen wurde, etwas in den Griff bekommen.

Aber dies und auch alles andere setzte mir dermaßen zu, dass ich seit ca. zwei Jahren auch noch mit psychischen Problemen zu kämpfen habe und nur durch die Einnahme von Antidepressiva ein halbwegs normales Leben führen kann.

Ich kämpfe aber auch mit der Tatsache, dass ich mich nicht mehr als vollwertige Frau fühle. Ich habe am Anfang, als ich Berichte von ebenfalls betroffenen Frauen gelesen habe, diese Aussage immer eher belächelt. Denn warum sollte ich mich, nur weil mir diese Organe fehlen und man es mir äußerlich ja eh nicht ansieht, nicht als vollwertige Frau fühlen? Doch heute sehe ich das ganz anders. Man kann einer nicht betroffenen Frau, geschweige denn einem Mann, nicht erklären, wie leer man sich fühlt.

Das Ganze hat nicht nur mit der fehlenden Lust auf Sex zu tun, weil die Organe entfernt und Nerven durchtrennt sind, sondern es ist eine innere Leere da, die ich mit Worten nicht beschreiben kann.

Liebe ÄrztInnen: Wenn ich heute gefragt werden würde, ob ich dieselbe Entscheidung nochmals treffen würde, könnte ich dies nicht eindeutig beantworten. Einerseits hat mir der zweite Eingriff mein Leben gerettet, aber andererseits haben sich mein Leben und mein Körper derart negativ verändert.

Vor allem fürchte ich mich davor, was noch alles auf mich zukommen wird. Ich weiß, es gibt viele Frauen, denen es viel schlechter geht als mir, und ich sollte eigentlich nicht unzufrieden sein. Aber dass sich mein Leben durch diese Eingriffe so umstellen würde, hätte ich mir nie vorstellen können.

Ich hoffe, es dauert nicht mehr lange, bis auch unsere Schulmedizin einsieht, wie sehr sich das Fehlen dieser Organe und der Hormone auf den Körper und die Psyche einer Frau auswirkt. Gebärmutter und Eierstöcke dürfen nicht nur in ihrer Funktion zum Gebären eines Kindes angesehen werden.

Ich hätte mir so sehr gewünscht, obwohl die zweite Operation mein eigener Wunsch war, dass wenigstens eine(r) von Euch vier FrauenärztInnen, die ich befragt habe, und auch mein Operateur mich über die möglichen Folgeerscheinungen aufgeklärt hätten. Aber das wurde mit keinem Wort erwähnt.

Und auch all die ÄrztInnen, die ich mittlerweile aufgesucht habe, zeigen kein Verständnis für die Folgen. Es scheint Euch wirklich gleichgültig zu sein.

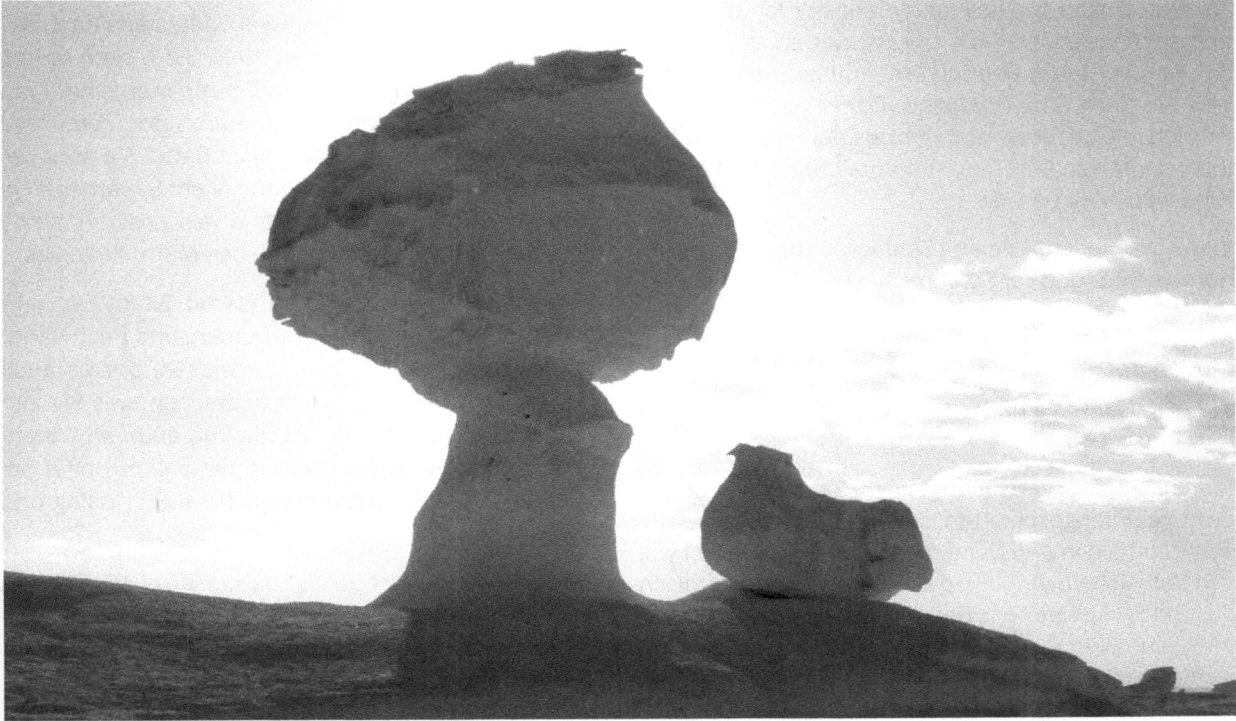

„Wozu dieses ständige Operieren und das Entfernen meiner Organe auf Verdacht, obwohl da nie was zu finden war?"

Operationsgrund: Verdacht auf Endometriose, der nie bestätigt wurde
Organentfernung: Gebärmutter (vor 8 Jahren), rechter Eierstock (vor 5 Jahren),
                 linker Eierstock (vor 4 Jahren)

Meine Gedanken: Ich bin wütend auf mich selbst, dass ich es zugelassen habe! Sich das selber zu verzeihen – fast unmöglich. Die sechs Operationen haben auch seelische Narben hinterlassen. Die Wut in mir zerstört meinen ohnehin schon mit dem Überlebenskampf beschäftigten Körper immer mehr. Großes Unverständnis von der Umwelt kommt hinzu. Ich habe Angst vor der Zukunft, da ich immer Schmerzen habe. Wie und was soll ich arbeiten, damit ich die Pension überhaupt erlebe? Wie soll ich eine geeignete Arbeit finden, die ich in meinem Zustand auch schaffen kann? Und niemals Kinder bekommen zu können! Irgendwie muss es weitergehen … aber wie?

Mein Brief: Sehr geehrte Damen und Herren,

so, Frau Doktor, wo soll ich anfangen? Ich bin zu Ihnen gekommen, weil ich seit meiner ersten Periode Schmerzen hatte, und ich bin zu Ihnen gekommen, weil Sie auch eine Frau sind. Daher dachte ich, Sie würden mich besser verstehen als der männliche Kollege, der mir sagte: „Das ist normal! Nach dem ersten Kind wird alles besser!"

Wenn man jahrzehntelang Schmerzen hat, sich bei jeder Regelblutung vor Schmerzen windet und die Wände kratzen könnte, will man nur eines: Erlösung. Ich hatte ja keine Ahnung, was es bedeutet, wenn man mir Gebärmutter und Eierstöcke letztendlich entfernt. Wenn ich gewusst hätte, wie es ausgeht, hätte ich nie Ihre Praxis betreten!

Man hat mir bei den chirurgischen Eingriffen auch die Lymphe durchgeschnitten, sodass ich nun Wasseransammlungen in den Beinen habe. Mein Bauch ist voll von Verwachsungen, die den Körper – osteopathisch gesehen – verdrehen. Bei der letzten Operation hat man eine Narbe am Dickdarm hinterlassen, sodass sich mein Darm immer wieder verengt und Probleme bereitet.

Durch die nicht vorhandene Hormonersatztherapie in den ersten zwei Jahren bekam ich eine massive Schilddrüsenunterfunktion, was eine Gewichtszunahme von 27 Kilo zur Folge hatte. Dazu kommen Osteoporose und Depressionen und absolut keine Lust auf Sex, was die Ehe auch nicht weniger als alles andere belastet. (An dieser Stelle ein großes DANKE an meinen Mann, dass er mir Kraft gibt, weiter zu machen!)

Was soll ich als Erstes fragen? Warum Sie in die Krankenakte hineingeschrieben haben, ich hätte ein Myom auf der Gebärmutter gehabt? Um es besser zu rechtfertigen, mir diese zu entnehmen, obwohl da nichts war?

Wozu dieses ständige Operieren auf Verdacht, obwohl da nie was zu finden war? Spätestens nach der ersten Eierstockentfernung hätten Sie wissen sollen, dass die Zysten „normal" sind, wenn man einer Frau im gebärfähigen Alter die Gebärmutter entnimmt! Wissen, welches ich damals nicht hatte, Sie aber wegen Ihres Berufs hätten haben sollen! Sie arbeiten ja nicht im Supermarkt! Und wenn was passiert, so ist das nicht gerade ein zerbrochenes Marmeladeglas!

Was soll ich Sie noch fragen? Warum Sie selbst nicht den Mut hatten, mich auszuräumen, und mich daher immer zu Ihrem Kollegen überwiesen, der es auch nicht besser wusste, als das zu machen, was Sie Ihm aufgetragen hatten! Warum Sie Ihre anderen Patientinnen, die Sie selber operiert hatten, im Spital besuchten, während ich nur eine Tür weiter dalag und ich Sie nicht fragen hörte: „Wie geht es Ihnen?"

Warum Sie mir nicht gesagt haben, dass es mir mein weiteres Leben beschissen gehen wird, vor der Ärztekammer aber behaupteten, mich ausreichend aufgeklärt zu haben und mit meinem Fall nie überfordert gewesen zu sein?

Warum Sie mich hormonell nicht behandelt haben, bis ich angefangen habe, buchstäblich „auseinander-zufallen"?

Und dann die Suche nach geeigneten Endokrinologen – die erwies sich als schwierig und langwierig! Da ich keinen einzigen Endokrinologen auf Kasse fand, musste ich auch von hoch oben am Selbstverherrlichungspodest stehenden Professoren im Spital hören, dass man mir nicht helfen könne, weil ich nicht Privatpatientin sei!

Haben Sie eigentlich ein reines Gewissen, Frau Doktor? So wie Sie bei der Aussprache vor der Ärztekammer alles verdreht haben nach dem Motto: „Angriff ist die beste Verteidigung", habe ich Zweifel daran. Ich würde von Ihnen, Frau Doktor, und von Ihnen, Herr Doktor Operateur, gerne wissen: Hätten Sie mich genauso aufgeklärt und behandelt, mir gesagt, dass ich nur in den „Wechsel" komme, wenn ich Ihre Tochter, Schwester, Cousine, Nichte oder irgendeine andere Verwandte gewesen wäre?

Mich vor der Hysterektomie auf der Geburtenstation mitten im Raum voll von Schwangeren und Frauen mit Neugeborenen warten lassen? Mir die Gebärmutter und Eierstöcke herauszuschneiden, ohne zu versuchen, die Organe zu erhalten? Mir nicht zu sagen, dass es mir dreckig gehen wird ohne Hormonersatztherapie? Mich vor der Ärztekammer zur Schnecke zu machen?

Sie, Herr Operateur, hatten wenigstens den Anstand, mir in die Augen zu sehen, mir die Hand zu geben und Ihr Mitgefühl auszudrücken, das rechne ich Ihnen hoch an! Doch Sie, Frau Doktor?

Und als ich dann vor die Schlichtungsstelle ging, um das Unrecht, das mir widerfahren ist, vorzubringen, kommt ein Richter daher und tröstet mich mit einem Spruch, der sich bis in meine Verwachsungen rein geprägt hat: „Schicksalhafte Verkettung unglücklicher Umstände!" Danke, Herr Richter, jetzt geht's mir viel besser! Was würde ich nur ohne meinen treuen Gefährten, den Sarkasmus, tun ...

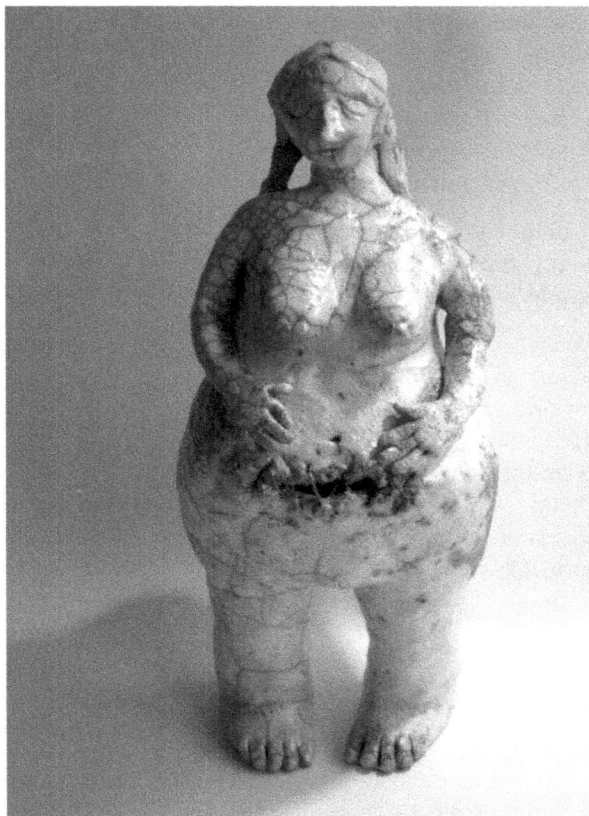

[T13] Svenja, 40 „Mein Verlust ist groß."
Beruf: Naturwissenschaftlerin
Privat: verheiratet, 1 Kind (4 Jahre)

Operationsgrund: Notoperation bei Geburt
Organentfernung: Gebärmutter und rechter Eierstock (vor 4 Jahren)

Meine Gedanken: Ich fühle mich leer. Das Zentrum meiner Weiblichkeit wurde mir genommen. In der Sichtweise der chinesischen Medizin fand ein massiver Eingriff in den Energiehaushalt meines Körpers statt. Dies ist für mich fühlbar. Nach den Vorstellungen der meisten Vertreter der westlichen Medizin ist aber die Hysterektomie ein Bagatelleingriff. Dies ist für mich absolut nicht nachvollziehbar. Die Ärzte müssen meines Erachtens in diesem Bereich deutlich besser ausgebildet werden.

Mein Brief: Sehr geehrte ÄrztInnen,

dies vorweg: Ich bin froh, zu leben und mein Kind aufwachsen zu sehen. Der Eingriff bei mir war notwendig, um mein Leben zu retten, ich wäre sonst verblutet. Das ist mir völlig bewusst. Mit den Konsequenzen der Gebärmutter- und Eierstockentfernung muss ich aber genauso leben wie andere Frauen auch.

Da mich sehr viele Mediziner behandelt haben und ich nicht an alle schreiben kann, möchte ich mich hier nur auf einige wenige beschränken, denen ich gerne etwas mitgeben würde.

An die Ärztin, die drei Tage nach der Operation an meinem Bett erschien und mir ungefragt fast strahlend berichtete, dass ich KEINE Konsequenzen durch die Hysterektomie und die Eierstockentfernung zu befürchten hätte. Alles wäre bald „wie immer" und ich hätte das Glück, dass ich zukünftig auf lästige Regelblutungen verzichten könne. Ich sage Ihnen: Ihr Verhalten war unangemessen. Und – Sie haben sich leider geirrt.

An den Psychologen, den ich aufsuchte und der mir nach 30 Minuten vorschlug, dass meine „Geschichte" eine tolle Abschlussarbeit für eine Studentin sei. Ich möchte Ihnen hier sagen: Meine Seele ist doch keine Abschlussarbeit für eine Studentin, und sei sie auch

noch so talentiert. Und ganz gewiss möchte ich auch nicht mit meiner „Geschichte" auf Wanderschaft gehen und eine Reihe von Personen darum bitten, dass ich von jemandem behandelt werden darf.

An den Gynäkologen, der die Praxis meines Arztes und damit auch meine Nachbehandlung übernahm: Sie haben offensichtlich keine Vorstellung davon, welche Konsequenzen die Organverluste für mich hatten und haben. Ich habe Sie zwar als fachlich kompetent erlebt, aber eine Vertrauensbasis konnten wir nie erreichen. Meine Unterleibsschmerzen als „Phantomschmerzen wie bei den Leuten im Krieg" zu bezeichnen, trug dazu ebenso bei wie die Tatsache, dass Sie es nicht für nötig hielten, sich selbst durch die Unterlagen mit meinem Fall vertraut zu machen. Letzteres führte dazu, dass ich bei jedem Besuch neu berichten musste – zunächst den Sprechstundenhilfen inmitten der zum Teil schwangeren Patientinnen ...

Mein ganzes Leben hat sich verändert. Mein Bild von mir als Frau musste und muss ich völlig neu definieren. Lange konnte ich mich überhaupt nicht mehr als Frau verstehen. Ich konnte den Anblick schwangerer Frauen lange Zeit nicht ertragen. Ich kann Krankenhäuser nicht mehr aushalten. Ich kann Euch Medizinern nur noch sehr schwer vertrauen.

Mein Sexualleben bzw. Sexualempfinden hat sich radikal zum Negativen gewandelt, was natürlich auch meinen Mann leiden lässt. Ich war sehr dankbar, als ich zwei Jahre nach der Operation nochmal wenigstens so etwas wie Lust verspüren konnte, doch ist dies in keiner Weise mit den Empfindungen davor vergleichbar. Meine Ehe ist dadurch belastet. Wir hatten uns unsere Zukunft anders vorgestellt.

Heute, vier Jahre nach der Operation, habe ich mit den psychischen Folgen weniger stark zu kämpfen.

Ich habe akzeptiert, dass ich keine Kinder mehr bekommen kann, und dass es nie mehr so sein wird wie früher. Ich kann mich auch wieder als Frau empfinden.

Nun sind es aber primär die körperlichen Folgen, die mich belasten. Unterleibsschmerzen, Schwindelgefühle, Inkontinenz in bestimmten Situationen, mangelnde Belastbarkeit, hervorquellender Bauch, Hormonmangelerscheinungen und vieles mehr.

Abschließend muss ich Euch sagen: Mein Verlust ist groß.

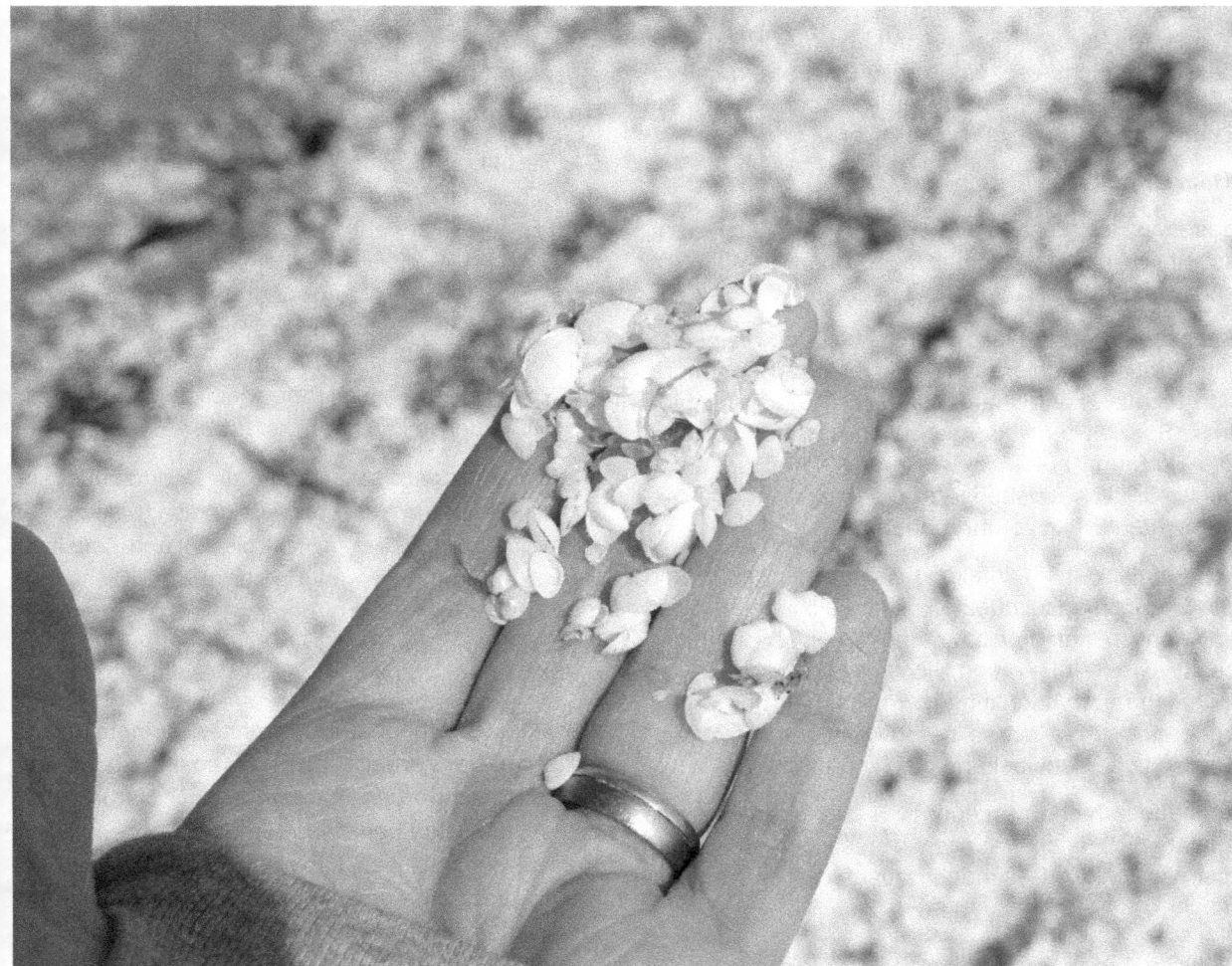

„Ich brauche und will kein Mitleid, sondern nur Verständnis und Respekt."

Operationsgrund: Leiomyosarkom
Organentfernung: Gebärmutter und beide Eierstöcke (vor 10 Jahren)

Meine Gedanken: Ein verbrauchter Körper, alles an ihm schmerzt. Jetzt wird er lästig, dieser Körper. Man hätte doch dieses oder jenes noch probieren können. Man hätte die Schmerzen betäuben können oder besser gar nicht erscheinen sollen, mit so einem Körper. Ein leidender Mensch verdirbt doch einfach die Stimmung.

Mein Brief: Liebe ÄrztInnen,

das, was ich Euch hier berichte, wird Euch wahrscheinlich nicht angenehm sein. Doch Ihr sollt wissen, wie es mir jetzt geht.

Bis heute, das sind jetzt zehn Jahre nach meiner Totaloperation, probiere ich verschiedene Hormonpräparate aus, kontaktiere sämtliche Endokrinologen und „Spezialisten" bis nach Wien und Deutschland. Die Hoffnung auf eine Besserung stirbt nie, wenn auch sämtliche bisherigen Versuche nicht zum gewünschten Erfolg geführt haben.

Die Anfälligkeit für Infekte belastet mich sehr, und der Energiemangel ebenfalls. Mit gleichaltrigen Frauen kann ich einfach nicht mithalten. Es ist ein Balanceakt zwischen Sein und Nichtsein. Einerseits sehne ich mich nach Ablenkung von Krankheit und Arbeit, andererseits bin ich so geschwächt und erschöpft, dass ich übersensibel und gereizt reagiere.

Ich habe aufgehört, irgendetwas zu planen, denn es macht mich noch trauriger, wenn ich merke, dass mein schlechter Gesundheitszustand alles zunichtemacht.

In diesen Momenten fühle ich mich wie eine alte Frau und vergleiche mich mit gleichaltrigen Personen, die unbeschwert einer Freizeitgestaltung nachgehen können. Obwohl ich mich an den Zustand vor der Operation mit jedem neuen Tag immer weniger erinnern kann, resigniere ich nicht und hoffe, er kommt irgendwann wieder. Mein Traum: in voller Vitalität und Tatendrang auf eine Sache zugehen und sie in vollen Zügen genießen zu können. Gegenwärtig kann ich aber von leichten gesundheitlichen Verbesserungen berichten. Das allein schon lässt mich wieder ein bisschen hoffen.

Die Basis hierfür bilden zwei Personen: mein derzeitiger Frauenarzt und eine Spezialistin für Homöopathie. Ersterer versteht meine Situation und schenkt mir Glauben, wenn ich ihm meine Beschwerden schildere. (Dies konnte ja von seinen Vorgängern beileibe nicht behauptet werden.) Dieser Frauenarzt recherchiert ständig über neue Behandlungsmethoden und gibt mir eine entsprechende Medikation nach dem jeweils aktuellen Forschungsstand.

Im Vergleich zu anderen Eurer KollegInnen übt er ehrliche Kritik an der Wissenschaft und sagt ganz offen zu mir, dass auf diesem komplexen und sensiblen Gebiet allgemein zu wenig getan werde. Dies hinge damit zusammen, dass Themen rund um hormonelle Störungen für Ärzte und Wissenschaftler zu wenig Renommee einbrächten.

Auch meine Homöopathin ist sehr an meinem Schicksal interessiert, arbeitet beflissen an einer Linderung meiner Beschwerden und händigt mir Naturheilmittel aus, die keine negativen Nebenwirkungen haben. Trotz dieser positiven Entwicklungen werde ich nie mehr wieder ein Leben wie vor den operativen Eingriffen führen können. Das ist leider eine Tatsache.

Ich hoffe, dass der Teufelskreis einer noch in den Kinderschuhen steckenden Wissenschaft einerseits und einer sich über die fatalen Konsequenzen keine Gedanken machenden Ärzteschaft andererseits eines Tages unterbrochen wird!

Bis auf Weiteres ist nämlich zu befürchten, dass Frauen nach wie vor nicht aufgeklärt werden und sich die Forschung außerstande sieht, das komplexe Geflecht aus Nebenwirkungen und Folgeschäden in Beziehung zu setzen.

Das muss ein Ende haben oder es wird auch in Zukunft noch viele verzweifelte Annas geben, die ihrer Lebensfreude und Gesundheit beraubt werden!

Heute weiß ich: Leider kann man meine gesunden Eierstöcke nicht mehr einpflanzen. Ich würde mir daher lediglich von Euch wünschen, dass man meinem Leiden Glauben schenkt und mir hilft – ich brauche und will auch kein Mitleid, sondern nur Verständnis und Respekt.

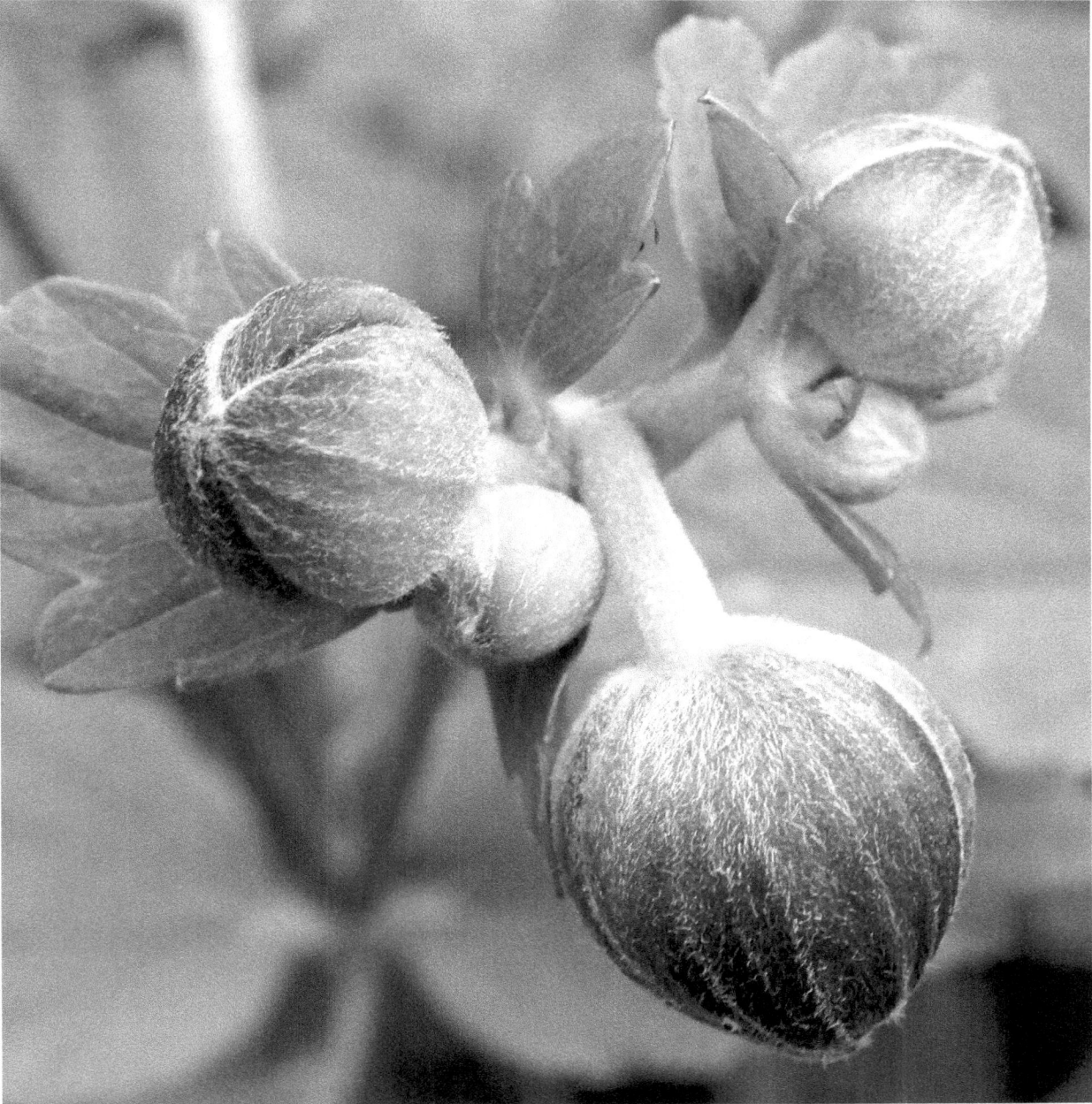

[T17]   Petra, 44
Beruf: Künstlerin
Privat: verheiratet, keine Kinder

„Einige meiner Operationsfolgen konnte ich verbessern, jedoch die gravierendsten sind irreparabel."

Operationsgrund: Endometriose, Zysten, starke Schmerzen
Organentfernung: Gebärmutter und beide Eierstöcke (vor 5 Jahren)

Meine Gedanken: Als ich nach der OP aufwachte und mir mitgeteilt wurde, dass nichts gerettet werden konnte, ich meine Organe verloren hatte, habe ich nur noch geheult. Ich war total verzweifelt, fühlte mich leer, ausgeschlachtet, ausgeweidet. Keine Chance mehr, je ein Kind zu gebären ... nie mehr. Niemals! Ich bin keine Frau mehr, nur noch eine leere Hülle. Innerlich tot. Gestorben. Nutzlos.

Mein Brief: Sehr geehrter Operateur,

seit Sie mir meine Organe rausgeschnitten haben, ist geraume Zeit vergangen, und ich musste viele Tiefen durchleben, bevor ich wieder zu einem einigermaßen zufriedenen Leben übergehen konnte.

Ich fühlte mich in Ihrer Obhut nicht gut betreut, habe dies aber zu spät bemerkt. Erst durch ein Burnout bin ich aufgewacht bzw. musste ich aufwachen.

Ich litt seit der Operation unter starken Schlafstörungen, Unruhezuständen, Launenhaftigkeit, Aggressionen, Panikattacken, Angstzuständen, Depressionen, Libido-Verlust, Gewichtszunahme, Konzentrationsschwierigkeiten, Gedächtnisproblemen, Lebensmittelunverträglichkeiten, Allergien und Tinnitus. Mein Leben war nicht mehr lebenswert und ich hasste mich und meinen Körper, meine Unzulänglichkeiten, meinen Zustand.

Erst durch die Unterstützung meiner Hausärztin und Kinesiologin sowie Ärzten der Endokrinologie und Umweltmedizin, meiner Psychotherapeutin (seit gut zwei Jahren bin ich dort in Behandlung) kam ich soweit auf die Beine, dass ich wieder Ja zum Leben sagen konnte/kann.

Zwar war es mir nicht mehr möglich, meine Arbeit auszuüben, aber ich nutzte die Fäden des Schicksals, mein Leben neu zu ordnen, neu anzufangen.

Hilfe fand ich durch meine Malerei, Qi Gong, Familienaufstellungen und intensivste psychologische Arbeit.

Ich bin zwar nicht mehr fähig, in der freien Wirtschaft tätig zu sein, da mich alles überfordert, jedoch nutze ich die mir verbliebenen Möglichkeiten, mich nicht als nutzlos zu sehen und meine Daseinsberechtigung zu fordern. Einige meiner Operationsfolgen konnte ich verbessern, jedoch die gravierendsten sind irreparabel.

Ich hoffe nun, dass ich wenigstens durch meine Erfahrungen anderen Frauen aufzeigen kann, was uns Ärzte antun, die keine Ahnung haben, wie es ist, ohne Geschlechtsorgane zu leben, kastriert zu sein. Und trotzdem bin ich mittlerweile so weit, dass ich Ihnen verzeihen und endlich Frieden finden kann.

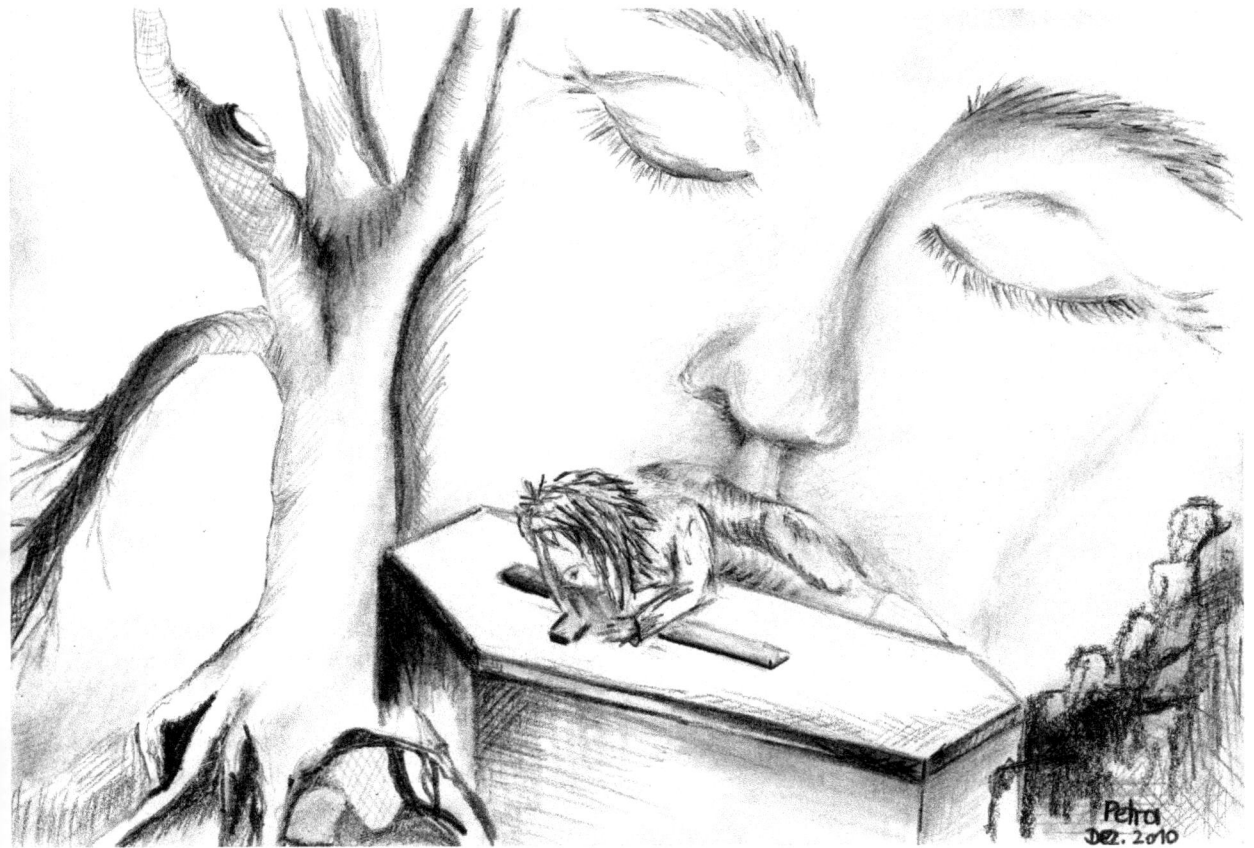

Frauenkastration   41

[T08]   Susan, 45
Beruf: Einzelhandelskauffrau
Privat: geschieden, 1 Kind (19 Jahre)

**„Und wo bitte ist mein bis dahin immer
schöner Orgasmus hin? Habt Ihr den
gleich mit rausgeschnitten?"**

Operationsgrund: Thrombose, Lungenembolie, vergrößerte Gebärmutter
Organentfernung: Gebärmutter (vor 5 Jahren)

Meine Gedanken: Seit der OP bin ich eine Frau ohne Unterleib. Ich fühle mich so, als hätte ich einen Hohlraum in mir, der sich durch nichts mehr füllen lässt. Das Organ, in dem mein einziges Kind herangewachsen ist und aus dem es geboren wurde, ist unwiederbringlich weg. Ich fühle mich meiner Fraulichkeit beraubt.

Mein Brief: Sehr geehrte Ärzteschaft,

ich bin mehr als sauer auf Euch! Zwar wurde ich von Euch im Spital sehr nett behandelt, aber leider macht das nicht gut, dass die Aufklärung nicht nur mangelhaft, sondern stellenweise erst gar nicht vorhanden war! Und es macht auch nicht gut, was dann hinterher alles auf mich zukam.

Kein Wort darüber habt Ihr verloren, dass man als Frau unter Umständen zunehmen kann, auch mit Erhalt der Eierstöcke: so wie ich. Innerhalb von zehn Wochen nach der Operation hatte ich schon ganze zehn Kilo mehr auf der Waage. Und bitte jetzt nicht argumentieren, das läge an verändertem Essverhalten oder mangelnder Bewegung! Das ist Humbug, denn ich habe normal gegessen wie vor der Operation auch und ich habe mich sportlich betätigt.

Dabei weiß man doch schon lange – wie ich hinterher in Erfahrung bringen musste –, dass durch die Entfernung der Gebärmutter auch die Eierstöcke in Mitleidenschaft gezogen werden und sie dann nachher möglicherweise nicht mehr ausreichend Hormone produzieren. Aber Ihr fandet es nicht der Rede wert, mich über diesen wichtigen Umstand vor der Operation zu informieren! Ihr denkt wohl: „Ach, auf die paar Jährchen früher mit Wechseljahresproblemen aller Art zu leben, kommt es für eine Frau doch auch nicht an." Mit den Folgen muss aber ich jetzt jahrelang zu Rande kommen!

Bei den wenigen Leidensgenossinnen, mit denen ich Kontakt habe, ist es doch ähnlich: GEWICHTSZUNAHME. Ich komme mir nun so unförmig und unattraktiv vor. Besonders die Bauchpartie hat sich so enorm verändert. Nein – der ganze Körper ist es. Alles sieht auf einmal anders aus. Jetzt sagt Ihr, ich soll mich ANNEHMEN ... mich mit dem Spiegelbild und dem neuen Körpergefühl annehmen lernen! Wenn das doch so einfach wäre. Wie stellt Ihr Euch denn das bloß vor?

Schließlich geht es hier nicht um einen neuen Haarschnitt, an den frau sich gewöhnen muss, denn Haare wachsen nach. Was man von der Gebärmutter ja nun nicht behaupten kann.

Und wo bitte ist mein bis dahin immer schöner Orgasmus hin? Habt Ihr den gleich mit rausgeschnitten? Ich bin immer noch der Meinung, dass der Eingriff unnötig war, denn ich hatte keinerlei Probleme mit Blutungen oder Schmerzen. Und nur weil Ihr keine erklärbare Ursache für meine Lungenembolie finden konntet ...

Wobei ich Euch sagte, dass ich zu Hause gut 14 Tage gelegen hatte, ohne mich viel zu bewegen (durch langes Liegen kann man Thrombosen bekommen, falls Euch das entfallen sein sollte). Ihr habt einfach nicht zugehört, Ihr habt mich damals und heute nicht ernst genommen.

Während ich das hier schreibe, werde ich wütend und traurig zugleich: wütend auf Euch und Eure mangelnde Aufklärung, wütend auf mich, weil ich Euch einfach vertraut habe, wütend, dass ich mich nicht vorab besser informiert habe.

Wütend, auf Eure unsensible Art, mir zu sagen, dass meine Gebärmutter entfernt werden sollte – ich lag auf der Intensivstation, als mir die Diagnose mitgeteilt wurde! Konnte das nicht warten, bis es mir wieder besser ging und ich Zeit gehabt hätte, mich umgehend über Folgen zu informieren?

Traurig, dass ich oft auf Widerstand gestoßen bin, bei dem verzweifelten Versuch, meinen Mitmenschen zu erklären, wie ich mich fühle, und vor allem wieso ich mich so schlecht fühle seit der Entfernung meiner Gebärmutter.

Der 11. April 2006 – der Tag meiner Hysterektomie ... ein trauriger Gedenktag für mich.

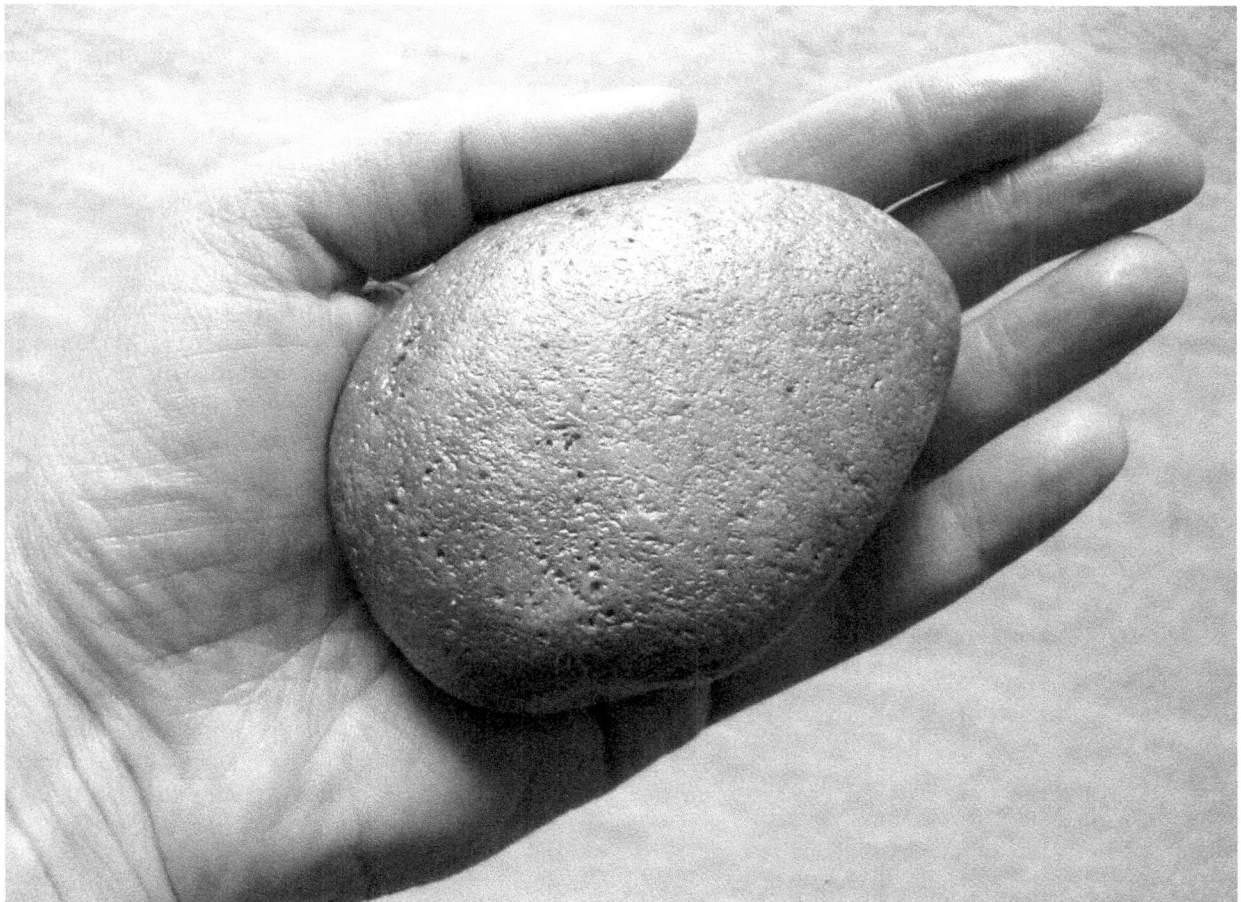

„Zu wissen, dass es für meine Verstümmelung keinerlei medizinische Indikation gab, ist sehr bitter."

Operationsgrund: starke Blutungen und Schmerzen, angeblich Endometriose
Organentfernung: Gebärmutter und beide Eierstöcke (vor 7 Jahren)

Meine Gedanken: Ich erinnere mich: Ich versuche, vor der Operation noch an weitere Informationen zu kommen, und mein Mann recherchiert im Internet. Ich telefoniere herum und rufe auch eine Ärztin aus der Verwandtschaft, spezialisiert auf Homöopathie, an. „Die Eierstöcke sind wichtig, die Gebärmutter brauchst du nicht!", heißt es unisono. Okay – ich willige ein. Nach meiner OP wird mir ein Hormonpflaster auf den Hintern geklebt und ich werde heimgeschickt. Ich gehe mit dem Gefühl nach Hause, dass es nun endlich überstanden ist. Damals weiß ich leider noch nicht, dass es erst jetzt richtig beginnen wird ...

Mein Brief: Sehr geehrter Herr Primar,

erinnern Sie sich noch an unsere erste Begegnung? Ich bin die Not-OP am Sonntag, die mit der Bauchfellentzündung. Und weil Sie gerade so in Schwung waren mit dem Schneiden, kam nach den Eierstöcken der Uterus auch gleich mit raus.

Und jetzt steh ich da ... Okay, ich lebe – aber zu wissen, dass es für meine Verstümmelung keinerlei medizinische Indikation gab, macht es für mich sehr bitter, denn: Ich bin keine Frau mehr. So empfinde ich das. Ich habe mir mein Frausein rausschneiden lassen: von Ihnen.

Früher einmal hatte ich einen wunderbaren Orgasmus. Dass dieser aus der Gebärmutter kam, habe ich ja erst erfahren, nachdem alles wegoperiert war.

Ich habe keine Kraft mehr. Durch die OP ist auch meine Kraft verlorengegangen. Meine Belastbarkeit hat sich auf gut ein Drittel meiner früheren Energie reduziert. Ich muss jetzt Teilzeit arbeiten. Dabei war ich früher international erfolgreich, auch als Projektleiterin. Da ich kaum noch Kraft habe, schaffe ich nur mehr sechs Stunden Arbeit pro Tag – maximal.

Wenn ich doch mal wieder mehr arbeite, bin ich innerhalb kürzester Zeit wieder krank, denn mein Immunsystem ist im Keller. Wenn ich meine regelmäßigen Erholungspausen nicht einhalte, dann nistet sich sofort wieder irgendein Virus in mir ein und ich liege darnieder.

Auf die Operation folgte das volle hormonelle Chaos. Zuerst die Pflaster. Die kleben und jucken. Dann der Versuch mit dem Kombipräparat. Das aber brachte ein erhöhtes Krebsrisiko mit sich und ist daher für mich nicht geeignet.

Meine Seele ist ramponiert. Psychisch war ich zeitweise völlig von der Rolle. Ich heulte wie ein Schlosshund und kannte mich selbst nicht mehr. Dazwischen hab ich mich immer wieder mal gefragt, ob denn der Sprung aus dem Fenster wirklich so eine schlechte Alternative sei.

Dann bekam ich Panikattacken, fürchtete mich sogar vor dem Läuten des Telefons. Als man mir dann deswegen Psychopharmaka verschrieb, begann ich, mich mit Alternativmedizin zu beschäftigen.

Ich kann nicht mehr normal essen. Ca. ein Jahr nachdem ich die Hormonersatztherapie beendet hatte, bekam ich plötzlich Durchfall und Blähungen. Ich verlor Kilo um Kilo. Monatelang lief ich von einem Arzt zum anderen – allesamt hilflos –, und so redeten sie halt von Stress und seelischer Belastung. Seither lebe ich streng nach Diät.

Ich muss nun jeden Tag auch ein Schilddrüsen-Medikament schlucken. Vor der Operation war meine Schilddrüse gesund! Auch in die Knochen ist mir die Operation „gefahren". Ich leide jetzt an Osteoporose. Man erzählte mir von tollen neuen Präparaten und wollte mich für Studienzwecke. Ich lehnte dies ab und habe stattdessen auf Diät, Disziplin und viel Sport gesetzt. Ich konnte bis jetzt meine Werte halten, aber die Angst sitzt dabei immer im Hinterkopf. Ich bin behindert.

Ja, Sie haben richtig gehört! Laut österreichischem Recht war eine Frau, der vor ihrem 40sten Geburtstag Eierstöcke und Gebärmutter entfernt wurden, zu 50 Prozent behindert (Stand 2006).

Trotzdem musste ich zwei Jahre lang dafür kämpfen. Die dabei erfolgten Beleidigungen und Demütigungen wünsche ich wirklich niemanden. Durch diesen Behindertenausweis bin ich zumindest aber arbeitsrechtlich ein wenig geschützt. 2010 wurden die Richtsätze allerdings geändert und der Wert der Gebärmutter für unter 40-Jährige deutlich herabgesetzt.

Inkontinenz macht sich nun allmählich bemerkbar. Meine Blase beginnt sich seit der OP zu senken. Meine Nächte sind kurz und zerstückelt – ich wache immer wieder mit Harndrang auf. Eine Nacht, in der ich nur zwei Mal aufs Klo gehe, ist eine gute Nacht.

Auch das Geld wird knapp. Da ich nun nicht mehr so leistungsfähig bin, verdiene ich weniger. Ich benötige aber immer mehr Geld für Medikamente und Behandlungen. Wie lange sich das noch ausgehen wird?

Herr Primar, von alldem haben Sie mir nicht einmal auch nur ansatzweise erzählt. Ich muss tagtäglich mit den Folgen Ihres „Eingriffs" kämpfen. Dabei wäre er ja gar nicht notwendig gewesen.

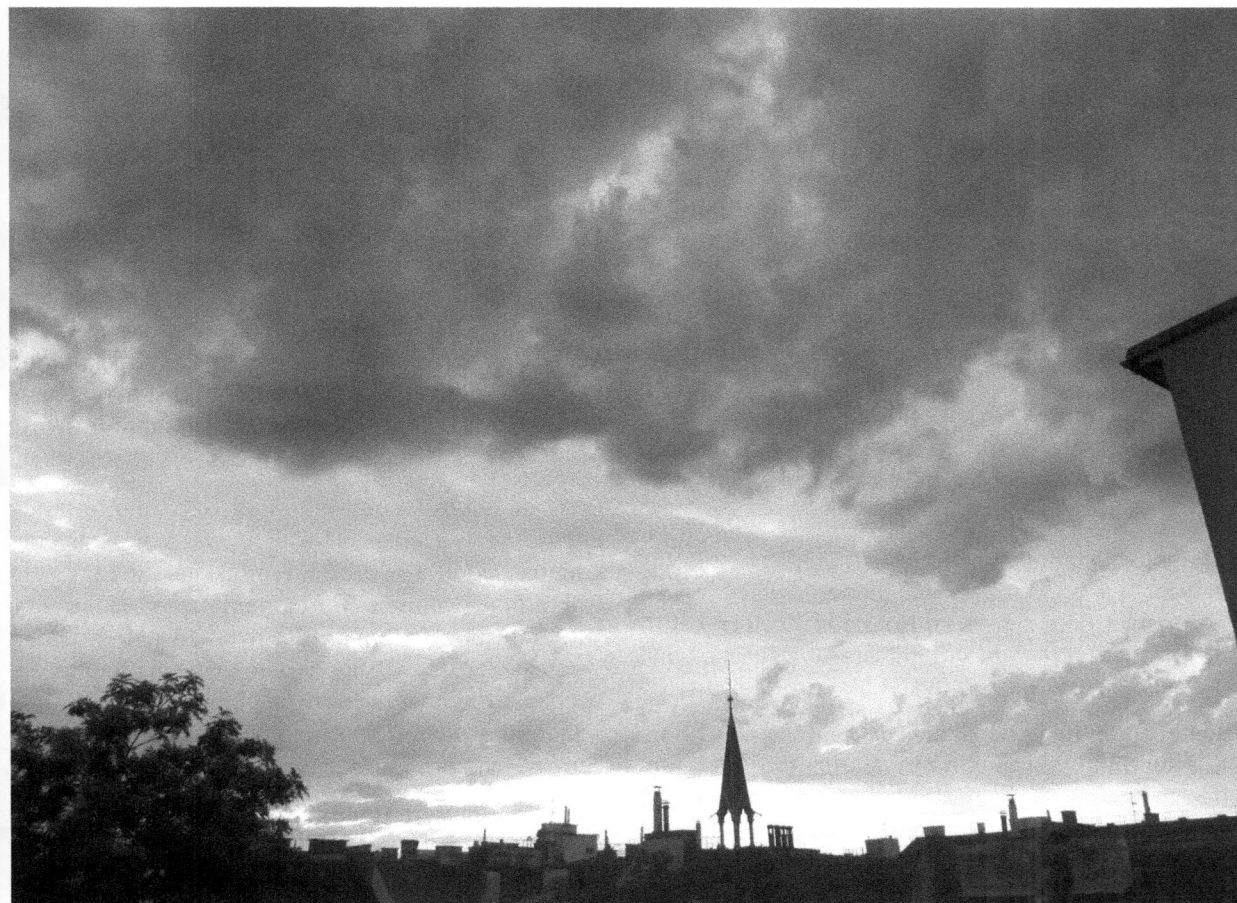

„Die Versuche, mein hormonelles Desaster seit der Operation in den Griff zu kriegen, haben mich nicht nur schon ein Vermögen gekostet, sondern sind bis dato auch missglückt."

Operationsgrund: Blinddarmbeschwerden
Organentfernung: Blinddarm und dabei beide Eierstöcke – nicht autorisiert (vor 11 Jahren)

Meine Gedanken: Ich bin wütend. Ich fühle mich entwürdigt. Ich habe Angst, weil niemand weiß, welche Folgen eine Langzeithormonersatztherapie hat, ich aber darauf angewiesen bin, weil ich leistungsfähig bleiben muss. Ich habe absolut kein Vertrauen mehr in ein Gesundheitswesen, das so etwas toleriert und die Betroffenen dann mit den Folgen allein lässt. Und je größer die Schäden werden, desto besser wird daran verdient.

Mein Brief: Sehr geehrter Operateur,

Sie haben mir mit Anfang 30 im Rahmen einer „normalen" Blinddarmoperation beide Eierstöcke entfernt. Sie waren nicht von mir autorisiert – und Sie waren für eine gynäkologische Operation nicht mal qualifiziert.

Sie haben sich angemaßt, während ich in Vollnarkose lag, über meinen Körper und meine Zukunft zu entscheiden. In den wenigen Zeilen des sehr kurzen OP-Berichts, den Sie in mich investiert haben, stand etwas von „nicht bösartige Zysten". Es hieß: „Ovarektomie beidseitig nach gynäkologischem Normalbefund".

Es hat niemand mit mir geredet, ich wurde in Ihrer Klinik nicht einmal hormonell substituiert (was mich wenigstens vor dem schweren Hormonschock bewahrt hätte) –, und ich wurde in keinster Weise über die Folgen einer beidseitigen Ovarektomie aufgeklärt.

Ich habe für diese kollektive Verharmlosung ohne Ende bezahlt: Mit mehreren Narbenbruchoperationen in Folge, die mich fast meine Arbeit gekostet hätten, Muskelabbau, Rückenschäden, chronischen Schmerzen, Migräne und Kreislaufstörungen, die mich in die Defensive treiben.

Ich zahle mit Schlafstörungen trotz Dauererschöpfung und dem Aussehen einer Frühmatrone, das mir in unserer fassadenorientierten Gesellschaft jeden Spaß an Sport und Mode nimmt.

Ich zahle mit lebenslanger Abhängigkeit von Medikamenten, über die Fachquellen ständig neue Risikofaktoren veröffentlichen, ohne Rücksicht darauf, dass es Patienten gibt, die gar keine Wahl haben.

Sie haben mich damit der Gefahr von Brustkrebs, endokrinen Dysbalancen und Parkinson ausgesetzt oder der – noch extremeren – Alternative von frühzeitigem Leistungs- und Körperabbau, Osteoporose, kardiovaskulären Störungen und Demenz.

Seitdem ich Anfang 30 war, muss ich mich noch dazu gesellschaftlich rechtfertigen, weil ich keine Kinder habe, ich muss mir erklären lassen, dass meine Gewichtszunahme „ganz normal für die Wechseljahre ist". Kaum jemand kommt auf die Idee, dass ich noch nie in den Wechseljahren war – mir wurden doch beide Eierstöcke entfernt. Und das mindestens 20 Jahre, bevor eine Frau sich überhaupt mit Wechseljahren auseinandersetzen muss.

Dass es kaum Frauen mit einer Gebärmutter ohne Eierstöcke, wie ich es bin, gibt, interessiert Fachleute genauso wenig wie die Schwierigkeiten, in so einem Fall erfolgreich eine Hormonersatztherapie durchzuführen. Und so haben Sie mich zu einem „raren Versuchskaninchen" operiert. Ich bin ein pharmazeutisches Experiment, denn niemand weiß, wie viele Jahrzehnte eine Hormonersatztherapie in meinem Fall dauern darf und was dann passieren wird.

Zusätzlich musste und muss ich ständig feststellen, dass sich niemand wirklich mit Hormonen auskennt. Die Versuche, mein hormonelles Desaster seit der Operation in den Griff zu kriegen, haben mich nicht nur schon ein Vermögen gekostet, sondern sind bis dato auch missglückt.

Dafür kommt man mitunter auf die „glorreiche" Idee, mir diese angeblich so „unnötige" Gebärmutter nun zu entfernen, damit sich die Hormonersatztherapie leichter durchführen ließe.

Ich wurde gar mehrfach als überempfindlich eingestuft, weil ich es strikt ablehne, mir ein gesundes Organ, meine Gebärmutter, entfernen zu lassen. Das alles kostet Kraft und ist entwürdigend.

Herr Primar, Sie haben sich inzwischen auf transvaginale Blinddarmoperationen spezialisiert, und Ihr Team wirbt mit „makellosem" Bikini-Bauch. Das klingt für mich sarkastisch.

Ich bin so objektiv, Ihre chirurgische Qualifikation nicht in Frage zu stellen, denn ich kann leider als Patientin nicht nachweisen, dass der Eingriff völlig unnötig war.

In Frage stelle ich jedoch Ihre ethische Kompetenz und ein Gesundheitssystem, das eine derartige Praxis nicht nur toleriert, sondern auch profitabel macht!

Seitdem ich Anfang 30 war, werde ich behandelt wie eine gesunde ältere Frau und man tut, als hätte ich nur ein paar Hitzewallungen zu befürchten. Die hatte ich nie – mir ist nur einfach kalt.

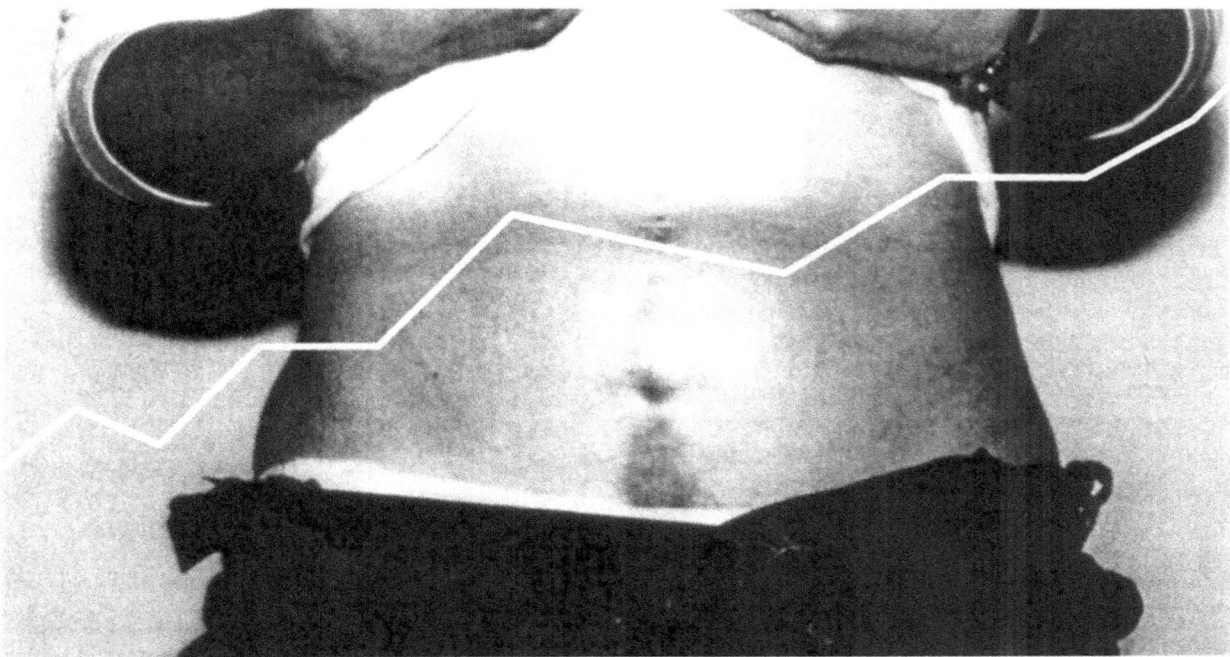

[T01]   Lotte, 47
Beruf: Redakteurin
Privat: verheiratet, 2 Kinder (26 und 28 Jahre)

Operationsgrund: starke Blutungen und Eisenmangel
Organentfernung: Gebärmutter (vor 2 Jahren)

„Keine Nachbetreuung, lediglich
Untersuchung per Ultraschall."

Meine Gedanken: Ich habe mich zu schnell zur Operation überreden lassen, habe die zum Teil enthusiastisch positiven Geschichten aus dem Internet geglaubt. Überall war die Rede von „einfach", „keinen Ärger mehr" und „hätte ich das doch schon früher machen lassen". Von wegen! Vier Monate Leben gestohlen und die Depression zurückbekommen, das ist für mich der Supergau! Hätte ich doch die Gebärmutterschleimhaut zunächst veröden lassen! „Dann kann die Schleimhaut nachwachsen und die starken Blutungen können wiederkommen", hatte meine Ärztin zu diesem Vorschlag gesagt. Sie hat mir die Operation als so harmlos dargestellt. Nun ja, ich habe es geglaubt. Ich wusste es einfach nicht besser, und sie hatte auch kaum Zeit.

Mein Brief: Sehr geehrter Operateur,

die schönen Worte, das zarte Lächeln, das Sie mir geschenkt haben, sollten Sie in Ihre Gebete oder sonst wohin packen und demnächst Ihren Patientinnen glauben, die über Schmerzen klagen.

Während meiner Operation ist es zu einem Lagerungsschaden gekommen, den erst ein Physiotherapeut nach vier Monaten, ungezählten Arztbesuchen und Unmengen von Schmerzmitteln als solchen erkannte und behob.

Es hat von 2003 bis 2007 gedauert, bis ich die vorigen Depressionen samt Klinikaufenthalten, Rente und Therapien überwunden habe. Nun sind sie wieder da. Mit voller Härte, wieder ist mein Job in Gefahr.

Zwei Mal habe ich Ihnen geschrieben, zwei Mal keine Antwort bekommen. Sobald es mir besser geht und ich meine Depressionen überwunden habe, schreibe ich wieder. Versprochen!

Keine Nachbetreuung, lediglich Untersuchung per Ultraschall. Eine Zyste wurde erst auf mein Drängen auf genauere Untersuchungen gesehen, Verwachsungen bei einer Bauchspiegelung entfernt, meine Schmerzen wurden mit Ungeduld und Blähungen bzw. zu wenig Sport erklärt.

Glauben Sie allen Ernstes, ich sei wehleidig, wenn die Schmerzen nach Wochen einfach nicht nachlassen? Ich habe zwei Kinder (ohne Narkose oder so) bekommen.

Die Schmerzen, die Sie mir verpasst haben, passen nicht zum hippokratischen Eid, sondern sind Körperverletzung und zeigen, wie wenig Achtung Sie vor Ihren Patientinnen haben.

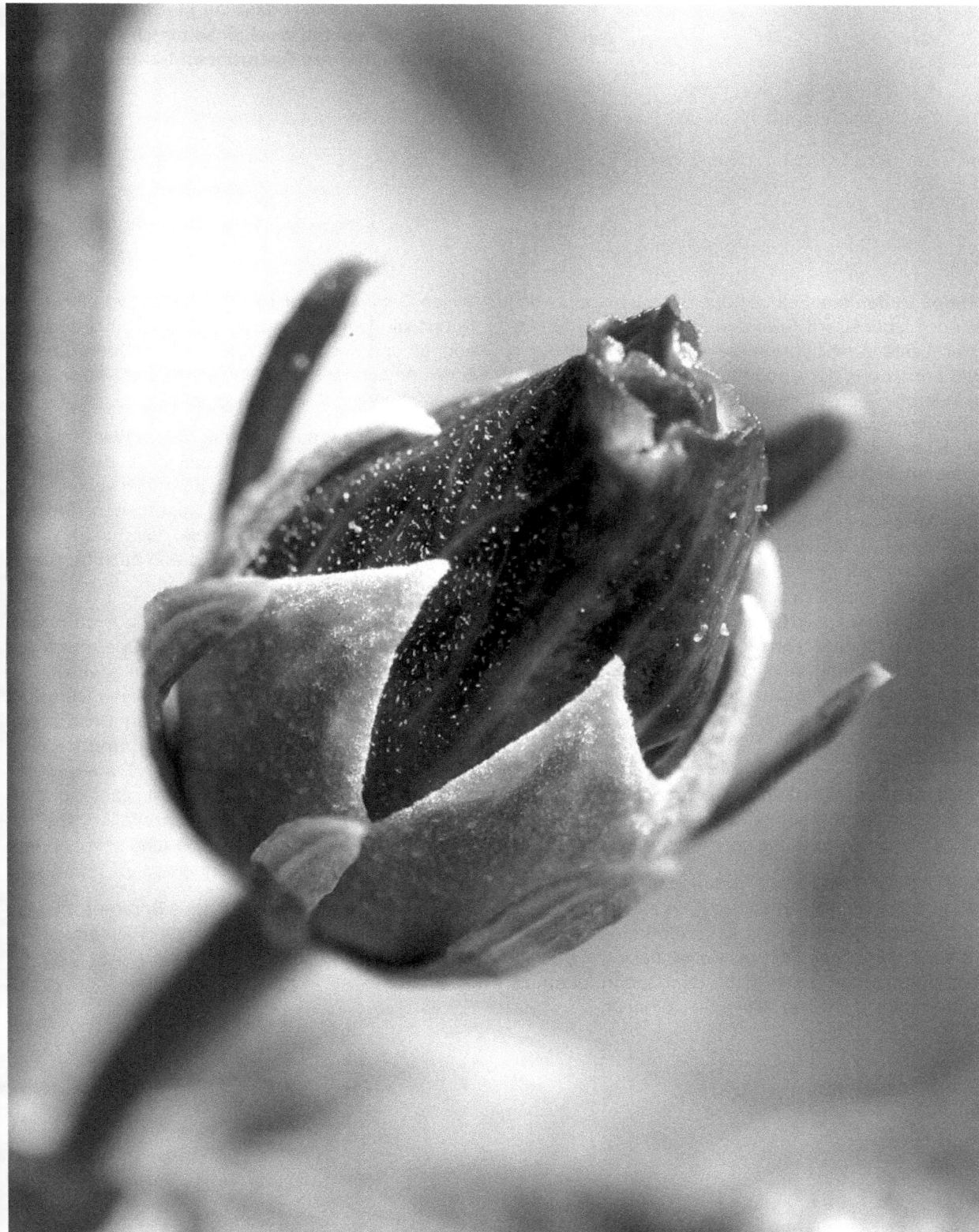

„Wie kann es sein, dass zur gleichen Zeit Frauen auf Ihrer Station mit weniger schonenden und nicht-organerhaltenden Operationen traktiert wurden?"

Operationsgrund: viele Myome, schwere jahrelange Blutungen
Organentfernung: Gebärmutter (vor 3 Jahren)

Meine Gedanken: Seit der Operation ist mein Leben wieder lebenswert geworden! Alles ist gut, funktioniert bestens, ich spüre keine negativen Folgen durch die Entfernung der Gebärmutter. Ich habe keine besonderen Wechseljahresbeschwerden bisher, einen sehr intensiven Orgasmus, genau wie vorher, keine Probleme mit Scheidentrockenheit oder Inkontinenz oder Ähnlichem. Trotzdem würde ich allen Frauen empfehlen, sich – wenn möglich – sehr intensiv darauf vorzubereiten, alles genau vorher zu klären, alternative Heilmethoden zuerst auszuprobieren, den Schritt zur Operation so lange wie möglich aufzuschieben und sich nach der Operation sehr fit zu halten. Ich habe die Hysterektomie bis zum Alter von 44 Jahren hinauszögern können. Ich habe in der Zeit trotz Bauchschnitt sehr viel Yoga gemacht, um die Hormonproduktion anzuregen und insbesondere die Eierstöcke zu unterstützen.

Mein Brief: Lieber Chefarzt der Gynäkologie,

vielen Dank für die perfekte Operation! Nach 7 Tagen konnte ich das Krankenhaus schon wieder verlassen, die Narbe ist perfekt und schnell verheilt.

Und vor allem vielen Dank dafür, dass wir vorher genau besprechen konnten, was für mich wichtig ist und welche Operationsart ich haben möchte – und was auf gar keinen Fall. Ich wollte, dass nur der Gebärmutterkörper, aber nicht der Gebärmutterhals entfernt wird. Und das haben Sie gemacht.

Vielen Dank auch für die Sachlichkeit von Ihrer Seite und die klaren Ansagen, was Sie vorher zusagen können und was Sie erst während der Operation entscheiden können. Sie haben sich jedenfalls zuverlässig an alle Vereinbarungen gehalten.

Aber auch Ihnen muss ich eine Menge Wasser in den Wein gießen: Wie kann es sein, dass zur gleichen Zeit Frauen auf Ihrer Station mit weniger schonenden und nicht-organerhaltenden Operationen traktiert wurden? Es kann doch nicht sein, dass ich im Vorteil bin, weil ich gut ausgebildet bin und mich für meine ureigenen Interessen einsetzen kann.

Die meisten dieser Frauen hätten sich – da bin ich hundertprozentig sicher – für meine Operationsvariante entschieden, hätten sie nur davon gewusst. Diese Bitterkeit ist mir ja schon im Krankenhaus selbst noch entgegengeschlagen, in meinen Gesprächen mit den anderen betroffenen Frauen. Und ich rede hier selbstverständlich nicht von den Frauen, wo es medizinisch keine Wahlmöglichkeit gab, sondern „nur" von den vielen bitteren Einzelfällen, die mit gleicher oder ähnlicher Diagnose eine schonendere Behandlung hätten haben können.

Viel mehr Aufklärung und intensive Beratung aller betroffenen Frauen fordere ich dringend von Ihnen!

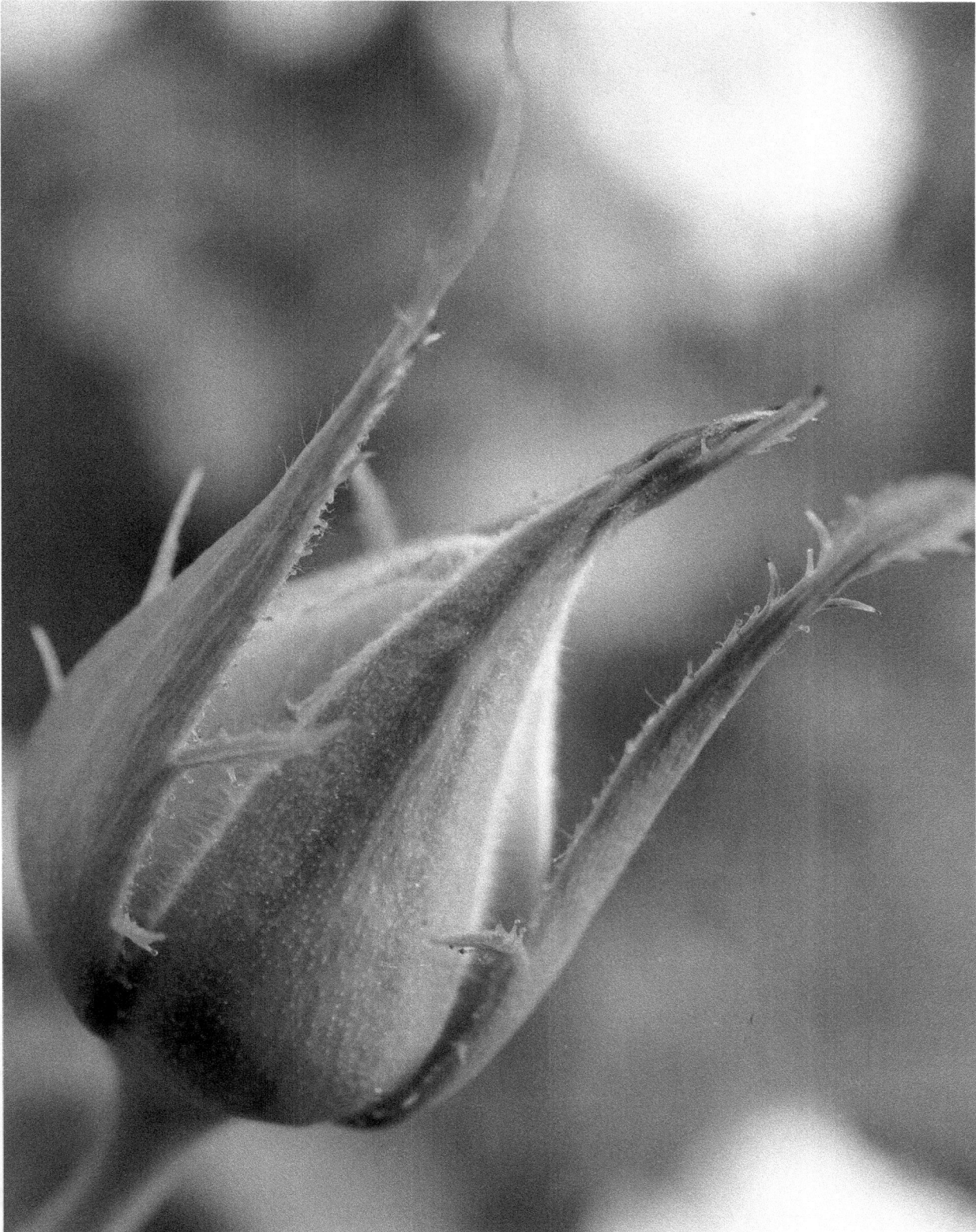

„Alle anderen wichtigen Themen, wie Sexualität und Libido, haben Sie erst gar nicht angesprochen."

Operationsgrund: 2 Jahre starke Monatsblutungen, Myom
Organentfernung: Gebärmutter (vor 2 Jahren)

Meine Gedanken: Das Wort „Gebärmutter" hat für mich im übertragenen Sinn die Bedeutung, dass die „Urmutter", die mich geboren hat, entfernt wurde. Mir fehlt im übertragenen Sinn der natürliche weibliche Rhythmus: das Aufbauen, Empfangen und Abbauen. Der Verlust des Organs löst bei mir einen Trauerprozess aus, den ich mir sehr wohl zugestehe. Aber Umfeld, sowohl Männer als auch Frauen, tun dies in keinster Weise. Die Gebärmutter gehört doch, wie die Brust oder die Eierstöcke, zu den weiblichen Geschlechtsorganen, würde ich wohl meinen. Sie hat aber bei uns unverständlicherweise keine Wertigkeit. Diese wird ihr weder von Frauen, was ich besonders schlimm finde, noch von Männern zugesprochen.

Mein Brief: Sehr geehrte Frau Doktor,

Sie haben mich leider nicht regelmäßig zur Myomkontrolle bestellt, dann hätte ich das schnelle Wachstum früher erkannt. Die Embolisation haben Sie mir empfohlen, als das Myom schon zu groß für diese Methode war.

Sie haben mich zwar nicht zu der Operation gedrängt, aber mir Angst gemacht mit dem Satz: „Das Myom hat sich verändert, das schaut suspekt aus." Die Krebsangst hat mich zur Entscheidung für die Operation gebracht.

Postoperativ wurde ich mit meinen Beschwerden von Ihnen nicht wahrgenommen, Sie meinten, ich hätte ein „Erschöpfungssyndrom". Wie sich aber herausstellte, waren postoperative hormonelle Entgleisungen die Ursache.

Sehr geehrter Operateur,

Sie haben mich technisch gut operiert, mich aber nicht über die Folgen der Operation aufgeklärt und nach der Operation alleingelassen.

Ihre Aussage, dass die Gebärmutterentfernung keine Probleme machen würde, habe ich geglaubt, ich habe vertraut, und mein Vertrauen wurde missbraucht. Meine postoperative Scheidenstumpfentzündung war Ihnen unangenehm. Sie sahen Ihren chirurgischen Erfolg gefährdet. Alle anderen Beschwerden, wie z.B. die Darmkolik, haben Sie nicht mal wahrgenommen.

Alle anderen wichtigen Themen, wie Sexualität und Libido, haben Sie erst gar nicht angesprochen. Ich habe daher kein Vertrauen mehr in Sie.

Mein Vertrauen kann nur wieder hergestellt werden, wenn man mich als Frau, der ein wichtiges weibliches Organ entfernt wurde, wahrnimmt, mit all meinen postoperativen Beschwerden.

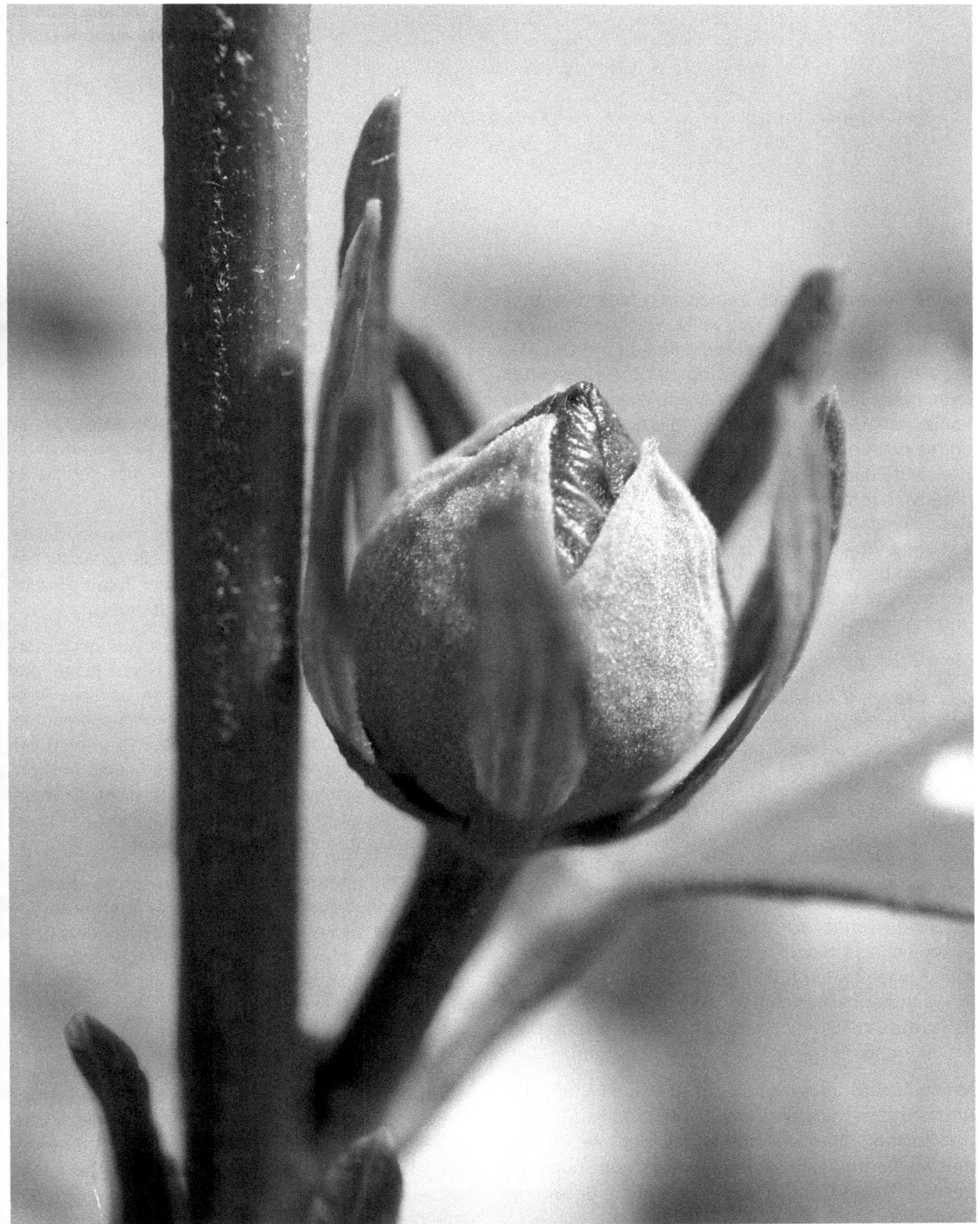

[T09]   Julia, 48
Beruf: Kindergartenpädagogin
Privat: verheiratet, 3 Kinder (17, 24 und 26 Jahre)

„Ich fühlte mich ständig stumpf,
leer – wie ausgelöscht."

Operationsgrund: Granulosazelltumor an einem Eierstock
Organentfernung: Gebärmutter und beide Eierstöcke (vor 3 Jahren)

Meine Gedanken: Nach zweieinhalb Jahren vergeht noch immer kaum ein Tag, an dem ich nicht daran denke oder durch irgendetwas daran erinnert werde, dass ich keine Eierstöcke und keine Gebärmutter mehr habe. Es ist das Gefühl, etwas Wesentliches für immer verloren zu haben. Es ist die Angst vor Folgeerkrankungen wie Osteoporose, Alzheimer oder Herz-Kreislauf-Erkrankungen. Es ist die Schwierigkeit, mit etwas fertig werden zu müssen, worüber in der Gesellschaft nicht gesprochen wird. Es ist die Bitterkeit, unter einem Verlust zu leiden, der von vielen als Lappalie betrachtet wird. Dass die Totaloperation so verharmlost wird, habe ich bis heute nicht verwunden und ich werde das auch nie verstehen können.

Mein Brief: Sehr geehrte ÄrztInnen,

das, was ich Euch zu den Folgen der Totaloperation jetzt schreibe, lernt Ihr nicht an der Universität. Ihr sollt das aber wissen, finde ich.

Noch lange Zeit nach der Operation konnte ich nicht schnell gehen, geschweige denn laufen oder hüpfen. Dabei war ich vor diesem Eingriff völlig gesund gewesen, war gejoggt, Rad gefahren, war leidenschaftliche Schwimmerin, hatte mich einfach gern bewegt.

Ich sehe mich jetzt noch vor mir, wie ich in Tränen ausbrach, als ich der Physiotherapeutin von der Operation erzählte. Ich fühlte mich ständig stumpf, leer – wie ausgelöscht. Ich kam einfach nicht damit zurecht, dass so Vieles anders war, und war ständig den Tränen nahe.

Meine Familie, mein Mann, meine Freundinnen, alle unterstützten mich und hatten Verständnis für meinen Zustand. Aber sie konnten mir nicht helfen. Immer wieder bat ich meinen Mann um Verzeihung für meinen Zustand, der sicherlich eine große Belastung für ihn war.

Ich war 48 Jahre alt und fühlte mich wie eine 80-jährige Frau. Ich hatte keine Lebensenergie mehr, keine Libido, hatte Herzrasen und war ständig niedergeschlagen. Ich sagte meinem Mann, dass ich ihm nicht böse wäre, wenn er eine andere Beziehung eingehen würde. Aber er meinte, es sei ja nicht meine Schuld und er liebe mich nach wie vor. Das war natürlich ein großes Glück für mich, und ich bin ihm dafür sehr dankbar.

Aber die vielen verschiedenen FachärztInnen, die ich wegen meiner gesundheitlichen Probleme aufsuchen musste, hatten von den Folgen einer Totaloperation keine Ahnung und zeigten kein Verständnis.

So konsultierte ich einen Internisten, weil mich ständiges Herzrasen, unregelmäßige Herzschläge und Ähnliches beunruhigten. Ich fragte ihn, ob diese Probleme nicht auch von der Operation kommen könnten, da sich ja meine hormonelle Situation komplett verändert hatte. Das glaube er nicht, so seine Antwort. Er verstand meine Frage überhaupt nicht. Er meinte nur, dass viele Frauen in den Wechseljahren mit Herz-Kreislauf-Problemen zu tun hätten.

Auf meinen Einwand, ich sei nicht in den Wechseljahren, sondern hätte keine Eierstöcke mehr, was den Verlust von wichtigen hormonproduzierenden Organen bedeute, meinte er, das sei ja mehr oder weniger dasselbe. Er nahm mich gar nicht ernst. Ich war ratlos.

Was ich mir, nach all diesen Erfahrungen, von Euch Ärzten im Vorfeld eines solchen Eingriffs erwarten würde, das sind Wissen und umfassende Aufklärung über alle möglichen Folgen der Ovarektomie: verändertes Selbstbild, Niedergeschlagenheit, Energiemangel, Veränderungen im Bereich der Sexualität, Ausbleiben der Libido, mögliche Erkrankungen wie Osteoporose oder Herz-Kreislauf-Erkrankungen, die

Notwendigkeit, nach der Operation den Beckenboden zu stärken.

Ich ersuche Euch, wirklich darauf aufmerksam zu werden, wie wichtig diese Organe für die körperliche und seelische Gesundheit einer Frau sind, und dass ihr Fehlen aller Wahrscheinlichkeit nach viele gesundheitliche Probleme nach sich zieht und irreparable Folgen hat!

Vielleicht würde es helfen, wenn sich jeder von Euch Gynäkologen einmal für sich überlegen würde, was es für ihn bedeuten könnte, aus irgendeinem Grund seiner eigenen Kastration zustimmen zu müssen.

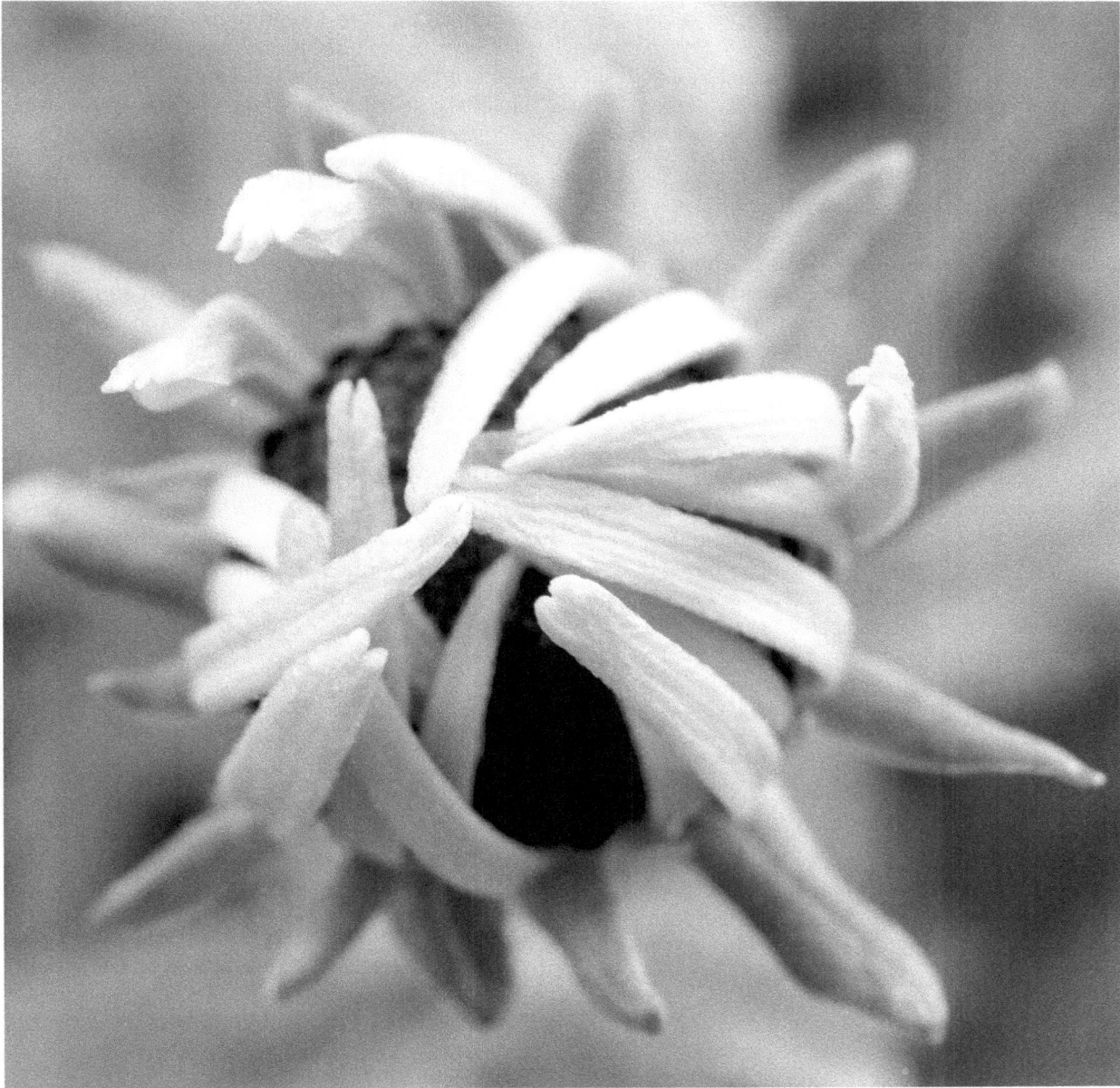

„Meine Sexualität habe ich auf dem Operationstisch gelassen, entsorgt in der Pathologie, zusammen mit dem Organ."

Operationsgrund: Myome, Harninkontinenz
Organentfernung: Gebärmutter (vor 4 Jahren)

Meine Gedanken: Früher schenkte ich meiner Gebärmutter keine Aufmerksamkeit, ich wurde mir ihrer nur bewusst, wenn ich Krämpfe hatte. „Frausein" an diesem Organ aufzuhängen, fand ich geradezu lächerlich. Ich würde diese Operation doch sicher ganz locker wegstecken.

Mein Uterus ist aus mir herausgerissen worden, das feine Wurzelgeflecht der Nerven durchtrennt. Zerschnitten, zerstückelt, abtransportiert mit der „Knopflochmethode". Meine Sexualität habe ich auf dem Operationstisch gelassen, entsorgt in der Pathologie, zusammen mit dem Organ. Ich habe es erlaubt und einen hohen Preis dafür bezahlt.

Ich entschuldige mich bei meinem Schöpfer für die Überheblichkeit der Menschen, der Ärzte, wie sie mit dem großen Geschenk unseres Körpers umgehen. Wie sie sich anmaßen zu behaupten, Organe in unserem Körper wären entbehrlich, ja überflüssig, und dass man sie beliebig wegschneiden könne. Und ich entschuldige mich bei meiner Gebärmutter! Ich habe sie schwer unterschätzt, dieses perfekte Gefüge mit Verbindungen in alle Ecken und Enden meines Körpers und meine Seele. Unterschätzt, darin steckt das Wort „Schatz", und das war sie. Heute bin ich mir dessen bewusst.

Mein Brief: Herr Professor,

Sie sind so stolz auf Ihre Operationsmethode, die Sie weiterentwickelt und verbessert haben, dass Sie Ihre Fertigkeit gar nicht genug Frauen angedeihen lassen können. Sie scheinen selbst zu glauben, dass es für eine Frau nichts Besseres gibt, als ohne Gebärmutter zu leben, vorausgesetzt natürlich, Sie haben die Operation selbst vorgenommen.

Die Orgasmusfähigkeit würde voll erhalten bleiben, haben Sie mir versprochen. Und ich habe Ihnen vertraut, mich auf Ihre Erfahrung verlassen. Sie haben mich erwischt mit der Krebsangst und der erhöhten Krebssterblichkeit in meiner Familie. Ich habe mich schließlich selbst angemeldet zur Operation, obwohl ich irgendwie Angst hatte, einen Fehler zu begehen.

Ich spreche nicht von den Komplikationen – nicht von der großen, postoperativen Blutung, die Sie übersehen haben, und nicht von der zweiten Operation, die ich deswegen über mich ergehen lassen musste. Darüber bin ich hinweggekommen. Ich spreche vom Verlust meiner Sexualfunktion und von der Art und Weise, wie Sie darauf reagiert haben: verächtlich und demütigend.

Ich war einmal eine sehr leidenschaftliche Frau, die ihren Orgasmus voll auskosten konnte. Heute spüre ich gar nichts mehr, ich fühle mich behindert, sexuell behindert. Meine sexuelle Energie gibt es nicht mehr, den Geschlechtsverkehr übe ich nur noch aus Liebe zu meinem Mann aus, ich selbst habe gar nichts davon.

Meine Scheide ist tot, die Klitoris hat sich einen kleinen Rest Empfindlichkeit behalten, was aber lediglich manchmal wahrnehmbar ist und mich nur schmerzlich daran erinnert, was ich verloren habe.

Nun sind es fünf Jahre seit meiner Operation und ich weine noch immer jedes Mal, nachdem ich mit meinem Mann geschlafen habe. Oft glaube ich, umzukommen vor unerfülltem Verlangen, da ich weder Höhen noch Entspannung mehr erleben kann.

Sie haben aggressiv und verächtlich reagiert auf mein Leid, so, als ob ich Ihnen etwas zuleide getan hätte. Mein Mann und ich feierten bereits unser 25-jähriges Hochzeitsjubiläum. Wir hätten noch viele Jahre der erfüllten Sexualität vor uns gehabt ohne den unnötigen Eingriff.

Meine Myome hätten auch mit organerhaltenden Methoden entfernt werden können, doch darüber haben Sie mich nicht informiert. Ich soll zur Psychotherapie gehen, haben Sie mir nach der Operation gesagt. Ich habe es getan, weil ich einen Weg finden muss, ein Leben ohne Lust und Erregung leben zu können.

Ich kann Ihnen nur eines sagen: Hören Sie auf, es ist genug, um der Frauen willen! Wären Sie noch jünger, würde ich meinen: Lernen Sie! Doch Sie sind weit über 70, gehen Sie endlich in den Ruhestand und richten Sie nicht noch mehr Unheil an.

Die Ausgeraubte.

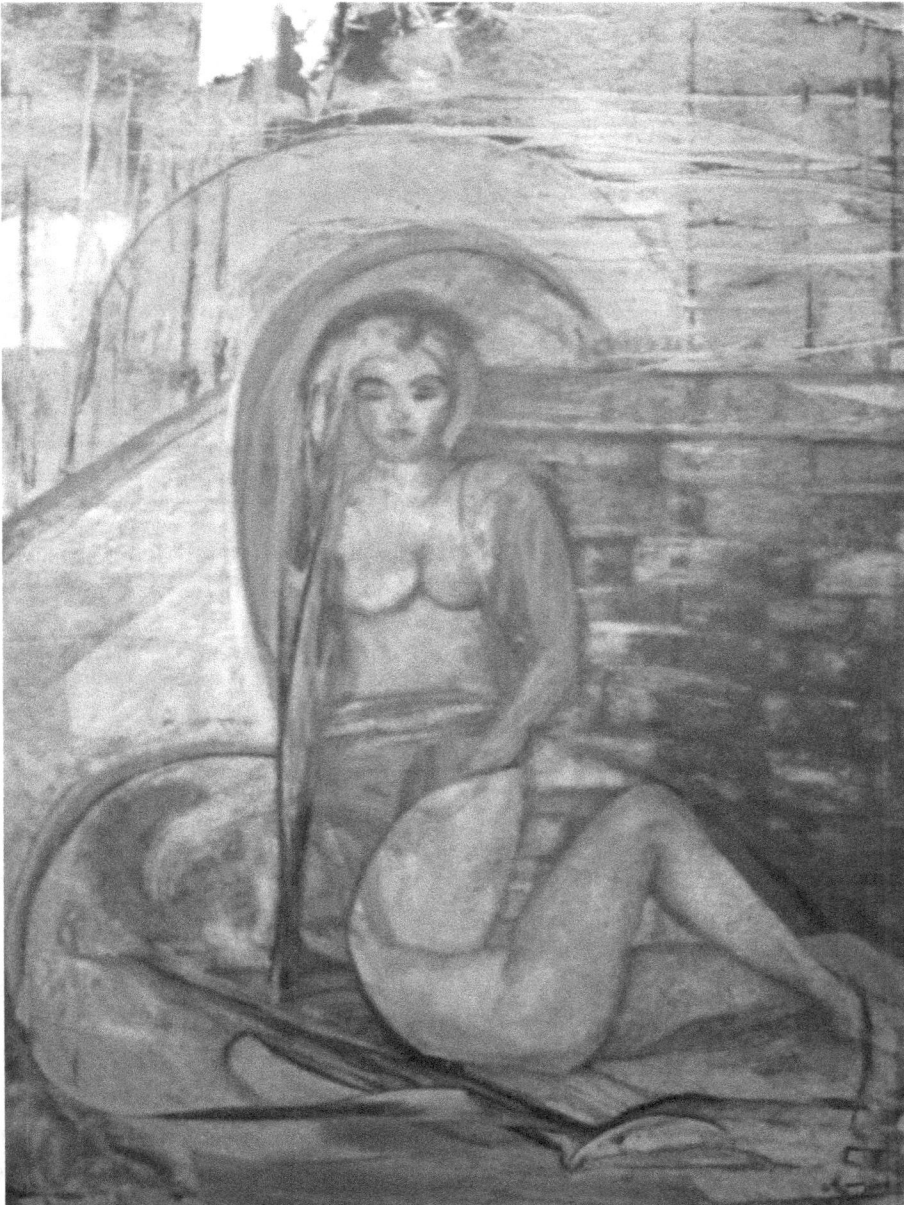

Gemälde © Margit Wagner

[T06]　Eva, 49
Beruf:　Bürokauffrau
Privat:　verheiratet, 1 Kind (11 Jahre)

„Während ich – Ihnen vertrauend – in Narkose schlief, haben Sie an mir eine Straftat begangen."

Operationsgrund: Zervixstenose nach Konisation
Organentfernung: Gebärmutter, Blinddarm und beide Eierstöcke (vor 5 Jahren)

Meine Gedanken: Wohin? Die Jugend genommen, das Alter bekommen, von heute auf morgen, ich kann's nicht versteh'n! Wo ist mein Leben, wo ist mein Glück, aus, aus – es gibt kein Zurück!

Mein Brief: Herr Professor,

ich bin maßlos enttäuscht von Ihnen. Von Ihnen, meinem ehemaligen Frauenarzt und Operateur!

In meiner Not, wegen großer Schmerzen, habe ich mich Ihnen anvertraut und wurde zutiefst enttäuscht, ja nicht nur enttäuscht, sondern auch verstümmelt und entmündigt. Als man mich zum Operationssaal fuhr, liefen heiße Tränen von Angst über meine Wangen. Die Männer, die mir die Infusionsnadel in den Handrücken rammten, störten meine Tränen nicht. Kalt im Inneren und in den unterkühlten Räumen des Operationsbereiches taten sie routinemäßig ihren Job.

Während ich – Ihnen vertrauend – in Narkose schlief, haben Sie an mir eine Straftat begangen. Sie haben mich kastriert: ohne Notwendigkeit, ohne Einwilligung und ohne ein Wort. Sie haben meine Menschenwürde und mein Selbstbestimmungsrecht mit Füßen getreten.

Eine Vergewaltigung wäre besser gewesen, denn bei Bewusstsein hätte ich wenigstens die Möglichkeit gehabt, mich zu wehren, in Narkose nicht. Sie hatten kein Recht dazu. Sie nützten meine Wehrlosigkeit aus.

Leichtfertig und ohne zu zögern haben Sie mir meine Organe aus dem Leib geschnitten. Brachten mich mit einem langen Bauchschnitt zusätzlich in Gefahr, obwohl meine Beschwerden einfach und vaginal zu beheben gewesen wären. Der Hippokratische Eid, den Sie einmal geleistet hatten, ist seit langer Zeit vergessen.

Sie glaubten, ich sei dumm genug und würde Ihnen die erlogenen Operationsgründe abkaufen. Aber ich habe Ihre Lügen sofort durchschaut. Mit einer infamen Lüge wollten Sie mir weismachen, dass meine Organe erkrankt seien und ich sie nicht mehr brauchen würde, wenn ich keinen Kinderwunsch mehr hätte.

Mit Ihrer erfundenen Diagnose „Endometriose" sagten Sie, dass eine Gebärmutterentfernung unumgänglich sei, und brachten mich damit dazu, den Einwilligungsbogen zu unterschreiben. Dabei wussten Sie doch, dass ich nie Endometriose gehabt hatte. Aus meiner ambulanten Patientenakte ging dies auch hervor, wo jahrelang dokumentiert war, dass meine Organe unauffällig waren, sogar noch eine Woche vor dem Eingriff.

Meine Unterschrift auf dem Einwilligungsbogen, den ich unter dem Einfluss von starken Schmerzmitteln unterschrieb, wurde für Sie zum Freibrief. Das Honorar für die Operation war Ihnen wichtiger als meine Gesundheit.

Mit einem Lächeln standen Sie nach der Operation an meinem Bett und wollten mir glauben machen, dass dies alles nötig gewesen war. Sie fanden kein einziges Wort der Aufklärung, weder vorher noch nachher. Mit den Worten „Sie sind eine starke Frau, Sie schaffen das schon" wurde ich von Ihnen in mein zerstörtes Leben entlassen.

Sie haben mein ehemals gesundes, glückliches Leben kaputt gemacht, denn eine Kastration ist irreversibel und hinterlässt bleibende Schäden fürs ganze Leben.

Jahrelang war ich so schlimm traumatisiert, dass ich mich buchstäblich nur „im Kreis drehte". Mein Sohn hatte keine Mutter mehr und mein Ehemann keine

Frau, mein schöner Garten keine Gärtnerin und meine Freunde keine Freundin.

Ich war wie tot, und der Tod stand lange Zeit neben mir. Die Tage waren erfüllt mit Trauer, Leid, Schmerz und Verzweiflung, aber Gott wollte, dass ich weiterlebe.

Als ich Ihnen dann vor Gericht gegenüberstand und schilderte, wie schlecht es mir seit der Kastration ging, empfing ich nur Spott und Hohn und wurde als Lügnerin hingestellt. Ich wollte Sie vor Gericht zur Verantwortung ziehen, doch es ist mir nicht gelungen, da die Seilschaften, in denen Sie sich bewegen, Sie allzu gut decken.

Mittlerweile sind Sie mir egal, nein, noch mehr, Sie tun mir sogar leid. Ich bin mir sicher, dass Sie für Ihr Handeln, Ihre Arroganz und Ihre Falschheit irgendwann einstehen werden müssen. Das, was Sie mir und damit auch meinem Kind und meiner Familie angetan haben, wird früher oder später einen gerechten Ausgleich finden.

Einen Fehler hätte ich Ihnen vielleicht verzeihen können, aber es war kein Fehler, den Sie machten, es war auch kein Missgeschick – es war eiskalte Berechnung.

Menschen vergessen, das Schicksal aber nie.

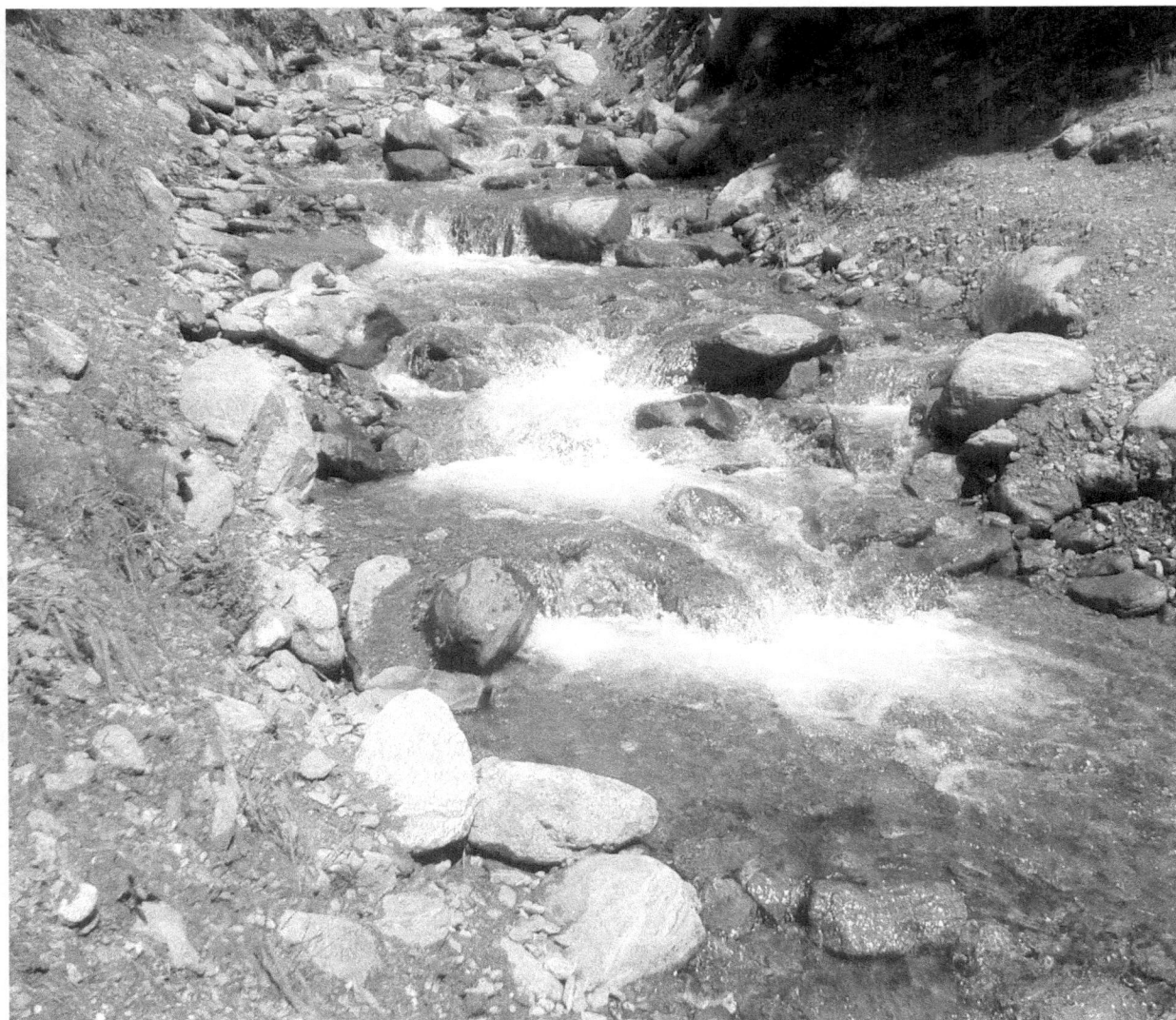

[T29] Martha, 49
Beruf: Hausfrau (Lehramtsstudium
Geschichte und Musik)
Privat: verheiratet, 4 Kinder (14, 16, 24 und 26 Jahre)

**„Ich habe auf meine ‚innere Stimme'
gehört und eine sofortige Entfernung
der Gebärmutter abgelehnt."**

Operationsgrund: Myome, Operation abgelehnt
Organentfernung: keine

Meine Gedanken: Als man mir die Gebärmutterentfernung wegen meiner Myome vorschlug, gab es mir einen Stich. Ich spürte, wie wichtig mir dieses Organ ist, und ich spürte, dass ich mich jetzt nicht aus Angst vorschnell zu einer Operation drängen lassen durfte. Und einem Freund schrieb ich: „Als Therapie fällt den Ärzten leider nur Operation ein." Eine „innere Stimme" sagte mir nämlich, dass die Gebärmutter nicht nur zum Kinderkriegen da ist, wie man mir weismachen wollte. Außerdem sind Operationen von eigentlich gesunden Organen rein als Krebsprophylaxe nicht meine Sache. Da ich – wenn möglich – auf natürliche Art mitsamt all meinen Organen alt werden möchte, habe ich auf meine „innere Stimme" gehört und eine sofortige Entfernung der Gebärmutter abgelehnt.

Mein Brief: Sehr geehrte Frau Doktor,

Sie waren meine ehemalige Frauenärztin, die mir wegen meiner Myome sofort zur Gebärmutterentfernung geraten hat. Eigentlich muss ich sagen, gedrängt, denn als Sie meine ablehnende Haltung bemerkt haben, fragten Sie mich: „Wollen Sie Ihren Kindern und Enkelkindern erhalten bleiben?"

Ich atmete tief durch – seit einigen Jahren begleitete ich ehrenamtlich Sterbende in einem Hospiz, was mir in dieser Situation sehr zugute kam – und fragte ganz ruhig: „Soll das heißen, dass die Myome jetzt bösartig geworden sind?" Und Ihre Antwort war, dass man das nicht so genau sagen könne. Das wisse man erst, wenn man die Gebärmutter entfernt hätte.

Ihre Antwort machte mich stutzig und auch skeptisch. Daher nahm ich Kontakt mit dem Frauengesundheitszentrum auf. Dort wurde mein Befund besprochen und ich benutzte die dortige Bibliothek, um mich mit diesem Thema näher zu beschäftigen. Ferner besuchte ich auch eine Selbsthilfeorganisation.

So wurde es für mich immer klarer, dass ich keiner Operation zustimmen würde, es sei denn, sie wäre dringlich.

Weiterhin holte ich mir eine zweite Meinung in einem Krankenhaus ein. Für diese Untersuchung nahm ich meinen Mann als Unterstützung mit, und mein Erstaunen war groß, als dieser Arzt meine ablehnende Haltung gegenüber einer Operation akzeptierte. Er empfahl mir lediglich, halbjährliche Kontrollen beim Facharzt zu machen. Ich habe inzwischen auch eine ganz liebe, moderne Frauenärztin gefunden, bei der ich diese Untersuchungen machen lasse.

Ferner aktiviere ich meine Selbstheilungskräfte durch Visualisierungen. In Visualisierungsreisen besuche ich meine Gebärmutter und die vielen Myome, und ich bin erstaunt, welche Weisheiten mir da mitgeteilt werden. Und natürlich nehme ich auch das Beckenbodentraining ernst. Ich bin der Gebärmutterentfernung somit entgangen. Gott sei Dank habe ich nicht auf Sie gehört!

Ich weiß leider, dass Sie aber sehr oft Frauen vorschnell zur Entfernung der Gebärmutter überreden wollen. Sogar der Frau eines Arztes wollten Sie das einreden. Diese Frau hatte nicht einmal Myome oder andere Geschwüre. Es wurde zu einer Organentfernung nur wegen starker Blutungen geraten. Auch diese Frau war vorsichtig genug, auf ihre innere Stimme zu hören. Sie ist ganz einfach nicht mehr zur Untersuchung gegangen.

Inzwischen hat sie den Wechsel gut überstanden. Die starken Blutungen haben von selbst aufgehört – und ihre Gebärmutter hat sie auch noch, genauso wie ich. Übrigens: Diese Frau hat mir meine jetzige Frauenärztin empfohlen.

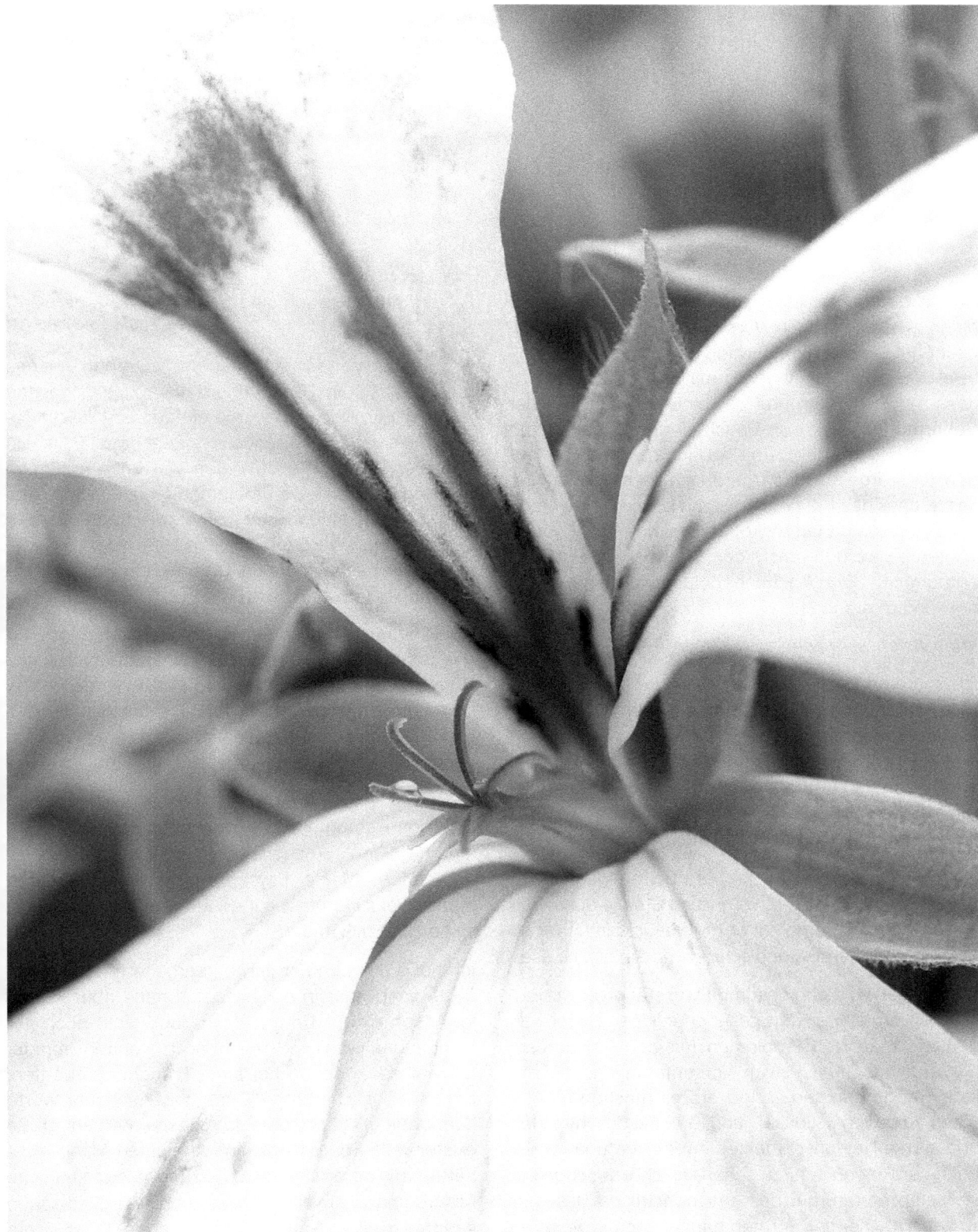

[T30]   Niki, 50
Beruf: Pflegehelferin
Privat: verheiratet, 2 Kinder (28 und 32 Jahre)

„Die Folgen dieser im wahrsten Sinn des Wortes ‚Totaloperation' sind für mich und meine Familie verheerend."

Operationsgrund: Verdacht auf Eierstockkrebs
Organentfernung: Gebärmutter, beide Eierstöcke, Bauchfell, Lymphknoten (vor 7 Jahren)

Meine Gedanken: Mein Unglück begann 2004 bei einer gynäkologischen Vorsorgeuntersuchung. „Verdacht auf Eierstockkrebs" hieß es. Ohne jegliche weitere Untersuchungen wurde mir im Spital erläutert, dass mir die Entfernung beider Eierstöcke und der Gebärmutter sowie von Bauchfell und Lymphknoten bevorstehen würde. Damit war ich nicht einverstanden. Ich wurde aber zur Operation überredet, da man sagte, dass das Karzinom platzen könne. Alle Organe – Gebärmutter, Eierstöcke, großes Netz und Lymphknoten – wurden nach der Methode „Wertheim" entnommen. Eine Nachbehandlung wurde als „nicht notwendig" erachtet.

Mein Brief: Sehr geehrte ÄrztInnen,

ich schreibe Euch, damit Ihr wisst, wie es mir jetzt geht. Denn über die gesundheitlichen Folgen der Totaloperation bin ich von Euch nicht aufgeklärt worden. Ihr habt mich einfach entlassen – ohne Organe, ohne Mitgefühl und ohne Betreuung! Ihr habt so getan, als ob nun alles bestens wäre! Dabei war das eine Totaloperation nach „Wertheim".

Als ich mich verzweifelt um Hilfe bei meinem Operateur in seiner Privatordination bemühte, weil es mir so schlecht ging, empfahl er mir nur schulterzuckend eine Hormontherapie und schickte mich nach Hause.

Mein Leben wird nun bestimmt von ständiger Kraftlosigkeit, von zahlreichen gesundheitlichen Beschwerden wie massiven Problemen mit der Schilddrüse, Migräne und depressiven Verstimmungen, die mir jede Freude nehmen. In letzter Zeit machen mir vor allem Knochen-, Muskel- und Gelenksbeschwerden und starke Nervenschmerzen im Rücken und im Bereich der Rippen sehr zu schaffen. Ich war schon bei so vielen Ärzten, um das gesundheitliche Desaster zu lindern. Aber der Hormonmangel und die weiteren Folgen der Operation sind bei mir nicht in den Griff zu kriegen.

Ein wohlmeinender Arzt riet mir aufgrund meines problematischen Gesundheitszustandes dringend zu einer Kur. Doch die wurde einfach abgelehnt. Obwohl ich sämtliche Befunde vorgelegt hatte. Es ist ein Ding der Unmöglichkeit, vielen von Euch ÄrztInnen und den Behörden die Problematik begreiflich zu machen, da sie keinen Unterschied zwischen Frauen in den normalen Wechseljahren und Frauen ohne Organe, wie ich es bin, machen. Oft habe ich geglaubt, ich sei wohl im falschen Film!

Mir blieb buchstäblich der Mund offenstehen, als mir das Spital schriftlich mitteilte, ich würde auch keine Hormone brauchen, da ja mein Bauchfett genügend Östrogene produzieren würde. Dabei bin ich nicht einmal dick. Ich wiege bei einer Größe von 1,60 Meter gerade 53 Kilo!

Diese niveaulose Antwort habe ich wirklich als blanken Hohn empfunden. Ich schaffte es auch nicht, einen dementsprechenden Versehrtheitsstatus zu erkämpfen. Meine psychische Kraft ist dadurch manchmal schon fast auf dem Nullpunkt – wenn ich es so ausdrücken darf.

Ich habe doch immer gerne gearbeitet und bin jetzt dazu nicht mehr in der Lage. Ich habe aber keinerlei Anspruch auf Unterstützung und weiß auch gar nicht mehr, wohin ich mich noch wenden könnte. Ich war sogar schon bei einer Frauenbeauftragten, um mir Hilfe zu erbitten. Doch außer schöner Worte kam dabei nichts heraus. Ich mache mir sehr große existentielle Sorgen – wenn ich meinen Mann nicht hätte, von dem ich nun durch die gesundheitliche Misere finanziell völlig abhängig bin, wäre ich schon ganz verzweifelt. Gott sei Dank ist er da. Er ist so ein anständiger Mensch und hätte das wohl auch nicht verdient, denke ich mir oft.

Mein schlechter körperlicher und seelischer Zustand ließen es auch nicht mehr zu, einer geregelten Arbeit – ich bin ja diplomierte Pflegehelferin – nachzugehen. Deshalb ersuchte ich beim Arbeitsgericht um eine Berufsunfähigkeitspension mit nachfolgender Berufung. Beide Anträge wurden mit der Begründung abgeschmettert, dass mir nur der linke Eierstock entfernt worden sei. So wenig hat man sich offensichtlich meine Krankheitsakte angesehen, dass man nicht einmal begriffen hat, dass die bei mir durchgeführte Operation nach „Wertheim" die Entfernung beider Eierstöcke und der Gebärmutter sowie der Lymphknoten bedeutet.

Letztendlich wurde mir eine psychiatrische Behandlung nahegelegt, und das war es dann! Die Folgen dieser im wahrsten Sinn des Wortes „Totaloperation" sind für mich und meine Familie verheerend. Nicht nur, dass mein Gehalt für die Familie nun wegfällt, so kann ich auch nicht mehr die Frau sein, die ich gerne sein möchte. Ich bin nur froh, dass meine Söhne schon erwachsen sind und auf eigenen Beinen stehen, denn ich hätte jetzt auch nicht mehr die Kraft, meine Mutterpflichten aufgrund meines Gesundheitszustandes voll zu erfüllen.

Überall wird das Gesundheitssystem hier als hervorragend angepriesen – ich habe davon wirklich nichts bemerken können. Jeder Alkoholiker und Drogensüchtige bekommt Hilfe und Verständnis. Es sei ihnen gegönnt. Aber ich, als Frau, nach so einer schweren Operation, bin nicht nur bei sämtlichen Behörden und PolitikerInnen, bei denen ich um Hilfe ersuchte, auf Unwissen, emotionale Kälte und Desinteresse über die Folgen der Totaloperation gestoßen, sondern auch – und das ist das für mich am schwersten zu verstehen – bei den meisten von Euch ÄrztInnen.

Ich frage mich immer wieder, wie es in einem zivilisierten Land möglich sein kann, einer Frau den Bauch buchstäblich „auszuräumen" und dann nachher so zu tun, als ob das nichts sei. Ich kann jetzt nur auf die Hilfe Gottes hoffen. Sobald mein Mann in ein paar Jahren in Pension geht, werden wir dieses Land, wo mir all das passiert ist, verlassen und in unsere Heimat zurückkehren – um zu vergessen.

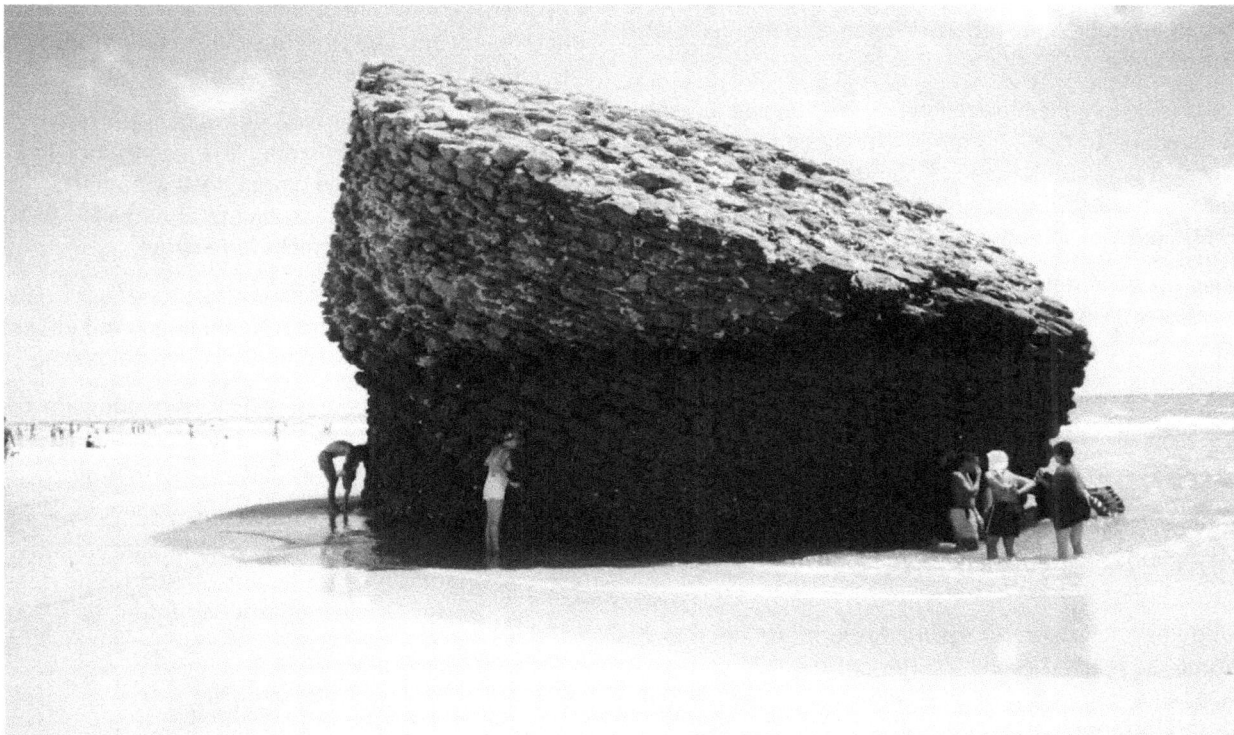

[T27]   Sidonie, 52   „Sind denn meine Organe nichts wert?"
Beruf: Buchhalterin
Privat: geschieden, 1 Kind (28 Jahre)

Operationsgrund: Zyste am linken Eierstock
Organentfernung: Gebärmutter (vor 9 Jahren), beide Eierstöcke (vor 3 Jahren)

Meine Gedanken: Mir wurde mein „Frausein" genommen. Ich wurde „ausgebandelt" und entlassen, ohne jegliche weitere Betreuung. Und jetzt soll ich zusehen, wie ich weiter nun damit klarkomme. Mir bleibt jetzt auch gar nichts anderes mehr übrig. Was ich mir nie gedacht hätte: Niemand versteht dich in so einer Situation wirklich. Du stehst mit deinen Problemen völlig alleine da.

Mein Brief: Sehr geehrter Herr Doktor,

ich hatte Sie doch, als meinen Operateur, gefragt, was nach der Operation mit mir sein wird. Sie erklärten mir einfach: „Sie sind eh schon über 50 Jahre und mitten im Wechsel. Da brauchen Sie die Eierstöcke nicht mehr." Und so haben Sie mir die Totaloperation angeraten – nur prophylaktisch –, ohne dass ich Krebs hatte.

Jetzt im Nachhinein frage ich Sie: Was ist das für eine Einstellung und wie kommen Sie eigentlich zu so einer schrecklichen Aussage? Sind denn meine Organe nichts wert? Bin ich jetzt etwa für Sie keine Frau mehr, nur weil ich über 50 bin?

Also raus mit den Eierstöcken, obwohl einer total gesund war! Sie sollen wissen: Ich hab jetzt sehr viele gesundheitliche Probleme, aber diese haben Sie vorher mit keinem Wort erwähnt!

Das größte davon ist, dass ich sehr massive Schlafstörungen habe. Ich kann durch den ständigen Schlafmangel oft nicht mal mehr zur Arbeit gehen! In meiner Verzweiflung habe ich mich schon bei einem „Schlaflabor" angemeldet. Die kennen sich aber wieder mit Hormonen nicht aus.

Und kann ich überhaupt sorglos Hormone nehmen? Wenn ja, welche? Meine Mutter starb an Brustkrebs. Aber das haben Sie auch gewusst. Und wie soll ich ohne Hormonersatz weitertun?

Ich habe jetzt keine Lebensqualität mehr. So haben Sie mir das vor der Operation alles nicht geschildert!

Auch mein sexuelles Problem macht mir sehr zu schaffen. Ich hab seit der Operation keinerlei Lust mehr auf Sexualität.

Eine weitere große Sorge sind auch meine schlechten Knochen. Ich hatte davor schon eine unzureichende Knochendichte, und nach dieser Operation werden meine Knochen natürlich nicht besser – ganz im Gegenteil! Jetzt muss ich schon Medikamente für die Knochendichte nehmen.

Ja, und die Schilddrüse ist auch nicht mehr in Ordnung. Das hätten Sie, als mein Arzt, doch unbedingt bedenken müssen. Außerdem bin ich nun nervlich sehr belastet und innerlich unruhig. In einem solchen Zustand war ich vor der Operation nie!

Wenn ich all das vorher bloß gewusst hätte! Von diesen Folgen aber haben weder Sie noch einer Ihrer Kollegen gesprochen. Sie haben doch gesagt, es würde sich nach der Operation nichts ändern! Ich habe Ihnen vertraut. Ich habe nicht hinterfragt.

Jetzt bin ich über diese falsche „Beratung" sehr traurig und zutiefst enttäuscht. Ich fühle mich mit all diesen Problemen ganz allein und im Stich gelassen.

Ich kann daher wirklich jeder Frau nur dringend raten, alles zu unternehmen, um eine Operation zu verhindern und sich somit dies alles zu ersparen!

Ich wünschte mir, dass Sie mich, als mein Operateur, nur auf eine von diesen vielen Krankheitszuständen nach der Operation aufmerksam gemacht, und dass Sie verantwortungsvoller gehandelt hätten.

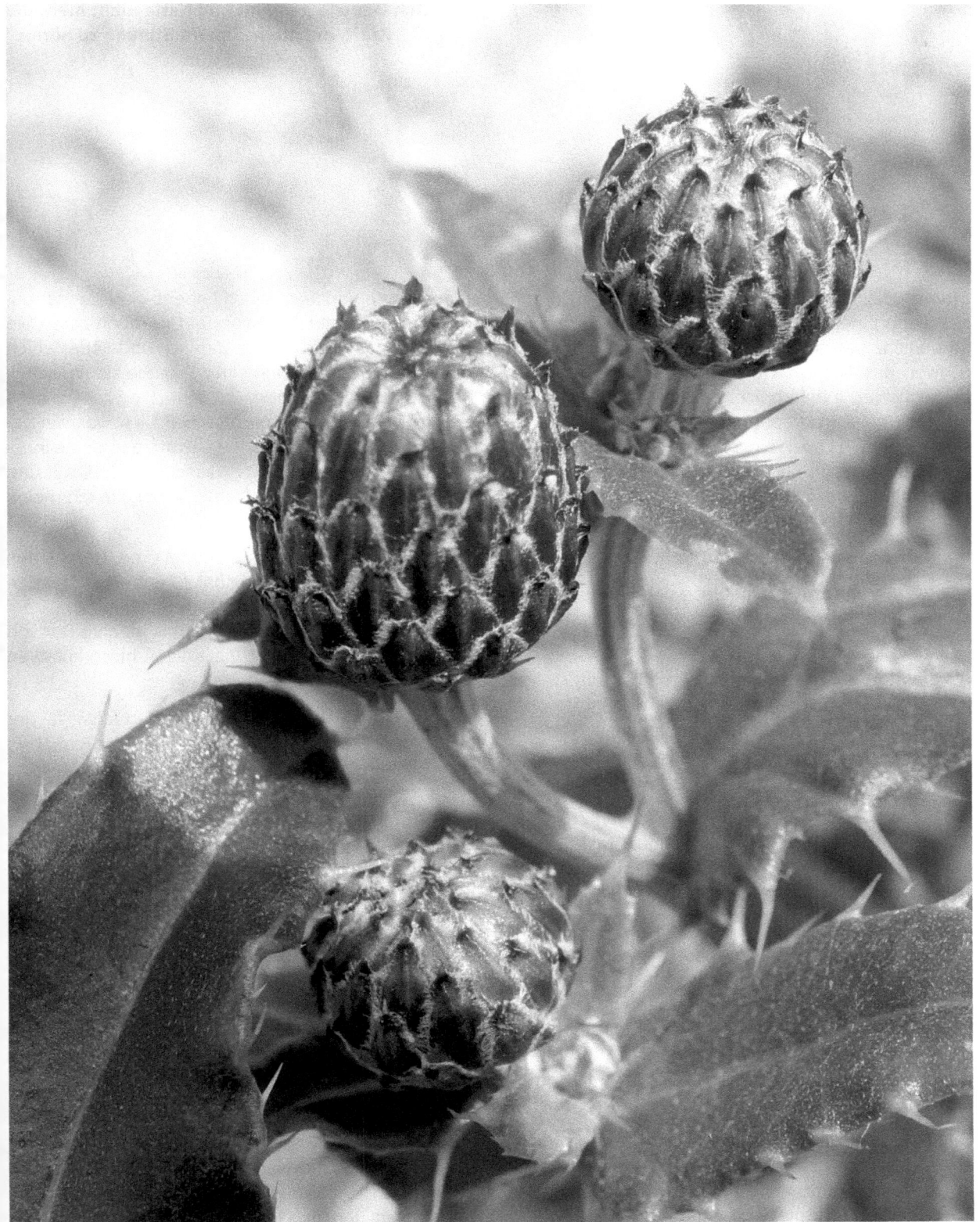

„Ich war wie gelähmt und hatte nicht mehr die Kraft, auf meine innere Stimme zu hören."

Operationsgrund: Endometriose, rechts Ovarialkarzinom abgekapselt
Organentfernung: Gebärmutter und beide Eierstöcke (vor 16 Jahren)

Meine Gedanken: Die Totaloperation hat mein ganzes Leben negativ verändert. In allen Bereichen: körperlich, seelisch, sexuell, beruflich. Es ist sehr schwer, das alles in Worte zu fassen und anderen begreiflich zu machen. Ich kann es bis heute selbst oft noch nicht wahrhaben, dass diese Operation so schwer in mein Leben eingegriffen hat. Um die Folgen der Totaloperation kurz und einfach zu beschreiben, würde ich sagen: Die Weiblichkeit wird sofort getötet – der Körper stirbt ganz langsam folgend.

Mein Brief: Sehr geehrter Herr Primar,

seit 16 Jahren vermisse ich Ebbe und Flut des weiblichen Zyklus, ziehe als Nomadin androgyn durch meine Wüste.

Als Sie mir 1995 einen Eierstock mit bösartigem verkapseltem Tumor entfernen konnten, stimmte mich dieses Glück zuversichtlich. Rasch genesend konnte ich meinen geliebten Beruf als Kosmetikerin wieder ausüben, träumte von einem Baby, strahlende 38.

Sie jedoch bedrängten mich mit negativen Zukunftsvisionen inklusive frühem Tod. Meine Vitalität, mein Mich-wieder-gesund-Fühlen wären nur Einbildung, ich solle unbedingt vorsorglich den gesunden Eierstock und auch gleich die Gebärmutter entfernen lassen.

Im größten Verlust alles gewinnen? Ich hatte von anderen gehört, was für Folgen so ein Eingriff haben konnte. Alles Altweibergeschwätz, sagten Sie. Künstliche Hormone würden mich optimal versorgen. (Ich habe inzwischen übrigens auch nachgelernt: Bei einem Karzinom, wie ich es hatte, soll nicht mit Hormonen substituiert werden!)

Das Schreckensszenario, das Sie entwarfen, war so stark, dass ich trotz meiner Bedenken einer Operation zustimmte. Um meine Zweifel weiter zu zerstreuen, schickten Sie mir noch einen Arzt ans Bett, der mir von den Vorzügen eines Lebens ohne Menstruation vorschwärmte. Kurz vor der Operation baten Sie mich in ein stilles, kleines Zimmer und ließen mich einen Text unterschreiben, mit dem Sie sich anscheinend rechtlich absichern wollten. (Sie wissen, dass es nicht der übliche Vordruck war.) Ich war wie gelähmt und hatte nicht mehr die Kraft, auf meine innere Stimme zu hören, die mir zuschrie: „Steh auf und geh sofort nach Hause!" Damit besiegelte ich meine Hinrichtung als Frau.

Mit der von Ihnen bevorzugten Methode, Organe aus kosmetischen Gründen vaginal zu entfernen, mutierten Sie mich zurück zum „Mäderl". Eine Scheidenverkürzung durch diese Ihre Technik machte Sex von nun an zur Folter. Auf meine Klagen hin empfehlen Sie mir grinsend „an Klaneren".

Mein Partner – wenn ich Ihren Worten folge –, „der Große", suchte sich indes eine unversehrte Frau. Und „der Kleinere", den ich später doch noch traf, pfählte mich wegen Platzmangels mit Einrissen am Narbengrund. Eine Fundgrube für Sadomasochisten mit blutiger Schmerzgarantie – allerdings keine Libido und kein Orgasmus ...

Mein Befundalbum nach jenem hochgelobten Eingriff kann sich sehen lassen: posttraumatische Sklerodermie mit Gewebsschwund, chronische Schilddrüsenentzündung, Herzkreislaufschwäche, träger Stoffwechsel und Schmerzen beim Stuhlgang durch Darmverlagerung, Inkontinenz mit nächtlichem Einnässen trotz Gymnastik, Nierenbelastung, Durchblutungsstörungen mit Gefäßkrämpfen und Unterkühlung im kleinen Becken, Osteoporose, trockene und atrophierte Schleimhäute.

Dank Allergien und Nahrungsmittelunverträglichkeiten kann ich heute aus einer Fülle von Nebenwirkungen wählen, und für das hohe Cholesterin entschädigt mich mein niedriger Blutzucker. Immunschwäche, Ein- und Durchschlafprobleme, Schwindelanfälle, Antriebsschwäche und ständige Müdigkeit, vermehrt epileptische Anfälle, die mich oft tagelang ins Bett zwingen, Panikattacken, Migräne und lähmende Depressionen machen mich erwerbsunfähig.

Das ist Chirurgie als Roulettespiel, mit zu hohem Einsatz! Eine Invaliditätspension von 700 Euro macht das Leben zur Kunst. Hilfreiche Alternativen bleiben unerschwinglich.

An wenigen Tagen gelingt es mir, diesem Gestrüpp der Verzweiflung zu entkommen und mir in meiner Serengeti zuzurufen, dass ich mir verzeihen muss, Ihren Worten, Herr Primar, mehr vertraut zu haben als meiner Intuition.

Mit traurigem Gruß,

Renate

PS: Das möchte ich Ihnen noch abschließend sagen: „Zwei Dinge sind unendlich, das Universum und die menschliche Dummheit, aber beim Universum bin ich mir noch nicht ganz sicher." (Albert Einstein)

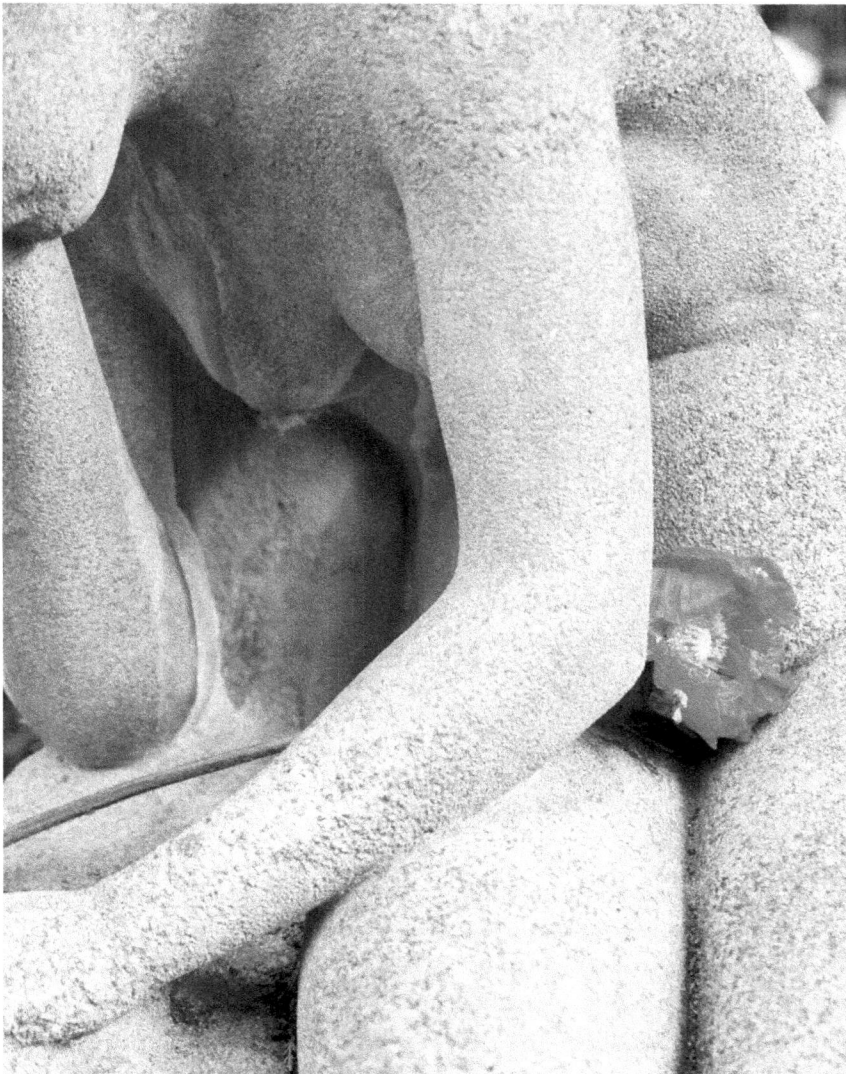

[T21] Aurelie, 54 „Hauptsache, man funktioniert weiter – egal wie!"
Beruf: Musiklehrerin
Privat: verheiratet, 3 Kinder (14, 17 und 20 Jahre)

Operationsgrund: Eierstockentzündung
Organentfernung: Gebärmutter und beide Eierstöcke (vor 6 Jahren)

Meine Gedanken: Durch diese Operation habe ich viele Gefühle, Zustände und Empfindungen kennenlernen müssen, von denen ich vorher nur vom Hörensagen wusste. Ich hätte mir nicht vorstellen können, dass sie alle auf einmal mich persönlich betreffen könnten. Es sind dies: ein starkes Einsamkeitsgefühl, die Empfindung der Fremdheit sich selbst gegenüber, vor allem der eigene Körper ist mir fremd, nicht mehr vertraut. Das Gefühl des Unwohlseins begleitet mich ständig, ebenso eine unangenehme Angespanntheit. Meine verminderte Belastbarkeit und der Energieverlust machen mir sehr zu schaffen. Mein Misstrauen ist nun sehr groß, vor allem gegenüber ÄrztInnen.

Mein Brief: Sehr geehrter Herr Doktor,

ich weiß nicht, ob es Sie interessiert, wie es mir seit meiner Totaloperation wirklich geht. Sie haben sich ja nie Zeit für mich genommen und mir kein Verständnis entgegengebracht. Ich beschreibe Ihnen daher in diesem Brief meinen Zustand genau, denn in Ihrer Praxis haben Sie es nicht der Mühe wert gefunden, sich meiner anzunehmen.

Mein körperliche Beschwerden äußern sich in oft schwerer Migräne mit Erbrechen, starker Müdigkeit, Erschöpfung, 25 Kilo Gewichtszunahme, schweren Narbenschmerzen mit Verhärtungen, Juckreiz um die Narben, gewachsener Brust, Spannen in den Brüsten, Venenschmerzen, Blasenproblemen (häufiger Harndrang), leichter Inkontinenz bei Niesen und bei körperlicher Anstrengung, Knochenschmerzen, Gelenkschmerzen, sehr schweren Beinen (vor allem in der Früh), Fußschmerzen nach längerem Sitzen, Verlust der Schambehaarung, Ergrauen der Haare, Herzbeschwerden, Problemen mit dem Gehör, Verlust der Libido, der Sexualität, Rückbildung der Schamlippen, Unmöglichkeit des Sexualakts.

Vollkommene Gleichgültigkeit schlug mir Ihrerseits entgegen, als ich wagte zu sagen, dass die Sexualität nicht mehr funktioniere. Ich bekam von Ihnen, als meinem Gynäkologen, gar zur Antwort: „Na, dann ist ja alles in Ordnung!"

Hormone haben Sie mir einfach verschrieben, ohne auch nur nachzufragen, wie es mir damit geht, ob ich sie überhaupt vertrage. Fünfminutenabfertigung – das war's – dann hinauskomplimentiert!

Ich bin bis jetzt nur auf Inkompetenz, Ahnungslosigkeit und Ignoranz meinem Krankheitsbild gegenüber gestoßen! Reaktion der Gesellschaft: Unverständnis und Unwissen weit und breit! Verharmlosung: „Na, so schlimm wird's wohl nicht sein!" „Wird schon besser werden – nur positiv denken!"…

Ich hätte mir zumindest erwartet: Doch wenigstens ein bisschen Anteilnahme nach so einer schweren Operation, wo die weiblichen Geschlechtsorgane einfach rausgeschnitten werden, für immer! Es ist doch auch der Verlust der Weiblichkeit da, aber anscheinend bedenkt das niemand! Weder Sie als Arzt, noch sonst jemand. Nicht einmal in unserem Jahrhundert.

Es ist allen gleichgültig. Hauptsache, man funktioniert weiter – egal wie! Wie es meiner Familie dabei geht? Das interessiert Sie nicht und auch sonst niemanden!

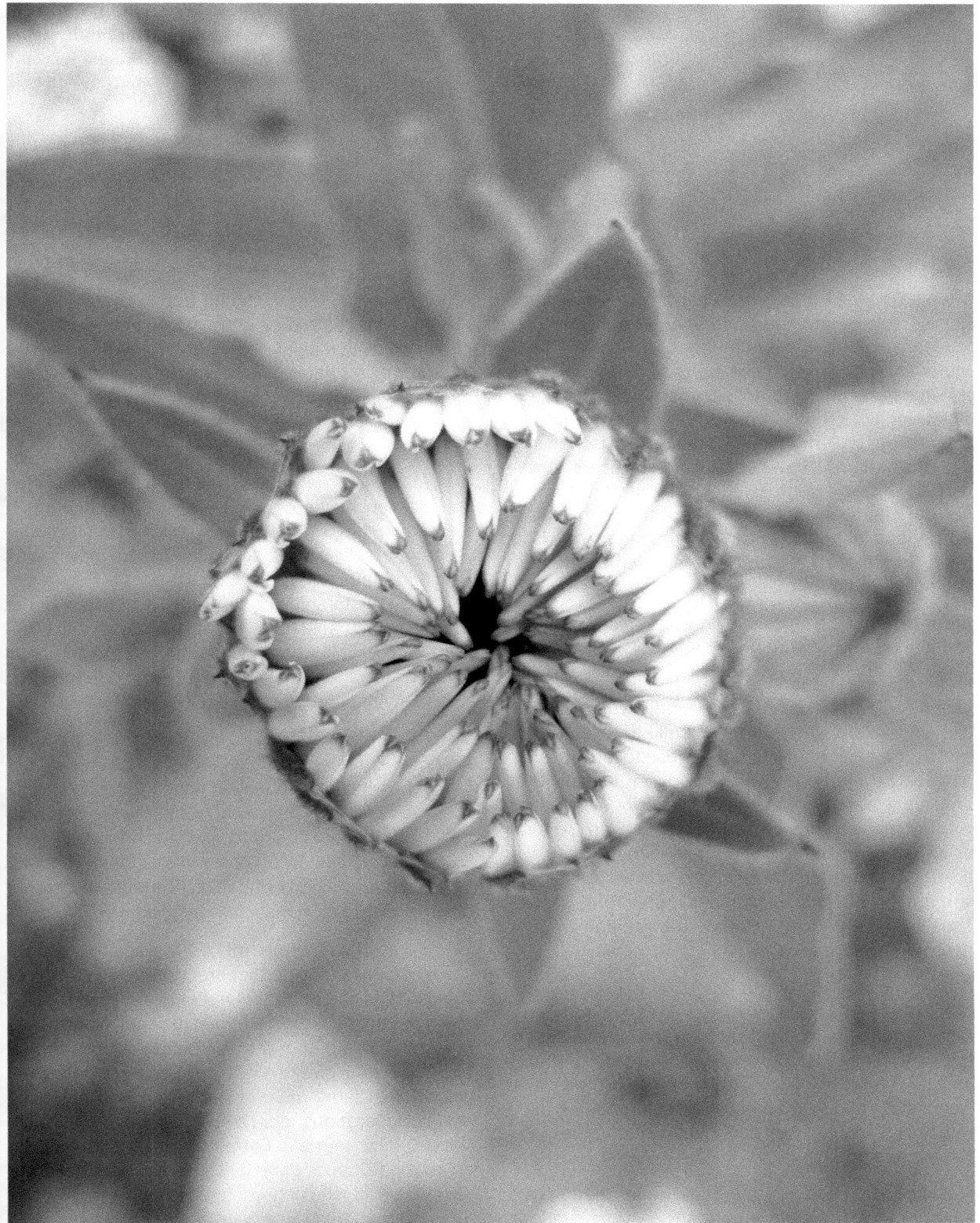

Frauenkastration 69

[T16]   Nise, 55
Beruf: Kaufmännische Angestellte
Privat: ledig, keine Kinder

„Es wäre wirklich schön, wenn die möglichen Folgen [...] Bestandteil des Aufklärungsgespräches wären."

Operationsgrund: Myome, Endometriose, Verwachsungen
Organentfernung: Gebärmutter und beide Eierstöcke (vor 6 Jahren)

Meine Gedanken: Ich möchte so gerne alles rund um die Operation vergessen. Aber wie? Selbst heute, Jahre nach der Operation, habe ich immer noch Mühe, in Seitenlage zu schlafen, da dann die Narbe so unangenehm zieht. In der ersten Zeit nach der Operation litt ich an extremen Hitzewallungen, Kopfschmerzen und erhöhtem Blutdruck. Inzwischen sind die Hitzewallungen zwar deutlich schwächer geworden, dafür packt mich gelegentlich eine Art Kribbeln auf der Haut, beginnend am Kopf und den ganzen Körper überziehend. Das ist sehr unangenehm. Und: Mein Sexualleben existiert seither auch nicht mehr. Wie soll man da vergessen?

Mein Brief: Liebe GynäkologInnen, UrologInnen, OnkologInnen und ChirurgInnen,

es freut uns Patientinnen natürlich alle sehr, wie arbeitsfreudig, um nicht zu sagen arbeitswütig Sie doch alle sind. Allerdings freut es uns alle jeweils nur kurze Zeit. Solange nämlich, bis wir feststellen, dass die eingesetzte Methode zwar das angesprochene Übel großzügig beseitigt hat, dass aber ein Weiterleben wie früher nicht mehr möglich ist. Es wäre wirklich schön, wenn die möglichen Folgen – und zwar so, wie diese dann tatsächlich eintreten können, und nicht verharmlost – Bestandteil des Aufklärungsgespräches wären und in den Besprechungskatalog aufgenommen werden würden.

Es wäre wunderbar, wenn das Umsatzdenken durch den Gedanken an die Person der Patientin und deren Befinden ersetzt würde. Und es wäre für alle Patientinnen wichtig, dass diejenige Methode der Behandlung gewählt wird, die die geringsten Spätfolgen nach sich zieht. Falls eine spätere Nachbehandlung nötig wird, kann man immer noch zu den heftigeren Methoden greifen.

Tatsache ist, dass uns normalerweise die gröbste Variante vorgeschlagen wird (unter Zeitdruck und mit Krebs- bzw. Todesdrohungen), und erst auf Insistieren durch die Patientinnen nur zögerlich auf die minimalinvasiven Möglichkeiten eingegangen wird, falls überhaupt. Wir Patientinnen wissen zwar alle um das Risiko eines Eingriffs. Die meisten Eingriffe verlaufen problemlos, aber es gibt immer wieder Einzelfälle, die während des Eingriffs auf der Strecke bleiben.

Wir wüssten gerne vor einem Eingriff Bescheid: Welche Narben bleiben zurück und wie verhalten sich diese? Wie lange braucht es wirklich, bis ich wieder „gesund" bin? Wie sieht diese „Gesundheit" aus? Welchen Einfluss hat der Eingriff auf die Beweglichkeit, die Arbeitsfähigkeit, die Fähigkeit Lasten zu heben? Kann ich anschließend meinen Beruf ohne größere Einschränkungen noch ausüben? Bin ich noch in der Lage, einen Haushalt zu führen, ohne Hilfe von außen in Anspruch nehmen zu müssen?

Welche Folgen hat der Eingriff längerfristig für mein Allgemeinbefinden? Was genau sind die Auswirkungen auf mein Liebesleben? Welche Probleme psychischer Art kommen auf mich zu? Wie verändert sich mein Hormonhaushalt? Muss ich nachher zeitlebens Medikamente schlucken oder Hilfsmittel anwenden? Was alles kann ich nachher nicht mehr, was früher ohne größere Schwierigkeiten möglich war?

Wenn eine Frau Sex als wichtig bezeichnet, müsste klar sein, dass eine Totaloperation diese Frau in sexueller Hinsicht ohne optimale Hormonversorgung zur nur noch funktionierenden Leiche macht. Dies müsste auch in dieser Art kommuniziert werden. Und zwar sehr direkt! Vielleicht bedeuten manchen Frauen zwei Jahre mit den bisherigen Problemen vor der Totaloperation mehr Lebensqualität, als noch ein Doppeljahrzehnt nach Entfernung ihrer Geschlechtsorgane, dafür aber ohne jegliche noch spürbare Erotik. Das wollte ich Euch wenigstens einmal schreiben, denn wenn man es sagt, wird man nicht gehört.

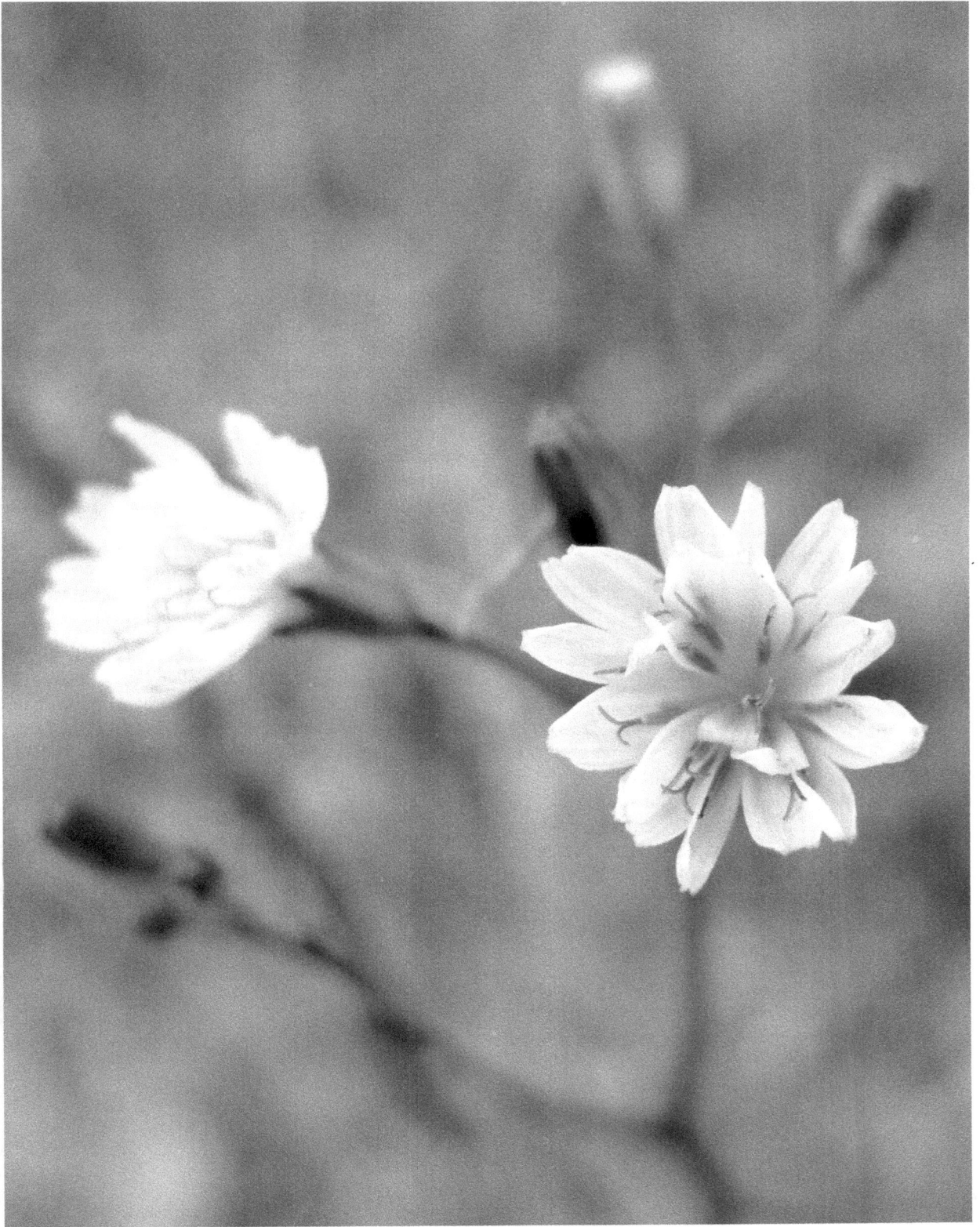

„Meine Beziehung ist unter anderem auch wegen der sexuellen Probleme, die die Operation verursacht hat, zerbrochen."

Operationsgrund: Myome, Eierstockzyste
Organentfernung: Gebärmutter und beide Eierstöcke (vor 7 Jahren)

Meine Gedanken: Hier schreibt ein kastriertes Wesen, welches die Lebenslust verloren hat.

Mein Brief: Sehr geehrter Herr Doktor,

ich sitze an meinem PC im Büro und bin wieder mal am Heulen vor Schmerzen, und das ist in erster Linie eine Folge der Totaloperation, die Sie 2004 bei mir endoskopisch durchgeführt haben.

Ich habe dadurch außer den Organen auch noch meinen Partner verloren, weil ich vor lauter Folgeschmerzen nicht mehr normal agieren konnte.

Die Operation hat mich zu einer ängstlichen Mimose gemacht, die fast überall Gespenster sieht und sich die erste Zeit nach dem Eingriff nicht alleine vor die Türe getraut hat. Suizidgedanken kamen und kommen seit der Totaloperation immer wieder.

Ich hatte in der Folge auch enorme Schmerzen, meistens wie Krämpfe, die erst im Verlauf von mehreren Jahren nach und nach besser wurden, sodass ich mittlerweile, also erst sieben Jahre nach der Operation, nicht mehr dauernd Schmerzmittel und Psychopharmaka nehmen muss. Ganz schmerzfrei bin ich aber bis zum heutigen Tag nicht und dadurch oft auch arbeitsunfähig. Wenn ich nicht so einen toleranten Arbeitgeber hätte, wäre ich wahrscheinlich schon von dem Arbeitsplatz „gegangen worden".

Ich habe das Gefühl, Sie haben mir auch meine sexuelle Identität wegoperiert. Ich war vor dem Eingriff eine einigermaßen lebenslustige Frau, die auch gerne sexuellen Verkehr und eine Partnerschaft hatte. Das ist Vergangenheit. Meine Beziehung ist unter anderem auch wegen der sexuellen Probleme, die die Operation verursacht hat, zerbrochen.

Ich dachte mir, dass Sie die Folgen Ihrer Arbeit auch mal direkt erfahren sollten. Ich hatte dem überweisenden Gynäkologen vor längerer Zeit einen ähnlichen Brief geschrieben, aber ich denke nicht, dass er diesen an Sie weitergeleitet hat.

Ich würde mir – auch für die wahrscheinlich vielen anderen Frauen – wünschen, dass es eine effektive Art der Nachsorge für Totaloperationen gibt, und man als Patientin nicht so schrecklich alleingelassen wird.

Mein Gesundheitszustand hat sich durch die von Ihnen durchgeführte Operation statt verbessert sehr verschlimmert, und auch die Psychologin vor Ort konnte das nicht positiv beeinflussen.

Ich behalte mir vor, meine Geschichte auch an die Ärztekammer zu schicken, vor allem, da keine rechte Besserung in meinem Zustand eintritt. Außerdem bin ich der festen Überzeugung, dass dringend daran gearbeitet werden müsste, Frauen solche schrecklichen Folgeerscheinungen zu ersparen.

Ich finde auch, dass Krankenhäuser, die solche Operationen durchführen, eine umfassende Nachbetreuung der Patientinnen gewährleisten müssten.

Das wollte ich Ihnen mit diesen Zeilen mitteilen.

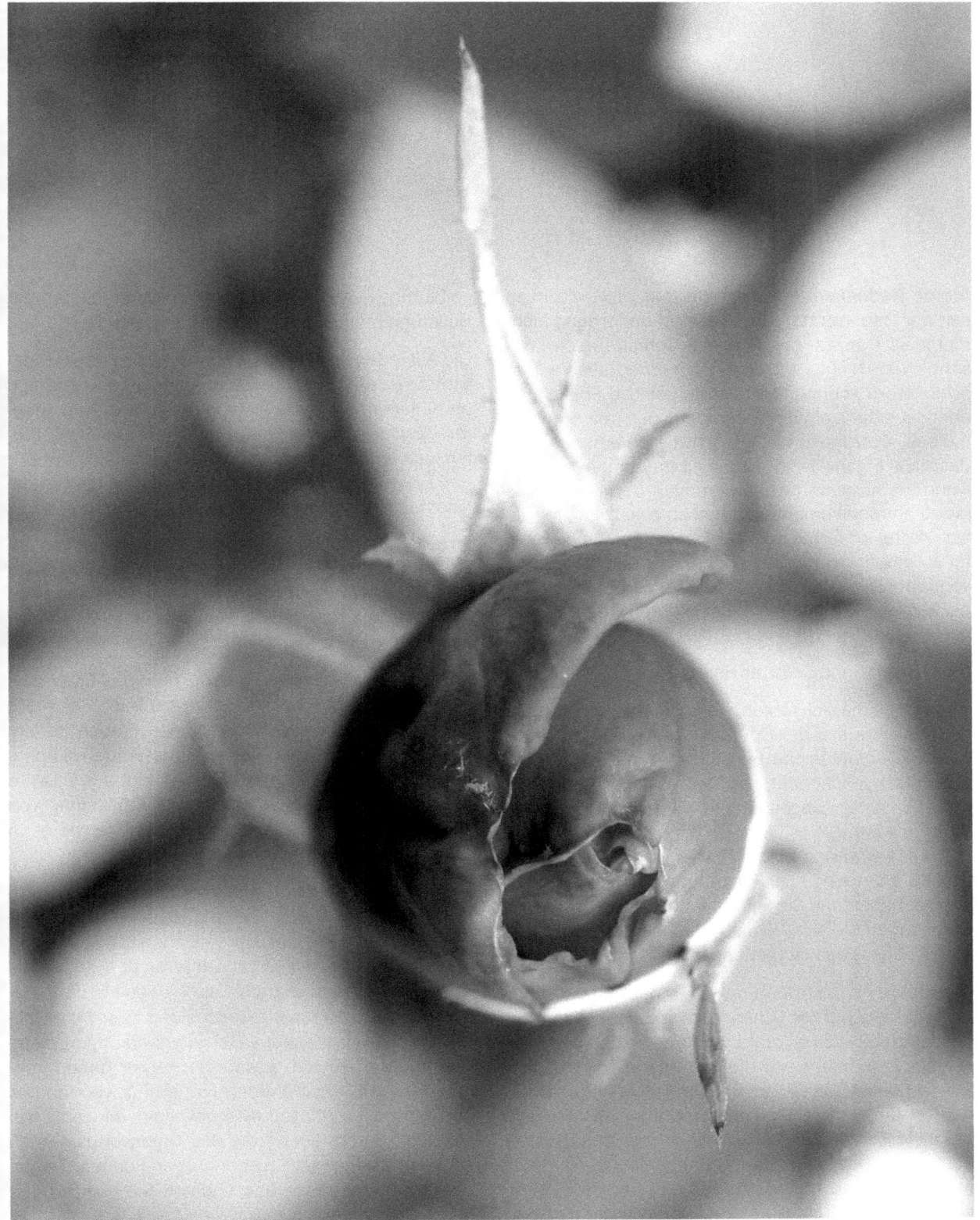

„So werde ich von einem Arzt zum anderen geschickt, keiner weiß wirklich Rat, und alle fühlen sich letztendlich nicht zuständig."

Operationsgrund: Myome, starke Regelblutungen, Eisenmangel
Organentfernung: Gebärmutter und linker Eierstock (vor 17 Jahren)

Meine Gedanken: Physisch bin und fühle ich mich seit der Gebärmutter- und Eierstockentfernung nicht mehr als Ganzes, sondern abgeschnitten vom Wesentlichen. Nichts ist mehr wie vorher, alles wurde schlimmer nachher. Meine stets positive Einstellung aber ist offensichtlich inoperabel und mir treu geblieben. Trotz massivster Beschwerden erkannte ich, dass ich Eigenverantwortung übernehmen musste, wenn ich nicht an Nebenwirkungen der sinnlos verordneten Medikamente auch noch zusätzlich erkranken wollte. Ich lernte auch, Liebe und Freude bewusster zu empfinden und zu erleben mit dem liebe- und verständnisvollsten Ehemann, den mir der liebe Gott als Begleiter auf meinem nicht leichten Weg zur Seite gestellt hat.

Mein Brief: Sehr geehrter Herr Doktor,

wie würden Sie sich fühlen, wenn Sie wüssten, dass in Ihrem Körper seit der Operation etwas nicht stimmt, dass Sie unerklärliche Beschwerden haben und Sie aber als Hypochonder mit Depressionen jahrelang von allen Ärzten abgestempelt werden? Was würden Sie tun, wenn Sie in so einer Situation von niemandem Hilfe erwarten können? Was würden Sie sagen, wenn Sie Unmengen an Eigenmitteln umsonst aufgewendet haben und Sie keinerlei Besserung erfahren? Das können Sie sich höchstwahrscheinlich nicht vorstellen, aber genauso geht es mir!

Zwei Jahre nach Entfernung der Gebärmutter bekam ich Probleme mit der Schilddrüse, mit dem gesamten Drüsensystem. Eine totale Entgleisung des vegetativen Nervensystems war die Folge. Dies äußerte sich in Durchfällen, Platzangst und Panikzuständen. Dazu kamen die stetige Gewichtszunahme, spröde und brüchige Fingernägel, massiver Haarausfall, Schlafstörungen, Hitzewallungen und sehr trockene Haut. Monatliche Herzstolperattacken seit vier Jahren für zehn Tage und zehn Nächte – pünktlich wie eine Regelblutung – machen in dieser Zeit mein Leben zur Hölle und meine Lebensqualität ist gleich Null.

Die Ausreden der Ärzte – wie satt ich das habe! Einer schiebt es auf den anderen, und jeder verweist mich an Kollegen. So werde ich von einem Arzt zum anderen geschickt, keiner weiß wirklich Rat, und alle fühlen sich letztendlich nicht zuständig. Das nimmt mir den Lebensmut, und nur der Gedanke an die Familie lässt mich nach vorne schauen und nicht aufgeben.

Es sollte doch keine Frau in einer psychiatrischen Anstalt landen, nur weil sich kaum jemand auf diesem Gebiet auskennt, sie dadurch keine Hilfe erwarten kann und man sie letztendlich aus lauter Unwissen gar für verrückt erklärt.

Unser Gesundheitssystem bedarf meines Erachtens einer dringend notwendigen Änderung: Viel mehr Frauen müssen als Gynäkologinnen Frauen behandeln, denn nur Frauen wissen, was Frauen empfinden. Ebenso muss doch zur Ausbildung die Lehre über die Folgeerscheinungen nach Entfernung von Gebärmutter und Eierstöcken gehören, so wie es in anderen Ländern bereits der Fall ist!

Mein Aufruf daher an GynäkologInnen und EndokrinologInnen: Nach dem Eid des Hippokrates müsste es Ihnen ein Bedürfnis sein, sich zusätzlich Wissen über die Folgen der Organentfernungen im weiblichen Unterleib anzueignen! Beschäftigen Sie sich mit dem Körper der Frau als Ganzes und ihrem Hormonsystem, um zu wissen, welche Auswirkungen diese Operationen auf den gesamten Körper haben können. Helfen Sie betroffenen Frauen mit Verständnis und Hormonen (so viel als notwendig, so wenig wie möglich), damit diese trotz des Organverlusts auch noch ein lebenswertes Leben führen können. Zeigen Sie endlich Interesse und flüchten Sie nicht in Verharmlosungen!

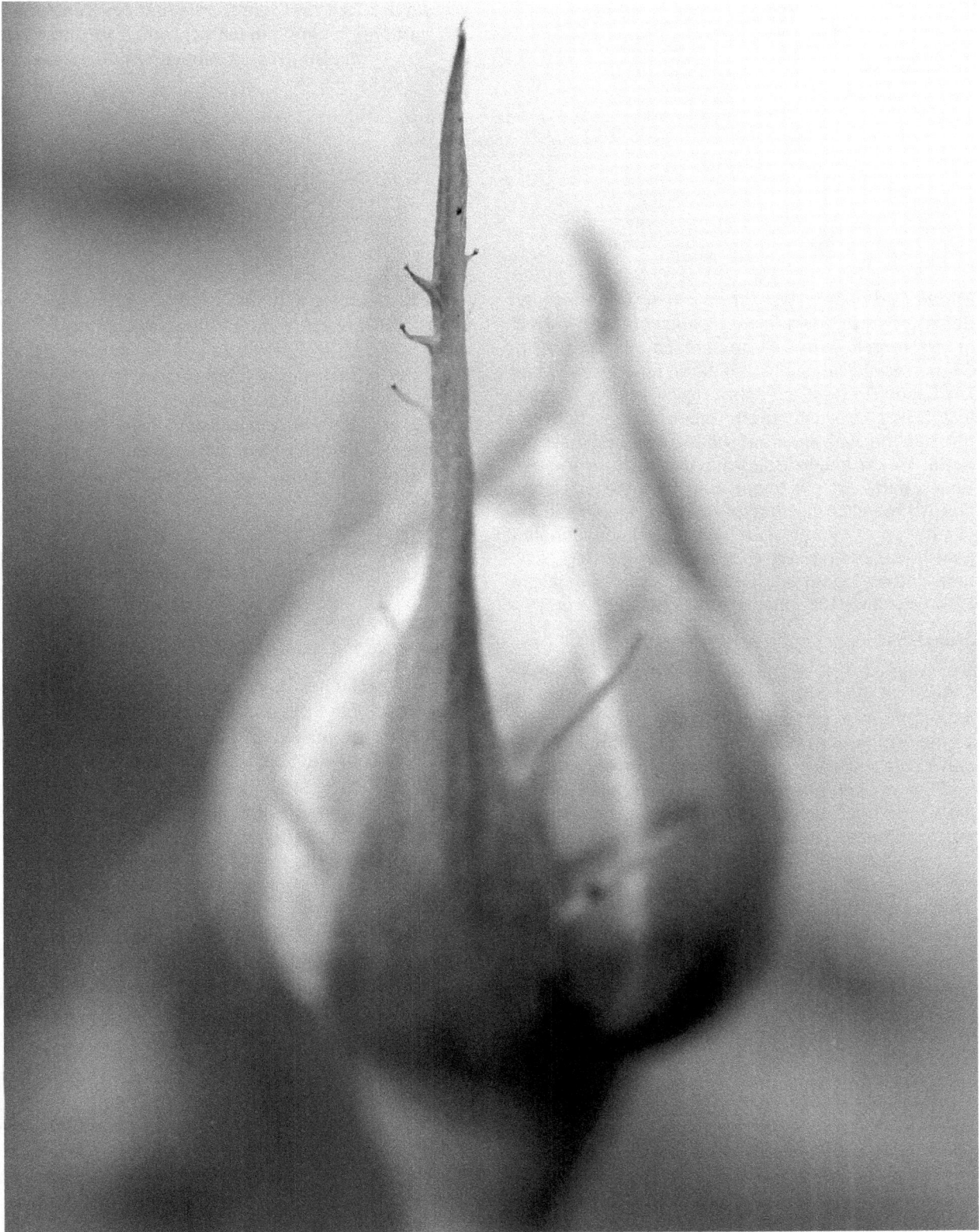

„In den fast drei Jahren, die seit der Kastration vergangen sind, bin ich sehr gealtert und habe ca. 30 Prozent meiner Haare verloren."

Operationsgrund: Abklärung von Wasseransammlung im Bauchraum
Organentfernung: Gebärmutter (vor 9 Jahren), beide Eierstöcke (vor 3 Jahren)

Meine Gedanken: Hass, Trauer, Wut, Enttäuschung, Selbstvorwürfe, Minderwertigkeitsgefühle – Noch immer vergeht kein Tag, an dem ich mir nicht meine Ovarien zurückwünsche und damit mein altes Leben. Ein Leben, in dem ich schwungvoll in den Tag startete, voller Lebenslust; ein Leben, in dem ich eine unbelastete Partnerschaft mit erfülltem Sexualleben hatte. Welch kleine Goldschätze ich da in meinem Bauch hatte, ist mir leider erst nach dieser Kastration schmerzlich bewusst geworden. Meine Eierstöcke haben mir immer eine sehr gute Lebensqualität gewährleistet, ohne Hitzewallungen, ohne Depressionen, und sie haben mir Lust und Lieben ermöglicht. Ich würde alles tun, um sie zurückzubekommen!

Mein Brief: Sehr geehrter Herr Professor,

Sie haben mein Vertrauen missbraucht und mein Leben von einem Tag auf den anderen zerstört. Sie haben mir in einer Operation, die nur zur Diagnostik diente und Ihrer Meinung nach nicht einmal wirklich notwendig gewesen wäre, beide Ovarien entfernt und im Zuge dessen auch noch beide Harnleiter verletzt. Ich werfe Ihnen vor, diese Operation leichtfertig gemacht zu haben, trotz meiner Brustkrebserkrankung, die jegliche Hormonersatztherapie verbietet und deswegen eine besondere Sorgfalt zum Erhalt der Ovarien erfordert hätte. Aus dem angeblichen „Reinschauen" wurden eine beidseitige Ovarektomie und eine Harnleiterverschmelzung.

Wie ist zu erklären, dass mir zwei histologisch gesunde Eierstöcke entfernt und auch noch beide Harnleiter so verletzt wurden? Und wie ist zu erklären, dass eine Woche nach der gynäkologischen Operation aufgrund kolikartiger Schmerzen im Nierenbereich eine urologische Operation – eine Harnleiterreimplatation – erfolgen musste, verbunden mit einem dreiwöchigen Klinikaufenthalt? Ein weiterer chirurgischer Eingriff, von dem ich mich nicht erholen konnte, weil unmittelbar nach der ersten Operation die heftigsten Kastrationsbeschwerden auftraten.

Ich schlief eineinhalb Jahre maximal drei Stunden pro Nacht, erwachte dann schweißgebadet, wälzte mich Stunden im Bett herum, wenn ich dann endlich kurz vor dem Einschlafen war, rollte die nächste Hitzewallung über mich. Irgendwann gab ich auf und begann nachts zu bügeln und zu putzen. Tagsüber litt ich unter Antriebslosigkeit, Schwäche und Schwindel, konnte mich nicht mehr konzentrieren, wurde schwer depressiv, keine Libido mehr. Die Folge waren Probleme in der Ehe, ich fühlte mich von Freunden und Familie unverstanden und begann meinen sozialen Rückzug. In den fast drei Jahren, die seit der Kastration vergangen sind, bin ich sehr gealtert und habe ca. 30 Prozent meiner Haare verloren. Starke Ein- und Durchschlafprobleme habe ich noch immer.

Ich suchte Hilfe bei meiner Gynäkologin, die übrigens entsetzt war über die Tatsache, dass die Ovarien entfernt wurden, zumal sie ja nur eine diagnostische Laparoskopie angefordert hatte. Sie dürfe mir aufgrund der Brustkrebserkrankung keine Ersatzhormone verschreiben, meinte sie, und ließ mich völlig im Regen stehen. Die nächste Gynäkologin verschrieb mir dann ein Östrogengel. Sie sagte, man müsse abwägen zwischen dem Risiko, erneut an einem hormonpositiven Tumor an der Brust zu erkranken, und der Erhöhung der Lebensqualität. Aus Angst, durch die Hormone nochmals an Brustkrebs zu erkranken, suchte ich Hilfe bei einer Ärztin für chinesische Medizin. Mit ihrer Hilfe, chinesischen Heilkräutern und täglichem Qi Gong ging es mir langsam besser.

Herr Professor, ich hatte Ihnen vertraut, Sie sogar verehrt. Jetzt verfluche ich Sie und die beteiligten Ärzte bei jeder meiner Hitzewallungen, die auch heute – drei Jahre postoperativ – immer noch über mich hinwegrollen und die in keinster Weise vergleichbar sind mit den „Beschwerden" der natürlichen Wechseljahre.

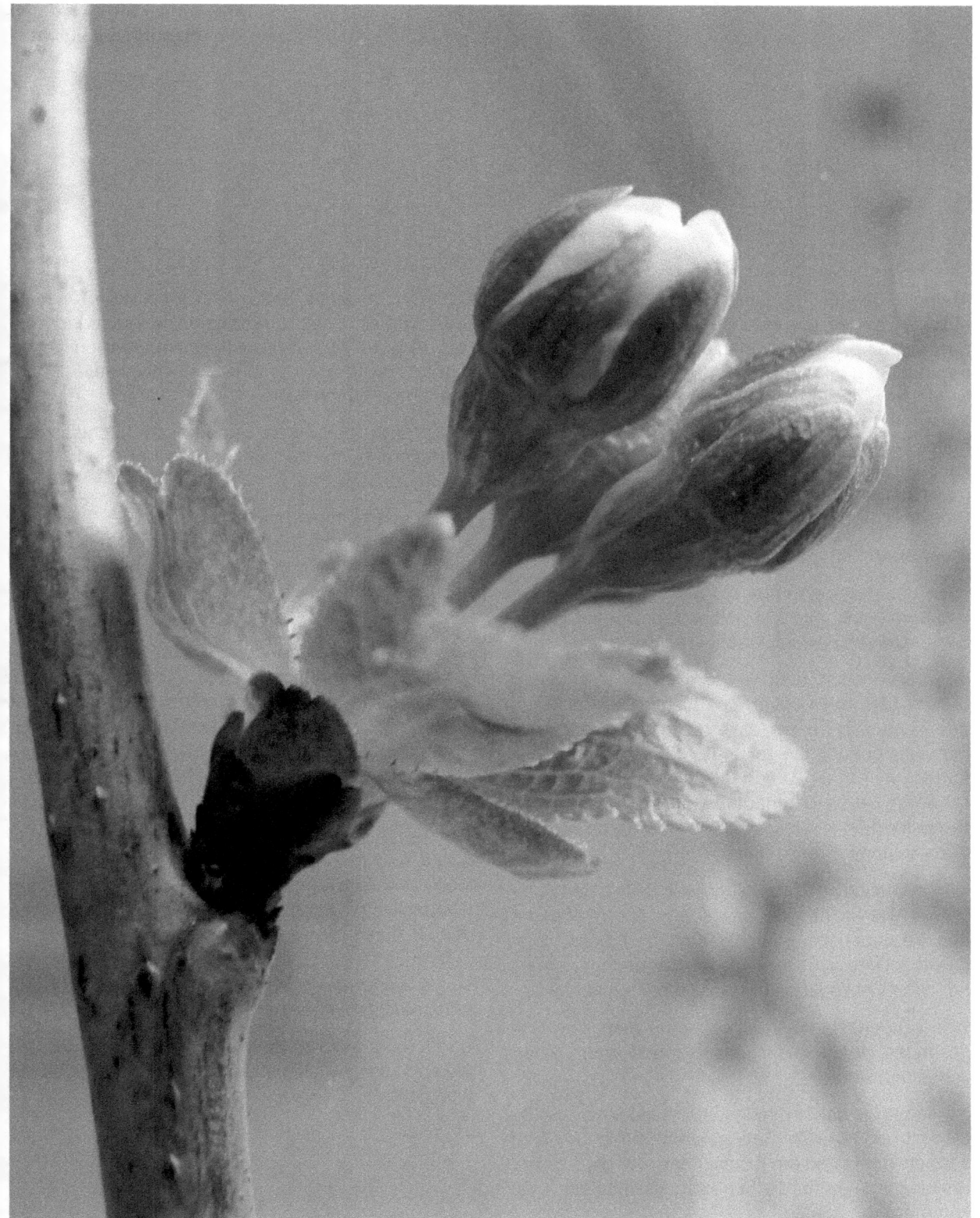

[T31] Lisa, 58
Beruf: Professorin für kaufmännische Fächer, frühpensioniert
Privat: ledig, keine Kinder

Operationsgrund: sehr starke Blutungen
Organentfernung: Gebärmutter (vor 8 Jahren)

„Was haben Sie sich dabei eigentlich gedacht?"

Meine Gedanken: Ich hasse meinen Operateur dafür, dass er mir die gesunde Gebärmutter entnommen hat, um eine Arterienverletzung bei der Eileiterunterbindung, die im Zuge der Kürettage durchgeführt wurde, im wahrsten Sinn des Wortes zu „vertuschen". Dieser Arzt hat mir mein bis dahin schönes und erfülltes Sexualleben zerstört. Wegen dieser Operation kann ich auch meinen so sehr geliebten Beruf nicht mehr ausüben, da mich die vielen gesundheitlichen Probleme danach in die Frühpension zwangen.

Mein Brief: Sehr geehrter Herr Professor,

nach der Hysterektomie, die Sie bei mir durchführten, konnte ich mich ein halbes Jahr nur mit großen Schmerzen im Bewegungsapparat fortbewegen.

Dann bekam ich, acht Wochen nach der Organentnahme bzw. beim Lesen des histologischen Befundes heraus, dass Sie als Arzt meines Vertrauens mir völlig unnötig die gesunde Gebärmutter entfernt hatten, weil Ihnen bei der Eileiterunterbindung ein schwerer Fehler unterlaufen war. Ich hätte mir nie vorstellen können, dass man so etwas an meinem Körper durchführen könnte.

Ich hatte mich doch vertrauensvoll in Ihre Hände begeben! Wie konnten Sie nur so etwas tun? Was haben Sie sich dabei eigentlich gedacht? Dass meine gesunde Gebärmutter nichts wert ist und man sie daher ohne viel Federlesens rausschneiden kann?

Was würden Sie wohl sagen, wenn man Ihnen ein gesundes Organ quasi umsonst aus Ihrem Köper schneiden würde?

Ich empfinde daher maßlose Enttäuschung über Sie als Arzt und Mensch. Sehr gekränkt haben mich zusätzlich Ihre Lügen am Krankenbett und die falschen Stellungnahmen für die Schlichtungsstelle der Ärztekammer.

Damit nicht genug hatte diese Operation für mich auch weitreichende gesundheitliche Konsequenzen. Das ging so weit, dass ich in Frühpension gehen musste und folglich empfindliche finanzielle Einbußen hinzunehmen habe.

Leider hatte ich damals keine private Rechtsschutzversicherung, um vor Gericht zu gehen. Sonst hätte ich das sicher getan.

Zu allem Überfluss bekam ich nach der Operation auch einen Tinnitus beidseitig. Das ist sehr belastend, und darunter leide ich heute, acht Jahre danach, noch immer.

Außerdem habe ich seither mit Gewichtszunahme und Gedächtnisproblemen, Depressionen und rascher Erschöpfung sowie Libidoverlust zu kämpfen. Ich versuchte kurzfristig mit einem Hormonpräparat Abhilfe zu schaffen, was mir zuerst auch gelungen ist. Leider haben mich die Nebenwirkungen, wie Hautprobleme und Gewichtszunahme, aber dazu gezwungen, wieder damit aufzuhören.

Wer bezahlt mir denn nun die unzähligen Arztbesuche und Medikamente, die aufgrund der Folgen dieser unnötigen Operation und Ihres chirurgischen Geschickes angefallen sind? Wer den finanziellen Verlust durch die ungewollte Frühpension? Wer ersetzt mir die Jahre, in denen ich gesund, ohne diese geschilderten Probleme, meinem geliebten Beruf hätte nachgehen können? Niemand!

Und ich bin auch nicht so naiv zu glauben, dass es Sie noch sonderlich interessieren könnte, wie es mir jetzt geht.

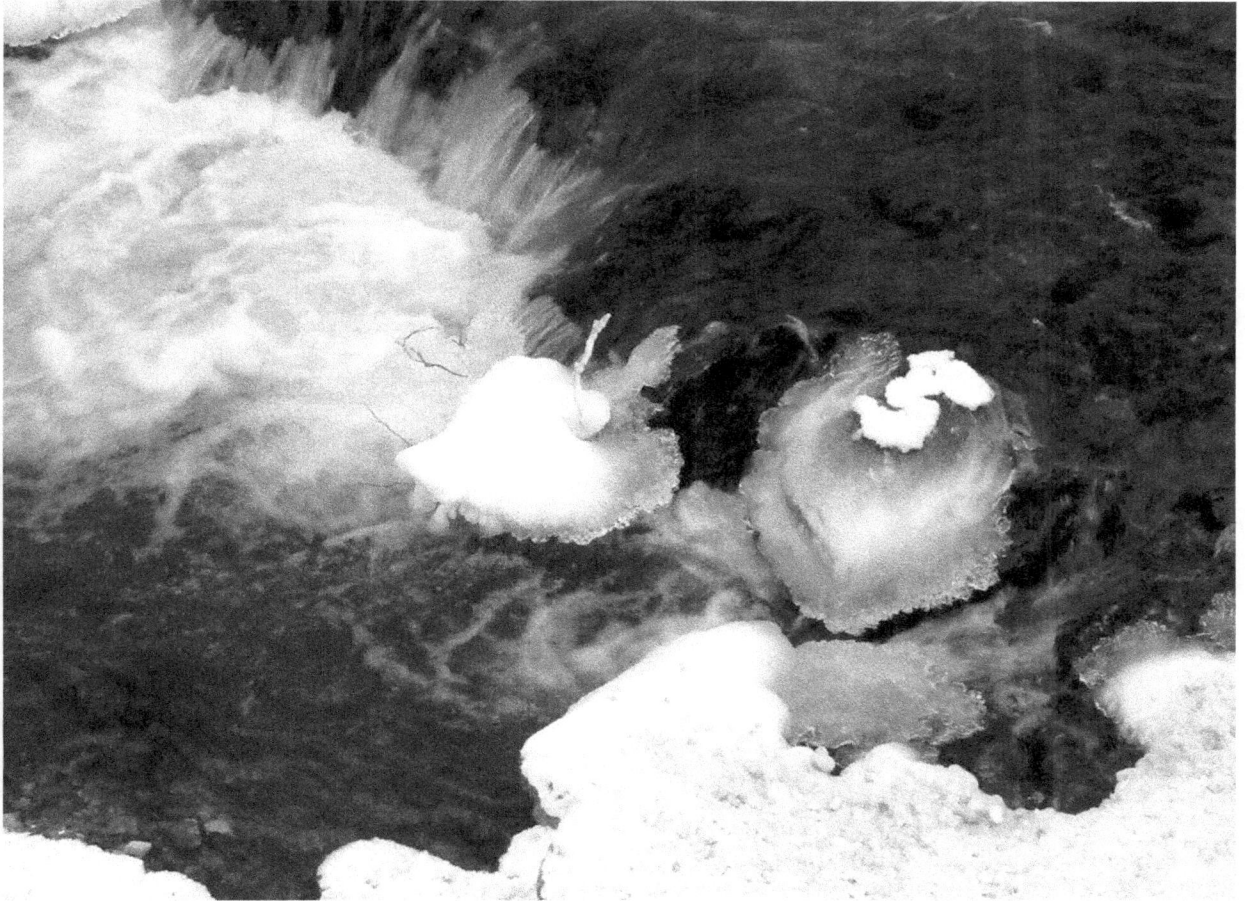

[T10]   Maria, 60   „Mein Sexualleben ist kaputt."
Beruf: Köchin, pensioniert
Privat: verheiratet, 3 Kinder (31, 35 und 37 Jahre)

Operationsgrund: Myome und Blutungen
Organentfernung: Gebärmutter (vor 10 Jahren)

Meine Gedanken: Es ist auf alle Fälle eine große Lüge, wenn ÄrztInnen sagen, eine Gebärmutteroperation mache keiner Frau etwas aus. Ich empfinde mich seit der Operation nicht mehr als Frau. Das ist wirklich so. Ich fühle mich seither verstümmelt. Mein Sexualleben ist kaputt. Solch einen Zustand wünsche ich niemandem.

Mein Brief: Sehr geehrte Frau Doktor,

vor zehn Jahren ging ich wegen meiner starken Blutungen zu Ihnen ins Krankenhaus. Dort stellten Sie Myome fest und sagten gleich: „Die Gebärmutter gehört raus. Sie brauchen sie sowieso nicht mehr in Ihrem Alter." Ich war damals 50 Jahre alt. „Kinder wollen Sie sicher nicht mehr, und die Verhütung fällt weg. Oder wollen Sie Krebs bekommen?" Genauso haben Sie mit mir gesprochen! Da ich ja die Blutungen loswerden wollte, stimmte ich der Gebärmutteroperation zu, denn vor Krebs hat ja jeder Angst. Über die Folgen haben Sie nicht gesprochen, und darüber, wie die Sexualität danach funktioniert, auch nicht. Alternativen haben Sie ebenfalls keine erwähnt – und auch keine angeboten.

Sie sollen wissen: Heute bereue ich es sehr, dass ich der Gebärmutterentfernung zugestimmt habe. Ich habe durch diese Operation meine befriedigende Sexualität, die ich mit meinem Mann erleben durfte, und meine Weiblichkeit verloren. So sehe ich das. Ich fühle mich richtiggehend „entfraut", sozusagen „geschlechtsamputiert". Ich habe ein wichtiges inneres Geschlechtsorgan nicht mehr.

Für die Sexualität ist die Gebärmutter sehr wichtig, das merkt man erst, wenn man sie nicht mehr hat. Sie, Frau Doktor, haben die Gebärmutter noch, und von all dem, was ich hier schildere, keine Ahnung! Ich habe all die Lustgefühle in der Scheide, die für mich früher selbstverständlich waren, verloren. Ich habe jetzt Schmerzen beim Geschlechtsverkehr, und meine Scheide wird nicht mehr feucht. Mir wurde ja auch der Muttermund wegoperiert. Ich gehörte aber zu den Frauen, die ihre Gebärmutter ganz intensiv beim Orgasmus spüren. Das wurde mir aber auch erst nach der Operation bewusst, nämlich dann, als die Gebärmutter unwiederbringlich weg war. Aber da kam diese Erkenntnis zu spät. Wenn ich mit meinem Mann früher zusammen war, war es immer das Wichtigste, dass er mit dem Penis ganz in der Scheide blieb. Bei mir musste nämlich der Muttermund stimuliert werden, und so konnte ich sogar multiple Orgasmen erreichen. Für mich war das normal und gehörte zu meinem Sexualleben. Das war wunderschön.

Nun sind Gebärmutter und Muttermund weg. Seit der Hysterektomie habe ich keinen einzigen Orgasmus mehr erlebt. Mein Mann hat das sexuelle Interesse an mir verloren. Er begehrt mich nicht mehr, und das schmerzt sehr. Er ist in seiner Männlichkeit sehr verletzt. Für ihn war meine Befriedigung beim Vollzug der Ehe das Wichtigste. Ich habe jetzt auch immer Angst, dass mich mein Mann nun verlässt. Das war die ganzen langen Ehejahre nie der Fall. Dafür habe ich Schlafstörungen und eine schwere Depression bekommen.

Ich bin nicht nur von Ihnen, Frau Doktor, sehr enttäuscht, sondern auch von diesem Gesundheitswesen, weil es zulässt, dass mit Frauen so umgegangen werden darf. Da kommt man zum Schluss, dass bei diesen Operationen viel Geld zu verdienen ist. Sonst würde es nicht die hohe Rate an Gebärmutteroperationen geben. Sexuelle Rechte sind universelle Menschenrechte, und sie gründen in der angeborenen Freiheit und Würde und Gleichheit aller Menschen, habe ich gelesen. Und so wie die Gesundheit ein fundamentales Menschenrecht ist, so muss es auch die sexuelle Gesundheit sein, stand da geschrieben. Nur: Die sexuelle Gesundheit hat man danach nicht mehr, nach einem solchen Eingriff. Das wollte ich Ihnen in diesem Brief mitteilen.

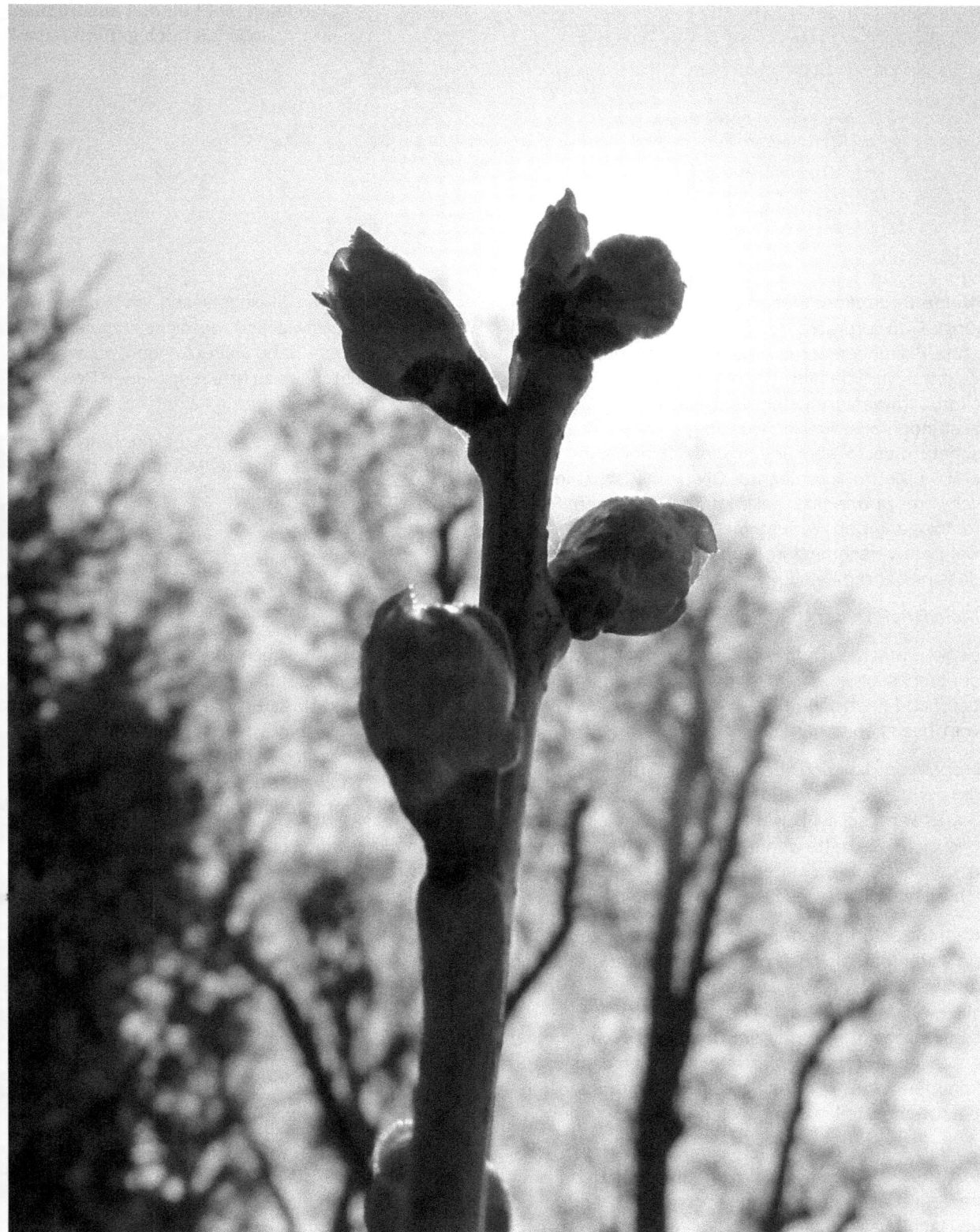

[T26]   Elisabeth, 60
Beruf: Ayurveda-Therapeutin
Privat: geschieden, keine Kinder

**„Ich kann nicht einmal ausdrücken,
wie ich mich gefühlt habe."**

Operationsgrund: Endometriose, Zysten, Myom
Organentfernung: Gebärmutter und beide Eierstöcke (vor 24 Jahren)

Meine Gedanken: Sieben grässliche Jahre als noch junge Frau verbrachte ich nach meiner Totaloperation ohne Hormonersatz in einem menschenunwürdigen Zustand von tiefster Depression, voller Panikattacken, schwer suizidgefährdet, gepeinigt von Schmerzzuständen aller Art. Ich wusste gar nicht, wie mir geschah, musste aber irgendwie funktionieren. Dann erst wurde mein schlechter Gesundheitszustand als schwerer Hormonmangel erkannt – von einem Rheumatologen! Den Verlust meiner Organe werde ich wohl nie verschmerzen, zumal ich heute sicher bin, dass dieser radikale Eingriff nicht notwendig war.

Mein Brief: Lieber Operateur,

danken möchte ich Ihnen, dass Sie mich nach einer anspruchsvollen, Stunden dauernden Operation lebend und nach allen Regeln der chirurgischen Kunst vom Tisch gebracht haben.

Monatelang kam ich aber nicht zu Kräften, was durch die permanente Schlaflosigkeit nicht verbessert wurde. Es wäre schön gewesen, wenn ich mich vertrauensvoll an Sie hätte wenden können, um mit meinem neuen, armseligen Leben besser zurechtzukommen. Ich wusste nicht, wieso ich mich so elend fühlte.

Kenntnisse über Hormone und deren Mangelzustände waren damals noch nicht so verbreitet und schon gar kein Konversationsthema. Ich wurde nur nach Hitzewallungen gefragt. Lange habe ich meine Beschwerden gar nicht mit der Operation in Verbindung gebracht, weil ich nicht wusste, was man da alles bekommen kann. In dunkelgrauer bis schwarzer Perspektive musste ich damals elend vor mich hinleben.

20 Jahre später wurde ich in einem gewissen Kontext an die ganze Geschichte sehr tiefgehend erinnert, und alles kam wieder hoch. Viele Tränen sind im Nachhinein geflossen, und mir wurde erst dann so richtig bewusst, wie alleingelassen ich damals war. Wie verzweifelt, unwissend, da nicht aufgeklärt, wie tapfer ich versucht habe weiterzuleben, zu arbeiten, meine Verpflichtungen zu erfüllen, meinen Beruf auszuüben.

Auf meine besorgte Frage bezüglich Osteoporose riet man mir damals, ein Glas Milch mehr pro Tag zu trinken. Erst als Nebenbefund anlässlich eines Karpaltunnelsyndroms wurde ein eklatanter Hormonmangelzustand festgestellt – ab diesem Moment bemühten sich andere Ärzte sehr, mir wieder zu einem Leben, das diesen Namen verdient, zu verhelfen.

Durch ein Hormonpflaster wurde ich mir wieder selbst ein wenig ähnlicher. Es wurde zwar nie wieder wie vorher, aber wesentlich besser: Die Depressionen besserten sich schlagartig, die Panik schmolz dahin, Lebenslust (und Libido) kehrten zurück, meine Belastbarkeit wuchs. Ich konnte wieder ein „normales" Leben führen, obwohl auch unter den Hormongaben alles etwas holprig geblieben ist.

Was ich mir gewünscht hätte, mein lieber Operateur: Nicht so schnell alles wegschneiden, sondern mich beraten, mir das alles erstmal erklären, vielleicht Alternativen besprechen und ausprobieren!

Und falls kein Weg daran vorbeigeführt hätte, wäre es gut gewesen, mir genau darzulegen, was auf mich zukommt, was alles auftreten könnte und mir für diese Fälle einen Ansprechpartner zu nennen.

Ich kann nicht einmal ausdrücken, wie ich mich gefühlt habe, so alleingelassen, nicht verstehend, was mit mir los ist, mich selbst nicht mehr erkennend und dabei niemanden zu wissen, mit dem ich hätte sprechen können, der meine Zustände hätte deuten können, mir Verständnis entgegengebracht hätte und mir mit Rat und Tat geholfen hätte.

Es wäre für Sie so leicht gewesen, mir einen Hormonspezialisten zu nennen und mich aus meiner Hölle zu erlösen, anstatt mir diese noch heißer zu machen mit der furchtbaren Drohung Brustkrebs!

Ich hoffe und wünsche von ganzem Herzen, dass heute die Operateure, so brillant sie sein mögen, auch an die menschliche Seite ihrer Patientinnen denken und nicht glauben, dass alles getan und gut ist, wenn die Patientin lebt und die Operation fachgerecht abgeschlossen ist.

Ich hoffe und wünsche für alle Leidensgenossinnen, die nach mir drankamen, dass auch Sie, Herr Professor, mit wachsender Erfahrung dazu übergegangen sind, Frauen nicht nur als wandelnde Gebärmütter und Eierstöcke zu sehen, sondern als ganze menschliche Wesen, die auch als solche behandelt werden müssen.

Ich hoffe und wünsche für die betroffenen Frauen, dass sie heute besser aufgeklärt werden, und dass ihnen eine gründliche und kompetente Nachbetreuung garantiert wird. Damit sich diese Frauen ihres Lebens wieder freuen können!

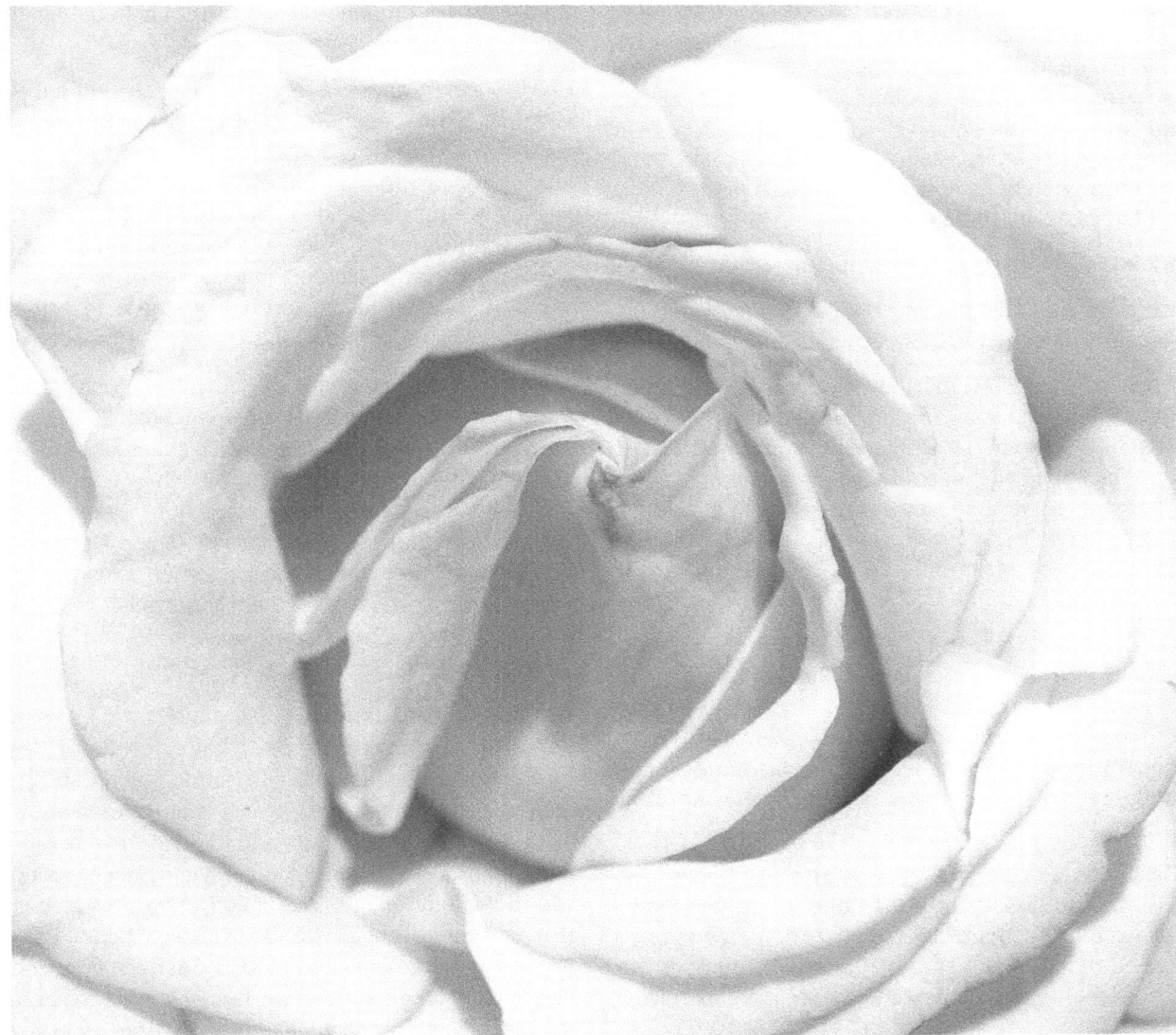

[T33] Helli, 60
Beruf: Sekretärin, pensioniert
Privat: verheiratet, 2 Kinder (39 und 42 Jahre)

**„Die Folgen der Operation ließen
nicht lange auf sich warten
und dauern bis heute an."**

Operationsgrund: Gebärmuttersenkung, Blutungen, Inkontinenz
Organentfernung: Gebärmutter und beide Eierstöcke (vor 27 Jahren)

Meine Gedanken: Da die Entfernung der Eierstöcke bei mir im Rahmen einer Notoperation passierte, nahm ich dies als lebenserhaltend hin, war dankbar, dass die Ärzte das geschafft hatten. Nach der Operation war ich sehr erleichtert, fühlte mich frei, bis die damals eingesetzten Hormonkristalle zu wirken aufgehört hatten. Denn dann ging ein richtiger Leidensweg los. Die Folgen der Operation ließen nicht lange auf sich warten und dauern bis heute an. Mein wichtigstes Lebensmotto ist aber seither das Wort „TROTZDEM" geworden.

Mein Brief: Sehr geehrte ÄrztInnen,

ich schreibe Euch, damit man aus meinen Erfahrungen lernt. Hier meine Geschichte:

Nach der zweiten Geburt litt ich unter einer starken Gebärmuttersenkung und unter Inkontinenz. Dieser Zustand wurde durch starke Blutungen unerträglich, und ich fühlte immer größere Aggressionen gegenüber meinem Körper. Also habt Ihr mir vorgeschlagen – da kein weiterer Kinderwunsch mehr bestand –, die Gebärmutter zu entfernen und die Blase zu heben. Ich stimmte freudig zu.

Die Operation sollte von der Scheide aus ohne Bauchschnitt durchgeführt werden. Dabei kam es aber zu Sickerblutungen, und ich musste innerhalb von 24 Stunden zwei Mal nachoperiert werden. Die Bauchhöhle wurde eröffnet, beide Eierstöcke entfernt und außerdem die Lymphbahn des linken Beins durchtrennt.

Schon die Behandlung von Euren KollegInnen im Spital war so demütigend. Das habe ich sogar in meine kurzen Wachphasen zwischen den Operationen neben den Schmerzen empfunden. Aufgehängt war ich, wie ein geschlachtetes Schwein, mit gespreizten Beinen.

Später wurde immer wieder in mir unter noch größeren Schmerzen herumgestochert, um die Blutung doch noch anders zu stillen als durch eine weitere Operation. Ich empfinde diese Tortur bis heute einer Vergewaltigung sehr ähnlich.

Obwohl ich einen sehr verständnisvollen und liebevollen Mann habe, sind die Folgen dieser Operation für unsere Beziehung belastend gewesen. Mein Sexualleben war danach massiv beeinträchtigt. Ganz wichtig war für uns beide, dass ich mühsam darüber sprechen gelernt habe. Zum Glück kann ich das mit meinem Mann. Trotzdem fühlte ich mich lange nur wund, und selbst nach Jahren sitzt eine tiefe Angst, verletzt zu werden, in mir.

Mein linkes Bein ist wegen der durchtrennten Lymphbahn bis heute manchmal taub, manchmal geschwollen, manchmal hinke ich. Tagtäglich spüre ich die Folgen der operativen Eingriffe, die mich z.B. hindern, aus Angst vor Verletzungen in meinem Bauch eine Darmspiegelung machen zu lassen. Meine Mutter ist an Darm- und Eierstockkrebs gestorben. Dieses Risiko, an Darmkrebs zu erkranken, schätze ich geringer ein als die Möglichkeit einer weiteren Verletzung in meinem innerlich stark vernarbten Bauch.

Von den Folgen, die nun durch den Hormonmangel auf mich zukommen würden, hatte ich keine Ahnung. Ihr meintet damals, für Hormongaben sei ich zu jung – man wusste sehr wenig über Hormonersatz –, und so bekam ich, nachdem die Hormonkristalle nicht mehr wirkten, vorerst keine. Viele Beschwerden wie Schlafstörungen, Wallungen, Hypernervosität, Depressionen, Angstzustände, plötzlich hoher Blutdruck, Weinkrämpfe, Zittern und Gliederschmerzen ließen nicht lange auf sich warten, ebenso wie Osteoporose, obwohl ich noch nicht mal 40 Jahre alt war.

Erst nach sechs Jahren bekam ich Hormonersatz, was mir allerdings eine große Gewichtszunahme einbrachte und die Osteoporose auch nicht mehr stoppen konnte.

Warum schreibe ich das alles? Damit Ihr seht, dass Ihr bitte ungeschminkt und uneingeschränkt den Frauen sagen sollt, welche Folgen die Entfernung der Eierstöcke hat: vielfältige Ausfallserscheinungen, die sich auf den Körper und die Seele drastisch auswirken. Die Betroffene fühlt sich wie auf einer Hochschaubahn und weiß nicht, wie sie das Leben überhaupt schaffen soll. Sie kommt sich selber schon verrückt vor!

Zieht vorher alle alternativen Möglichkeiten zum Organerhalt in Betracht. Nehmt die Erfahrungen von Frauen sehr ernst. Sie sind die wahren Experten auf diesem Gebiet. Ein Arzt kennt Symptome meistens nur theoretisch, nicht aus eigener Erfahrung (was hilfreich wäre), besonders als Mann.

Traut euch, den Frauen zu sagen, wenn ihr nicht weiterwisst. Das ist besser als eine Scheinkompetenz, die man ohnehin schnell durchschaut. Zieht GanzheitsmedizinerInnen hinzu. Informiert Euch doch bei Betroffenen!

Ich habe mit der Zeit gelernt, zu widersprechen, mit Ärzten auch zu streiten, nicht jede Meinung als unverrückbare Wahrheit hinzunehmen.

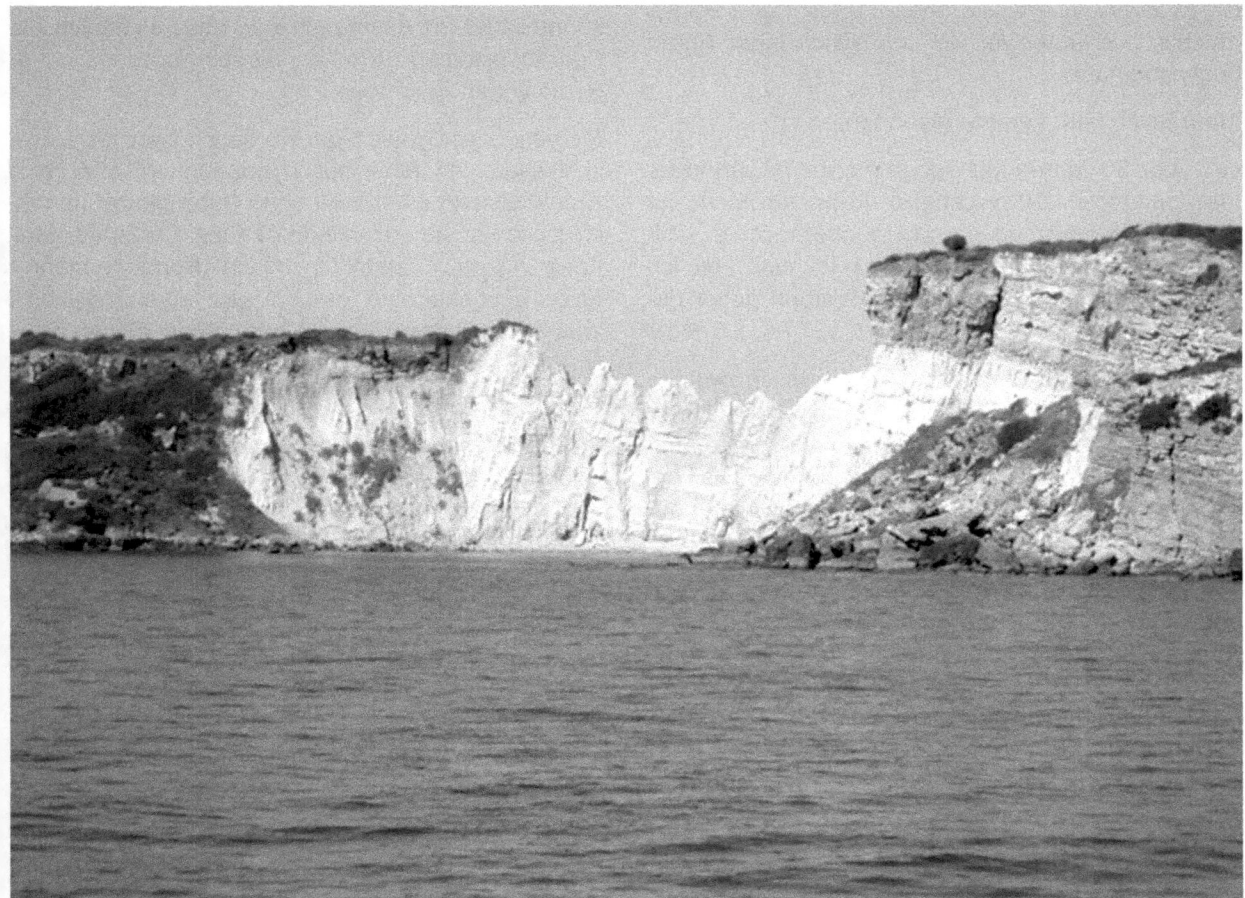

[T03] Otara, 61
Beruf: Sozialarbeiterin,
Heilpraktikerin-Psychotherapie
Privat: geschieden, 1 Kind (42 Jahre)

„Die Gutachter der Krankenkasse machen keinen Unterschied zwischen einer Totaloperation und den normalen Wechseljahren."

Operationsgrund: Zysten an beiden Eierstöcken, Blutungen, Schmerzen
Organentfernung: rechter Eierstock (vor 32 Jahren),
Gebärmutter und linker Eierstock (vor 31 Jahren)

Meine Gedanken: Durch meine Totaloperation musste ich mich intensiv mit Verlust und Abschied auseinandersetzen. Das verursacht Wehmut, auch immer noch Zorn. Ich musste lernen, das Geschehene zu akzeptieren, Frieden zu schließen, mich anzunehmen und gut für mich zu sorgen. Ich bin seit 27 Jahren Buddhistin, meditiere regelmäßig und lerne die buddhistische Sichtweise. Ich behaupte, dass mich dieser Weg am Leben hält und mir Kraft gibt. Ich glaube, dass ich ohne diese innere Zuflucht und Selbstdisziplin aus lauter Verzweiflung schon lange Suizid begangen hätte.

Mein Brief: Sehr geehrte ÄrztInnen,

seit über 30 Jahren lebe ich nun ohne Gebärmutter und Eierstöcke. Die wichtigste Frage von Euch vor der Operation war, ob ich noch Kinder möchte – ich hatte zu dem Zeitpunkt schon eine Tochter –, die ich damals verneinte. Von Eurer Seite stand daher der Operation nichts mehr im Weg.

Weitere Aufklärung gab es nicht, obwohl ich zwei Eurer Kollegen konsultiert hatte! Ich war sehr ängstlich, Ihr seid nicht darauf eingegangen. Vor der ersten Operation bestand ich darauf, dass auf jeden Fall ein Teil eines Eierstocks erhalten bleibt. Ihr als Ärzte habt auf diesen Wunsch eher genervt reagiert.

Der erste Satz nach der Operation, den ich von Euch hörte, war, dass eine weitere bald folgen müsse. Ein Jahr später war das auch der Fall. Nun war ich totaloperiert, und es hat sehr lange gedauert, bis ich mit Hormonen einigermaßen eingestellt war.

Aus heutiger Sicht behaupte ich, dass ich seitdem immer viele Beschwerden hatte, die ich selbst aber nicht als Operationsfolgen akzeptieren wollte. Jede/r von Euch sagte mir, dass meine Beschwerden nicht sein könnten, da ich ja Hormone nähme.

So zweifelte ich mehr und mehr sehr an mir, meiner Wahrnehmung, meiner Intuition. Ich fühlte mich immer wieder schnell erschöpft, depressiv, sexuell lustlos. Ihr habt Euch nicht wirklich darum gekümmert.

Die ganzen Jahre hindurch musste ich Hormone (Östrogen und Progesteron) nehmen, merkte aber ständig, dass mir noch immer etwas fehlte. Ich spürte, dass ich mit zunehmendem Alter die fehlende Kraft immer weniger mit meinen Reserven ausgleichen konnte. Und oft dachte ich mir, dass eigentlich die Operationsfolgen Grund genug sein müssten, um in Rente gehen zu können.

Meine jetzige Gynäkologin würde ich zwar als aufgeschlossen und feministisch bezeichnen, aber vom Krankheitsbild einer Frau ohne Gebärmutter und Eierstöcke hat sie auch keine Ahnung. Sie ist der Meinung, eigentlich bräuchte ich keine Hormone mehr – es sei wohl eher eine „psychologische Abhängigkeit"! Was ist denn das für eine Haltung und Wissen einer Ärztin, frage ich mich? Nicht einmal als Frau versteht sie mich wirklich.

Stellen Sie sich vor: Nun, ganze 30 Jahre nach der Operation, habe ich aber eine Endokrinologin gefunden, die sofort imstande war, all meine Beschwerden einzuordnen und mir auch zu helfen. Ich konnte es zuerst gar nicht glauben, aber sie ist die erste Ärztin, die ich kenne, die über Hormone für eine totaloperierte Frau Bescheid weiß und sie mir auch verschreibt!

Dadurch geht es mir endlich nach so langer Zeit wieder gut. Ich schaffe meinen Job, und vor allem fühle ich mich wieder lebendig, wohl in meinem Körper. Meine Lebenslust ist wieder da.

Doch die Gutachter der Krankenkasse machen keinen Unterschied zwischen einer Totaloperation und den normalen Wechseljahren, genauso wie Ihr! Und so bezahlte die Krankenkasse das Testosteronpflaster für mich als totaloperierte Frau nicht, weil sie es als Lifestyle-Medikament einordnete. Ich musste also alles selbst bezahlen, sogar die Laboruntersuchungen für den Hormonspiegel.

Nun ist das Medikament nicht mal mehr erhältlich. Dass es mir nach vielen Jahren damit endlich wieder gutging, interessiert nicht. Krank bin ich denen wohl lieber! Das will ich aber nicht mehr sein. Ich finde, dass so etwas wirklich als skandalöse Gesundheitspolitik bezeichnet werden muss.

Ich wünsche mir daher, dass dieser Brief dazu beiträgt, dass Ihr als Ärzte und vor allem Ärztinnen vorsichtiger und überlegter mit dieser Operation umgeht. Und das Mindeste wäre wohl, dass Ihr Euch dann auch um die Folgen kümmert und die Patientin nicht so im „Regen stehen lasst", wie Ihr es mit mir gemacht habt.

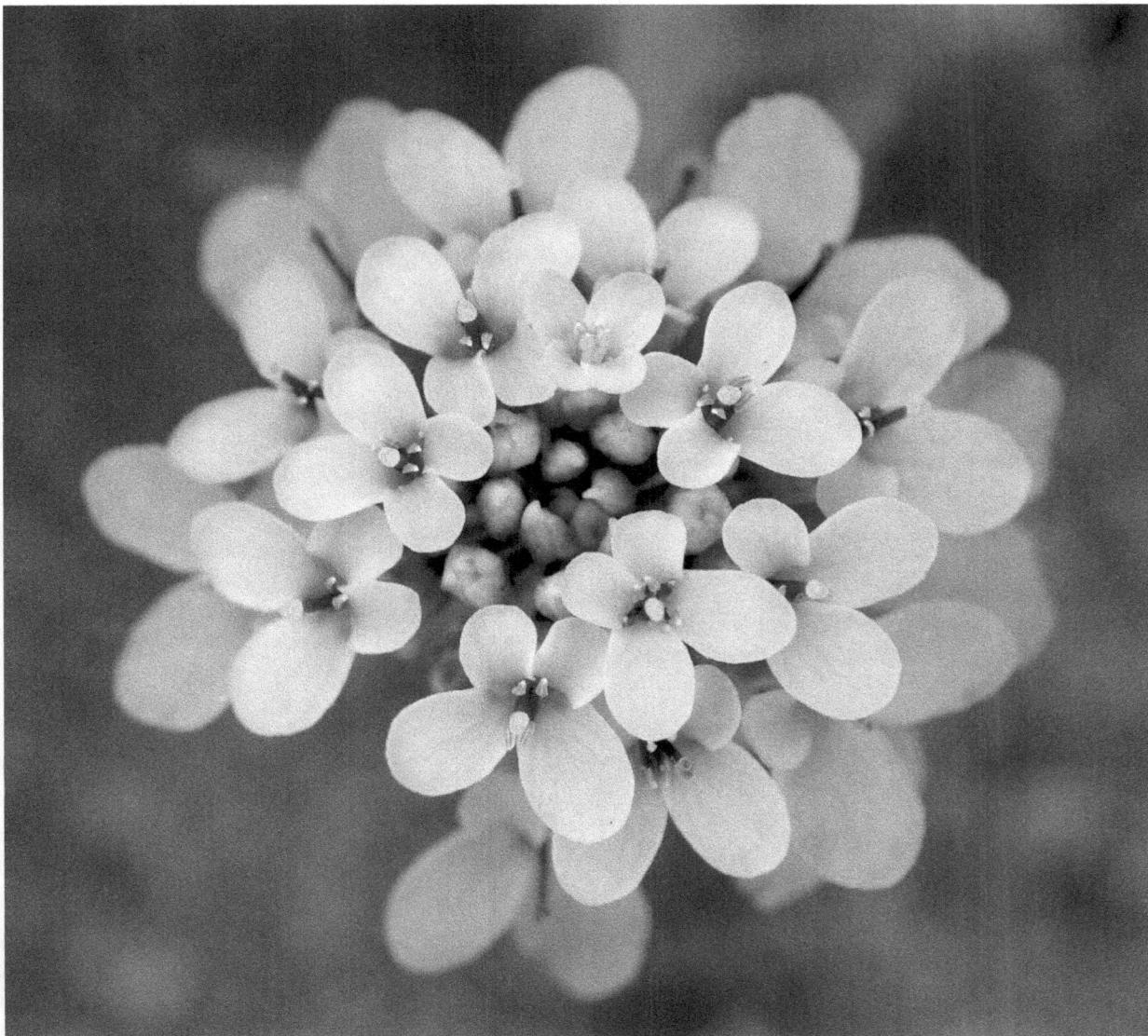

„Bin ich denn ein schlechter Mensch, hat man mich darum zutiefst verletzt?"

Operationsgrund: Blutungsanomalien
Organentfernung: Gebärmutter und rechter Eierstock (vor 32 Jahren),
linker Eierstock (vor 13 Jahren)

Meine Gedanken: Traurigkeit ist zurückgeblieben, die Lebensfreude wurde mir genommen. Meine Schutzhülle ist verschwunden. Meine Augen sind matt, ich bin oft des Lebens müde. Doch ich trage die Verantwortung meinem Leben gegenüber, solange Gott will.

Mein Brief: Sehr geehrte ÄrztInnen,

ich möchte Euch hier mitteilen, wie mein Leben nach den Operationen aussah:

Schon nach dem ersten Eingriff begann ich, an Depressionen zu leiden. Ich musste durch die Folgen der zweiten Operation erwerbsgemindert in Rente gehen, weil ich durch den schlechten körperlichen und psychischen Zustand die berufliche Belastung nicht mehr meistern konnte.

Hormone, die man mir verabreichte, brachten wegen der bei mir starken Nebenwirkungen – wie Migräne – keine Linderung. Ich brach total zusammen.

Auch meine zweite Ehe scheiterte. Innerer Rückzug und Einsamkeit waren die Folge. Immer wieder habe ich mich nach der Operation gefragt, was ich denn falsch gemacht habe, dass mir das passiert ist. Bin ich denn ein schlechter Mensch, hat man mich darum zutiefst verletzt?

Ich habe die Antwort darauf in meiner Konfession nicht finden können. Diese Erfahrung hat mich daher zum Buddhismus geführt. So konnte ich wieder Trost und Kraft finden.

So war nun mein Leben nach der Totaloperation. Glaubt mir, ich hatte lange Zeit große Zweifel, ob es überhaupt richtig ist, meinem stillen Leid eine Stimme zu geben. Doch inzwischen bin ich mir sicher! Zum einen möchte ich dem Unheil, welches mir durch Eure Operationen geschehen ist, Ausdruck verleihen. In Eurer Funktion als Ärzte und Ärztinnen, denen wir Frauen vertrauen, müsstet Ihr doch sehr genau abwägen, bevor Ihr die Entscheidung zur Organentfernung trefft. Zum anderen sollt Ihr doch daran denken, den Frauen hinterher zu helfen und sie nicht in ihrem Leid alleine lassen, wie Ihr es mit mir getan habt.

Es mögen daher unbedingt alle Frauen die Entscheidung zur Operation sehr gut überdenken und alle ihnen zur Verfügung stehenden Möglichkeiten zur Abklärung vor einer Operation wahrnehmen. Es geht doch um den Erhalt unserer sehr wichtigen Organe – Gebärmutter und Eierstöcke. Das möchte ich hier nicht nur meinen ÄrztInnen, sondern allen Frauen eindringlich sagen.

Denn hinterher ist es zu spät. Niemand kann sich vorher das Leid vorstellen, das die Entfernung von Gebärmutter und Eierstöcken mit sich bringt. Außerdem hoffe ich, durch diesen Brief anderen Frauen präventiv helfen zu können.

Man möge aus meinen Erfahrungen lernen, das wünsche ich mir.

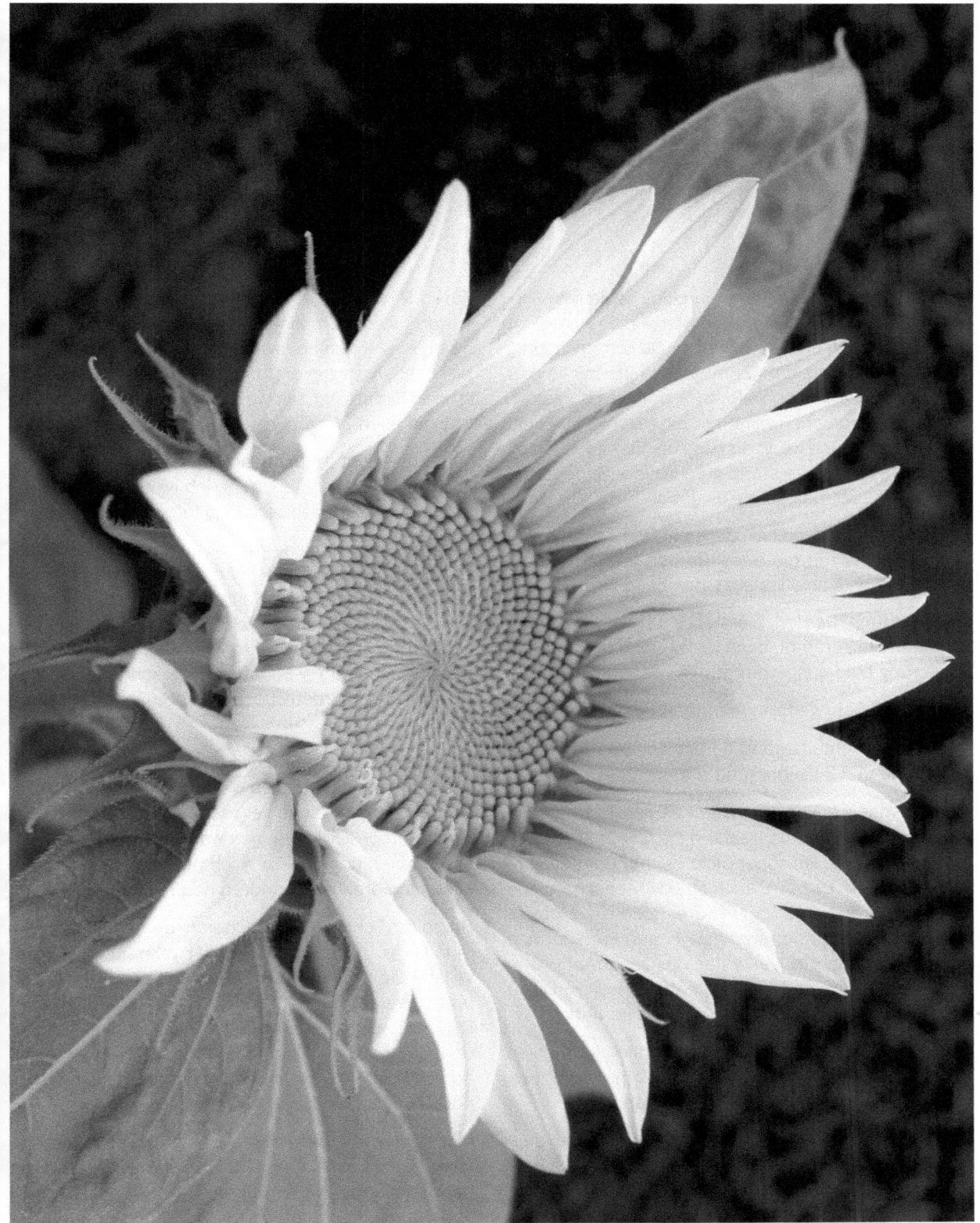

„Mit neuem Mut ließ ich die Eierstöcke komplett entfernen und muss nun bitter mit den vollständigen hormonellen Einbußen leben."

Operationsgrund: Hämangiom an Gebärmutter, Eierstockzysten
Organentfernung: Gebärmutter (vor 38 Jahren), teilweise Eierstockentfernung (vor 16 Jahren), komplette Eierstockentfernung (vor 4 Jahren)

Meine Gedanken: Seelisches und körperliches Missempfinden nach Gebärmutterentfernung – Hilfe lässt sich nur spärlich finden. Es heißt: „Du bist doch jung, stell dich nicht so an!" Zum Glück hilft mir immer mein Mann. Doch auch die Zweisamkeit ist gestört, nicht die versprochene Freiheit eingekehrt. Die Lust wird zur Last, auch wenn du noch die Eierstöcke hast. Man quält sich mit Verstand durchs Liebesleben. Nun ja, sagt der Arzt, das könne es geben.

Beschwerden hin und her, vielleicht find ich doch den Operateur, der mir die Beschwerden im Bauchraum nimmt und endlich alles ein gutes Ende find'.

Voll Hoffnung werden Eierstöcke und Verwachsungen dann ausgeräumt, doch leider war der Traum auf Besserung bald ausgeträumt.

Mein Brief: Sehr geehrte ÄrztInnen,

meine Geschichte begann bereits vor 38 Jahren, als ich gerade mal 24 Jahre jung war.

Wegen eines wachsenden Hämangioms – eines gutartigen Blutschwamms – schien die Gebärmutterentfernung aus medizinischer Sicht bei mir der geeignete Weg zu sein. Es sollte auch eine wissenschaftliche Veröffentlichung durch einen Eurer Kollegen erfolgen, weil ich damals zu den wenigen jungen Patientinnen auf der Welt gehörte, bei denen die Gebärmutter wegen einer derartigen Diagnose entfernt wurde. Diese Arbeit wurde aber leider nicht zu Ende geführt.

Die Entscheidung zur Hysterektomie kam also schnell, gleich nach dem ersten Kind. Ihr wusstet es auch nicht anders – damals, vor 38 Jahren.

Ohne Gebärmutter lebe es sich leichter, freier, so sagtet Ihr mir, denn die Eierstöcke hatte ich noch. Periode ade mit 24 Jahren! Keine Blutung, verminderte Krebsgefahr, wenn kein Kinderwunsch mehr besteht.

Euren Hinweis „Eigentlich hätten die Eierstöcke mit entfernt werden müssen, aber wegen Ihres Alters haben wir sie Ihnen belassen, um Sie nicht vorzeitig mit Wechseljahren zu konfrontieren" habe ich auch nicht stärker hinterfragt. Mir war das Ziel: Leben ohne Periode mit allen „Vorzügen" erstmal ein Ausgleich.

Ich ahnte nicht im Mindesten, wie belastend die Folgejahre werden sollten, denn ich war über keine weiteren Konsequenzen von Euch informiert worden.

Chirurgisch ist alles gut gelaufen, aber seelisch verspürte ich dann eine Wut auf mich: Keine funktionierende Frau, kein weiteres Kind – so empfand ich. Gerade wenn im Umfeld weitere Kinder geboren wurden, überkam mich große Trauer. Die Eierstöcke waren auch in ihrer Funktion eingeschränkt. Schlimme Zustände körperlicher sowie seelischer Art waren die Folge.

Als dann vor mehr als 16 Jahren auch noch die Operation an den Eierstöcken wegen Zysten durchgeführt wurde, begann für mich ein sehr schwieriger Leidensweg. Hormonbehandlungen waren immer Eure ärztliche Empfehlung, die für mich aber nicht dauerhafte Lösungen brachten, sondern neue Probleme.

Ständige Schwierigkeiten durch den Rest des Hämangioms, welches bei der Hysterektomie nicht vollständig entfernt werden konnte, sowie Zysten und Verwachsungen führten zur ersten, angeblichen Entfernung der Eierstöcke. Doch schon kurze Zeit danach ergab die Sonographie, dass die Eierstöcke noch da waren. Da war der Bericht der Histologie nur noch ein Schmierblatt wert, dachte ich mir.

Mit neuem Mut ließ ich die Eierstöcke komplett entfernen und muss nun bitter mit den vollständigen hormonellen Einbußen leben. Darauf habt Ihr mich aber gar nicht vorbereitet.

Nur meinen eigenen Recherchen und Bemühungen um Hilfestellung habe ich es zu verdanken, dass ich jetzt einigermaßen mit meinen körperlichen und seelischen Problemen zurechtkomme. Dazu muss ich Euch noch sagen, dass es nicht selbstverständlich ist, dass sich jede Frau diese Hilfe auch leisten kann. Und es ist auch bei weitem nicht leicht, die richtigen Ansprechpartner zu finden.

Mein Mann ist mir in allen Jahren letztendlich die wichtigste Unterstützung geblieben. Denn psychologische Hilfsangebote oder Sexualberatung habt Ihr mir nie zukommen lassen. Ich möchte Euch daher hier abschließend sagen: Heutzutage sollten sich eine Frau und ihr Partner in einer derartigen Situation wirklich frühzeitig bessere Unterstützung erwarten können, würde ich wohl meinen.

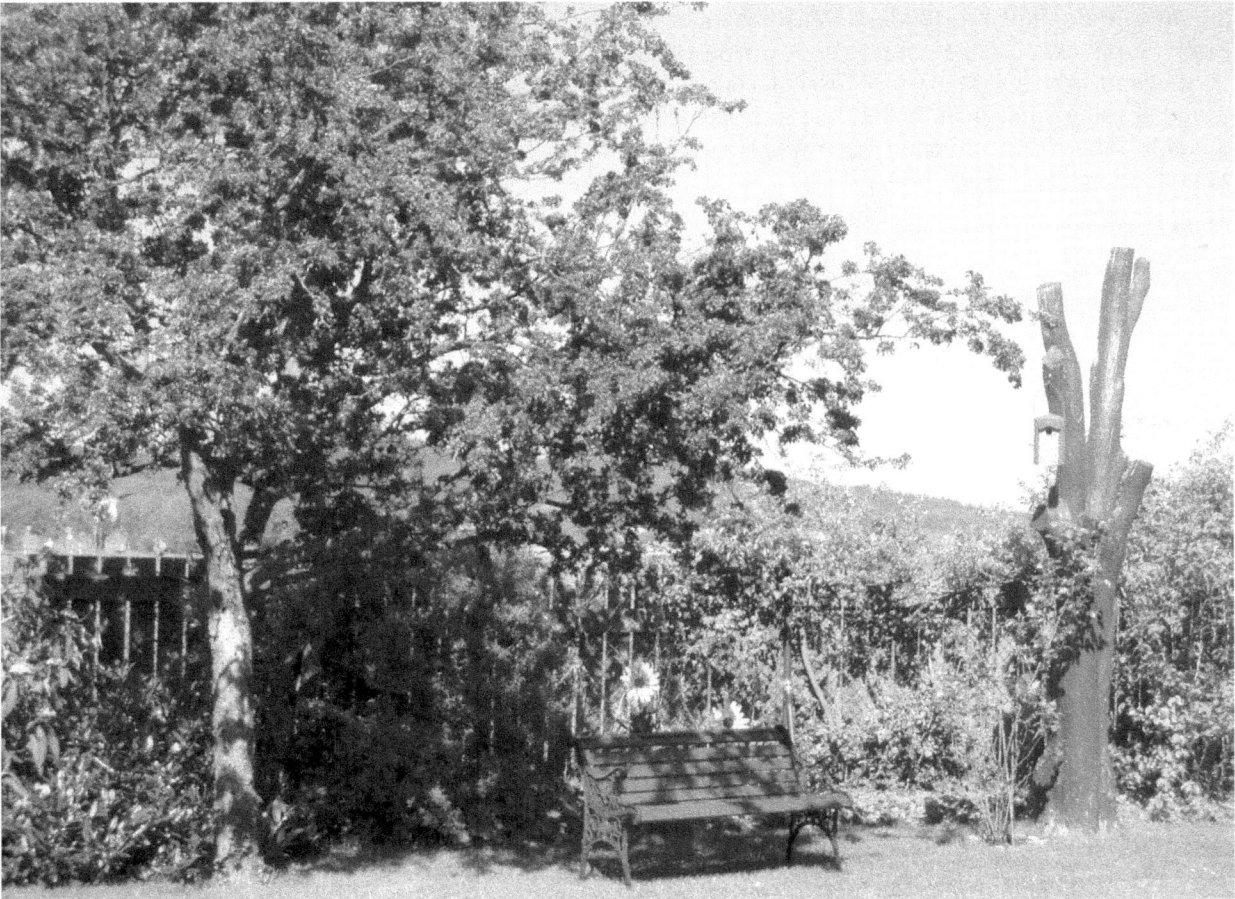

[T19]   Irmtraud, 65
Beruf: Bilanzbuchhalterin, pensioniert
Privat: verheiratet, 2 Kinder (35 und 39 Jahre)

„Auch weibliche Ärzte zeigen
vielfach kein Mitgefühl!"

Operationsgrund: leichte Senkung der Gebärmutter
Organentfernung: Gebärmutter (vor 22 Jahren)

Meine Gedanken: Es ist für mich ein Verbrechen, wenn Organe rausgeschnitten werden, ohne wirkliche Notwendigkeit. Ich habe ja nur einen Körper – dieser Verlust ist nie mehr ersetzbar. Für diese durch die Organentfernung entstandenen Zustände gibt es keine Worte, geschweige denn irgendwo eine Hilfe. Vorwiegend arbeiten Männer als Gynäkologen, die davon ja keine Vorstellung haben, wie sich das alles auswirkt. Aber noch trauriger: Auch weibliche Ärzte zeigen vielfach kein Mitgefühl!

Mein Brief: Sehr geehrter Herr Primar,

Sie sind vor ein paar Jahren verstorben. So kann ich nur mehr an Sie als einen Toten schreiben:

Als ich mich mit 38 Jahren im Jahre 1984 vertrauensvoll an Sie, damals Chefgynäkologe des Krankenhauses meiner Heimatstadt, wandte, um mir Hilfe zu holen, was ich wegen meiner Senkung der Gebärmutter tun solle, hatten Sie keine andere Lösung für mich parat, als zu einer Entfernung der Gebärmutter zu raten.

Eine Aufklärung über die Folgen einer derartigen Operation wäre notwendig gewesen, wurde aber nicht gemacht. Auch war keine Spur von einer Nachbehandlung da.

Zum Glück haben Sie mir nur die Gebärmutter entfernt, so hatte ich nachher nur die halben Probleme, als wenn auch die Eierstöcke mit entfernt worden wären.

Vor dieser Operation war mein Leben im Lot, es ging mir viel besser als nach der Operation. Von Sex war dann keine Rede mehr, denn da war kein Gefühl mehr vorhanden, geschweige denn das, was man Orgasmus nennt. Es bleibt mir nun nur, alles was mit meiner Sexualität zu tun hat, zu vermeiden.

Wie sich das auf die Partnerschaft auswirkt, kann man sich, glaube ich, nicht vorstellen, wenn man damit nicht konfrontiert ist.

Nicht genug, dass ich all diese Probleme hatte, bekam ich nach der Operation auch noch Probleme mit dem Wasserlassen. Durch den Eingriff hatte sich der Urinausgang derart verzogen, dass ich dies nicht mehr „geradeaus" tun konnte, sondern der Urin rann mir am linken Oberschenkel entlang. An ein Wasserlassen im Freien war überhaupt nicht mehr zu denken, denn die Turnübungen, die dazu notwendig waren, konnte ich nicht ausführen.

Also musste ich den nächsten Gynäkologen davon überzeugen, dass da eine Korrektur notwendig war. Doch dieser wollte mir nicht glauben und konnte sich nicht vorstellen, was ich denn da für ein Problem hatte. Und so war er erst nach einer „realistischen Vorführung" meines Handicaps davon zu überzeugen, dass man dagegen etwas unternehmen sollte. Bei dieser „Vorführung" wurde er nämlich von mir, die ich im Untersuchungssessel lag, von oben bis unten „angewischerlt". Nun konnte er sich mein Problem vorstellen, und die Korrektur wurde ohne weiteren Kommentar seinerseits sofort angeordnet. Das ist nun zu 90 Prozent in Ordnung, aber die anderen Probleme sind nach wie vor vorhanden.

Wenn Alkohol helfen würde, wäre ich schon längst Alkoholikerin, aber leider käme da nur noch ein großes Problem dazu. So versuche ich mich mit Alternativen aus der Naturheilkunde so halbwegs durchzubringen.

Aber Sie sind ja nun schon seit Jahren tot – doch auch zu Lebzeiten hat Sie mein weiteres Schicksal nicht interessiert.

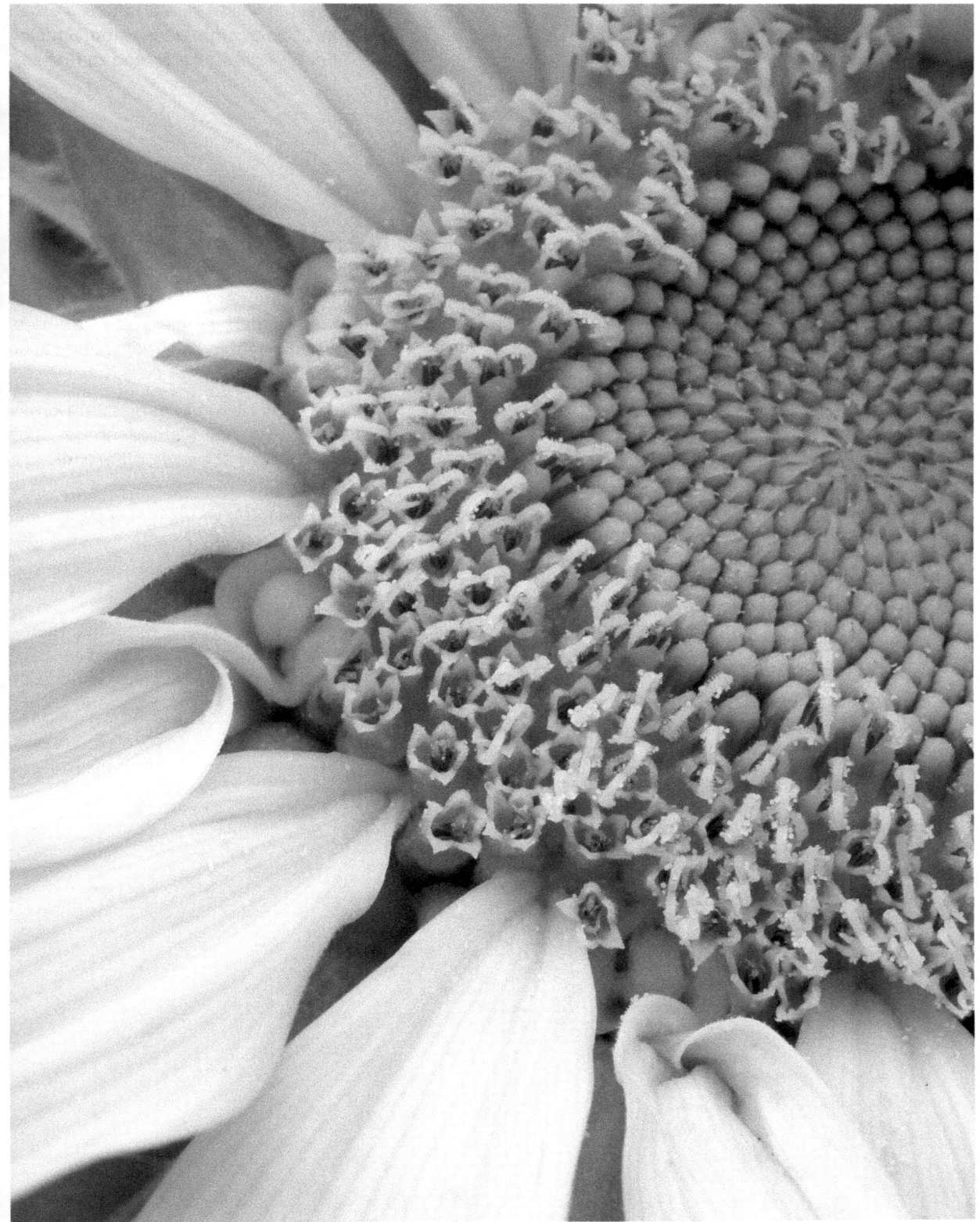

[T20]   Rose, 69
Beruf: Hausfrau
Privat: verwitwet, 4 Kinder
(37, 39, 45 und 47 Jahre)

Operationsgrund: Blutungen
Organentfernung: Gebärmutter und beide Eierstöcke (vor 22 Jahren)

„Für Kinder sei ich schon zu alt, und es würden alle Frauen noch einmal kommen, um sich die Eierstöcke entfernen zu lassen."

Meine Gedanken: Gefühl von Leere, Gefühl der Wertlosigkeit, kein Sexualempfinden mehr, keine Kraft mehr – AUSGERÄUMT

Mein Brief: Sehr geehrter Herr Doktor,

nach einer Kürettage hatten meine Blutungen nicht aufgehört. Sie, als mein Frauenarzt, hatten mir geraten, meine Gebärmutter entfernen zu lassen.

Wegen meiner wiederkehrenden Blutungen und durch den Zuspruch von zwei Freundinnen begab ich mich also ins Krankenhaus. Bei der Untersuchung sagte der zuständige Arzt zu mir, ich solle mir unbedingt auch die Eierstöcke entfernen lassen. Für Kinder sei ich schon zu alt, und es würden alle Frauen noch einmal kommen, um sich die Eierstöcke entfernen zu lassen. So hätte ich nur eine Operation und müsse nicht nochmals kommen. Das hat er tatsächlich gesagt.

Durch meine Schwäche durch den Blutverlust und das Vertrauen in Euch Ärzte willigte ich ein.

Nach der Operation hatte ich dann wirklich das Gefühl, als ob man mir das Herz mit herausgerissen hätte. Anders kann ich es nicht beschreiben. Ein schreckliches Gefühl von Schmerz, Leere und „Ausgeräumtsein" machte sich in mir breit.

Ich hatte im Aufwachzimmer einen Harndrang, aber es funktionierte nichts mehr richtig. Von da an hatte ich Weinkrämpfe und ich fühlte mich von jedem, auch von Ihnen, missverstanden. Es war furchtbar.

Sie, Herr Doktor, verschrieben mir dann zwar Hormone, die ich aber nicht vertrug. Mein Mann hat auch nicht verstanden, dass ich schwach, ohne Kraft und deprimiert war.

Wissen Sie: Eigentlich habe ich damals aufgehört zu leben, denn es ist seither nichts mehr, wie es war. Und: Wer es selbst nicht erlebt hat, versteht das nicht. Wie auch?

Nach zehn Jahren ging ich zu einer Kontrolle. Hinterher fragte ich mich: Wozu eigentlich? Ich besitze ja gar keine Geschlechtsorgane mehr, also brauche ich weder Sie als meinen ehemaligen Frauenarzt, noch einen anderen.

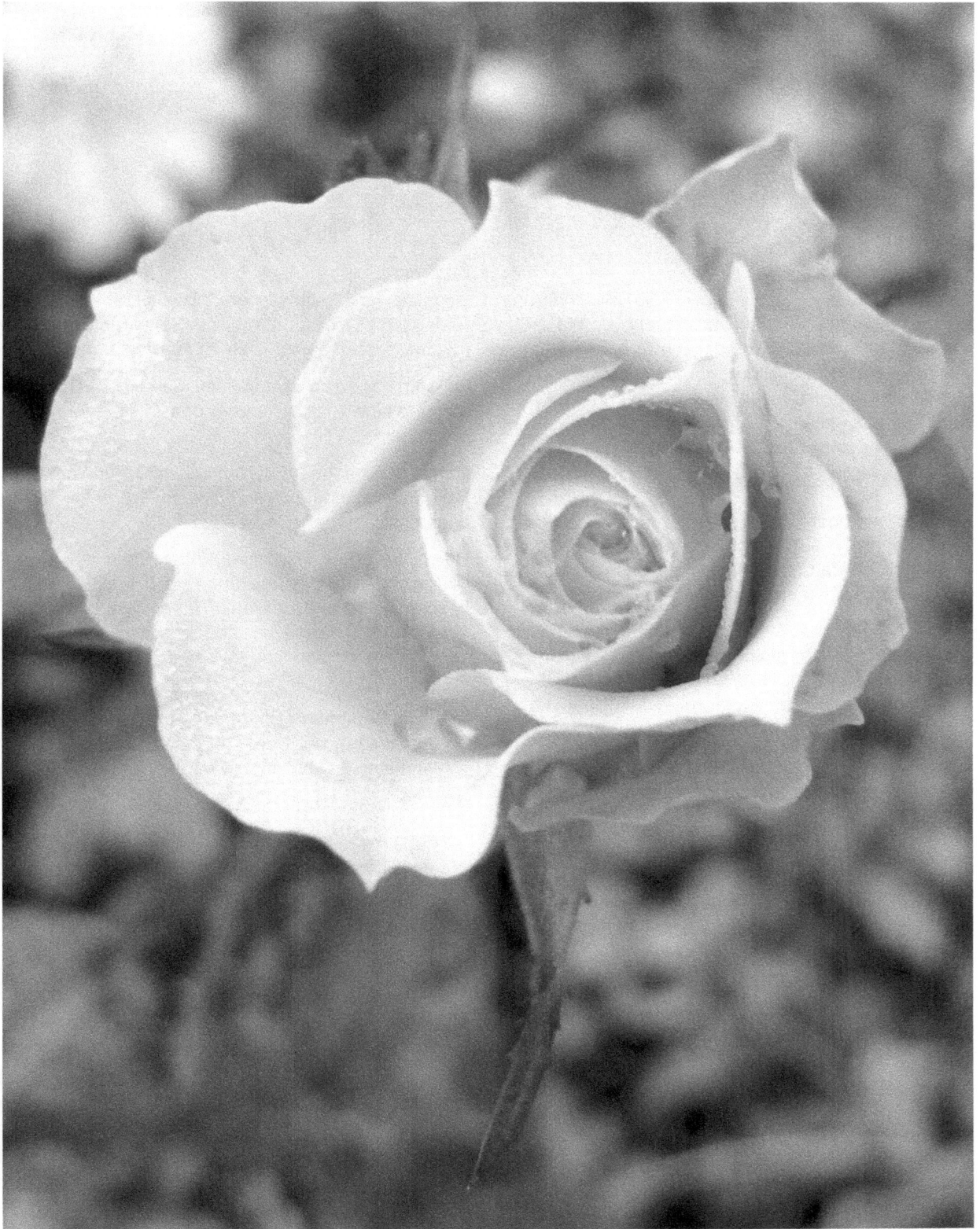

[T25] Brigitta, 70 „**Mehr als 15 Operationen mussten seit der Hysterektomie**
Beruf: Beamtin **im Genitalbereich durchgeführt werden.**"
Privat: verheiratet, 4 Kinder
(41, 45, 48 und 50 Jahre)

Operationsgrund: leichte Inkontinenz durch schwere Geburten,
gutartige Geschwüre am Muttermund
Organentfernung: Gebärmutter (vor 31 Jahren)

Meine Gedanken: Martyrium. Fühle mich wertlos und machtlos. Fühle mich nicht mehr als Frau. Ein Nervenbündel bin ich, weil die schwere Inkontinenz, die durch die Gebärmutterentfernung verursacht wurde, unerträglich ist! Fünf Folgeoperationen – Blase rinnt ständig –, kein Mensch kann sich das vorstellen, wenn er es nicht selber durchmacht!

Mein Brief: Sehr geehrte ÄrztInnen,

ich habe vier Kinder auf die Welt gebracht. Eine Gebärmuttersenkung war für Euch der Grund, mir die Gebärmutter mit 39 Jahren zu entfernen. Und das, obwohl ich diese Operation eigentlich gar nicht wollte!

Aufgeklärt über mögliche Folgen habt Ihr mich nicht. Ihr sagtet, ich hätte nichts zu befürchten. Doch was nach der Entfernung der Gebärmutter folgte, ist nur mehr mit einem nicht endenwollenden Albtraum zu vergleichen!

Jetzt erzähle ich Euch, was diese laut Eurer Aussage so „harmlose" Operation bei mir angerichtet hat:

Nach der Operation war zuerst Inkontinenz dritten Grades festgestellt worden. Fünf schwere Blasenoperationen musste ich dann in der Folge über mich ergehen lassen. Immer wurde ein neues System versucht, um die Inkontinenz zu beheben. All das hat aber bis heute nicht gefruchtet.

Weitere familiäre Folgen der Gebärmutterentfernung machten mir das Leben schwer. Nach der Operation hat mich mein erster Mann verlassen, da er mit einer Frau, die immer „rinnt", wie er es ausdrückte, nichts mehr zu tun haben wollte.

Dadurch war ich schwer persönlich gekränkt, erkrankte danach psychisch – mehrere Selbstmordversuche folgten. Ich sah einfach keinen Ausweg mehr!

Ich erlitt gar einen Schlaganfall, dann noch Thrombosen und eine Vaginalstenose, das ist eine Verengung der Scheide.

Damit nicht genug: Es kam auch zur Ablösung der Scheidenschleimhaut. Durch all das ist an Sexualverkehr gar nicht mehr zu denken!

Durch die vielen Folgeoperationen nach der Gebärmutterentfernung wurde auch noch mein Enddarm beschädigt – und ebenfalls mein Dickdarm. Viele Vernarbungen durch die chirurgischen Eingriffe im Bauchraum verursachen ständige Schmerzen.

Mehr als 15 Operationen mussten seit der Hysterektomie im Genitalbereich durchgeführt werden. Künstlicher Ausgang bei Darm und Blase stehen mir im schlimmsten Fall bevor.

Meine Zukunft ist für mich ungewiss.

Ich habe nie Krebs gehabt, nur eine leichte Senkung, wie Ihr wisst – nun erleide ich dieses Schicksal!

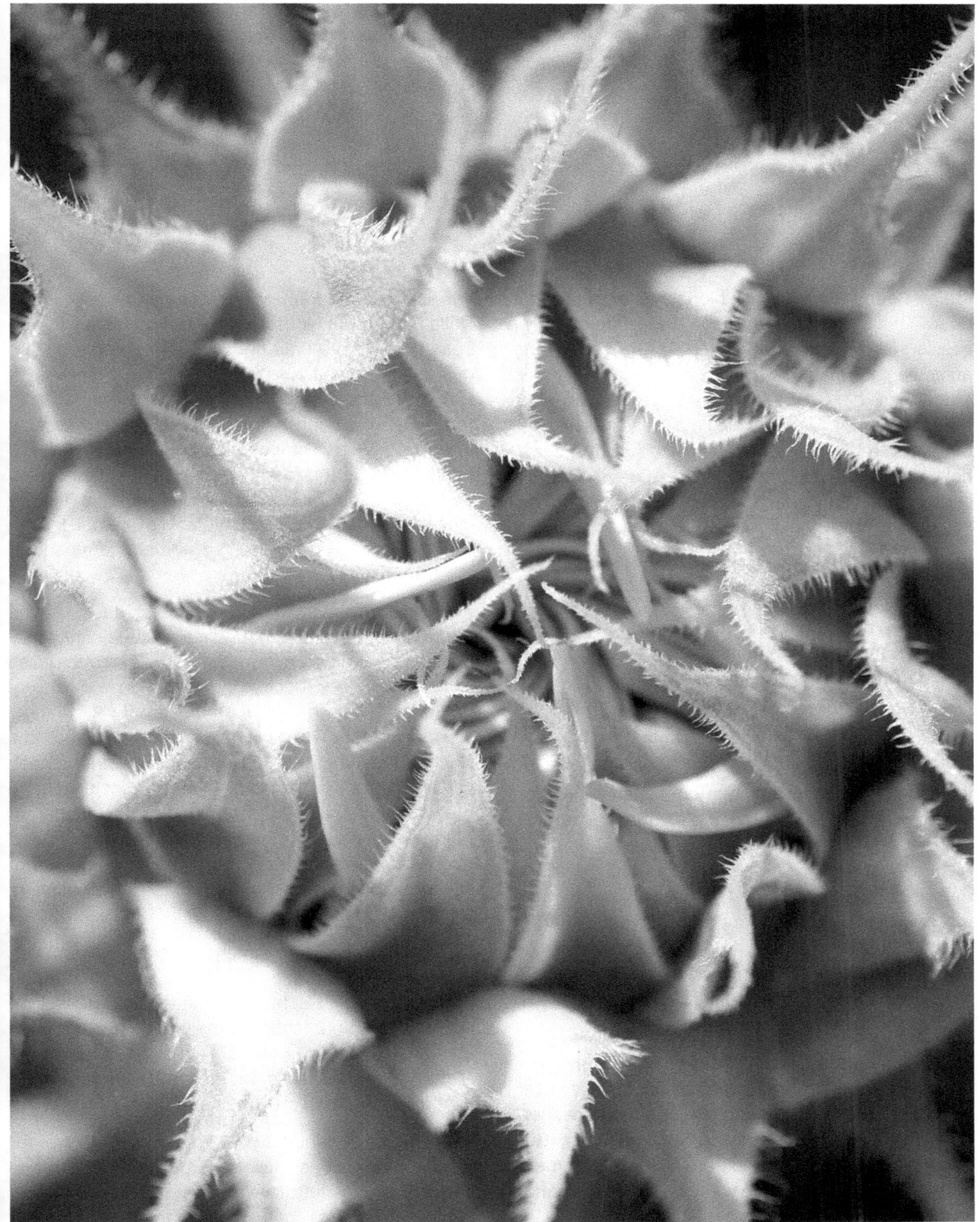

Lena, 1995 verstorben
im Alter von 68 Jahren
Beruf: Hausfrau
Privat: 2 Kinder (54 und 60 Jahre)

„Diese Operation wurde von Euch auch nicht als etwas ganz Schwerwiegendes vermittelt, das weiß ich noch ganz genau."

Operationsgrund: unbekannt
Organentfernung: Gebärmutter und beide Eierstöcke im Alter von ca. 40 Jahren

Meine Gedanken: Wenn ich bloß damals gewusst hätte, was mit meiner Mutter durch diese Totaloperation passiert ist! Niemand hat uns als Angehörige darüber aufgeklärt. So haben wir auch die Krankheit meiner Mutter nach der Operation nicht verstanden. Wir wussten einfach nicht, was plötzlich mit ihr geschehen war. Sie hat sich bis zu ihrem Lebensende nicht mehr erholt. Mit dem Wissen, das ich nun zu den Folgen dieser Operation habe, hätte man meiner Mutter und der gesamten Familie viel unnützes Leid erspart.

Mein Brief: Sehr geehrte Damen und Herren,

ich schreibe hier an Euch als Sohn meiner bereits verstorbenen Mutter, die mit etwa 40 Jahren eine Totaloperation erleiden musste. Ich war sehr erschüttert darüber, welche Probleme dadurch auftreten können, und wie schwierig eine Behandlung dieser Probleme ist. Meine ganze Jugendzeit wurde dadurch negativ beeinflusst.

Ich kann natürlich jetzt nicht mehr feststellen, ob der Eingriff bei meiner Mutter damals unbedingt notwendig war. Aber diese Operation wurde von Euch auch nicht als etwas ganz Schwerwiegendes vermittelt, das weiß ich noch ganz genau. Eher als etwas Harmloses, wie eine Blinddarmoperation. Es hat keiner von Euch ÄrztInnen etwas über die psychischen Folgen erwähnt, geschweige denn gab es eine Nachbehandlung. Das Einzige, was meiner Mutter mitgegeben wurde: Sie solle nicht schwer heben.

In den Folgejahren nach der Operation begann dann das eigentliche Drama: Gewichtszunahme, schwankende Gefühlsstimmungen, Gewichtsabnahme, nervliche Zerrüttung, Aufenthalte in Nervenkliniken. Gute Phasen wechselten mit extrem schlechten, meine Mutter war nicht mehr wie vorher. Sie war eine andere geworden – eine schwer kranke Frau.

Für die gesamte Familie war das natürlich auch die Hölle. Außerdem wussten wir absolut nichts von den Zusammenhängen mit der Operation. Ihr als behandelnde Ärzte diagnostiziertet „manische Depression". Gefühlsveränderungen hätten mit der Menopause zu tun, Frauen würden halt so usw. – so habt Ihr uns ihren traurigen Zustand erklärt. Erst nach den Berichten von Betroffenen sehe ich heute, Jahre nach dem Tod meiner Mutter, die Parallelen. Wenn ich mir diese Leiden in Erinnerung rufe, die meiner Mutter und all diesen Frauen angetan werden, kommen mir die Tränen.

Aber was mich ganz wütend macht, ist, dass es auch heute noch so weitergeht und viele Ärzte noch immer nur ganz nebulose Informationen weitergeben. Das ist nicht fair. Wenn solche Operationen wirklich unumgänglich sind, muss auch auf die Risiken hingewiesen werden. Ganz wichtig ist natürlich auch die Nachbehandlung. Da müssen meiner Meinung nach vor allem die Krankenkassen in die Pflicht genommen werden. Nachdem sogenannte Frauenleiden in Männerkreisen nicht unbedingt ein Thema sind und auch die weitreichenden Folgen absolut unbekannt sind, muss darüber viel mehr umfassend fachlich informiert werden.

Da ich Vater von zwei Töchtern bin, habe ich natürlich meine Familie und ebenfalls meine Freunde darüber aufgeklärt, welch schwerwiegende Eingriffe solche Operationen sind. Ich kann mich als Sohn nur noch im Namen meiner in ihrem Leid missverstandenen Mutter bedanken, dass mit diesem Buch der Kampf gegen Windmühlen aufgenommen wird.

Ich hoffe, dass dadurch viele Frauen und Männer für dieses Thema sensibilisiert werden. Erst, wenn dieses Aufklärungsdefizit verringert wird, könnt Ihr, als „Götter in Weiß", nicht so weitermachen wie bisher.

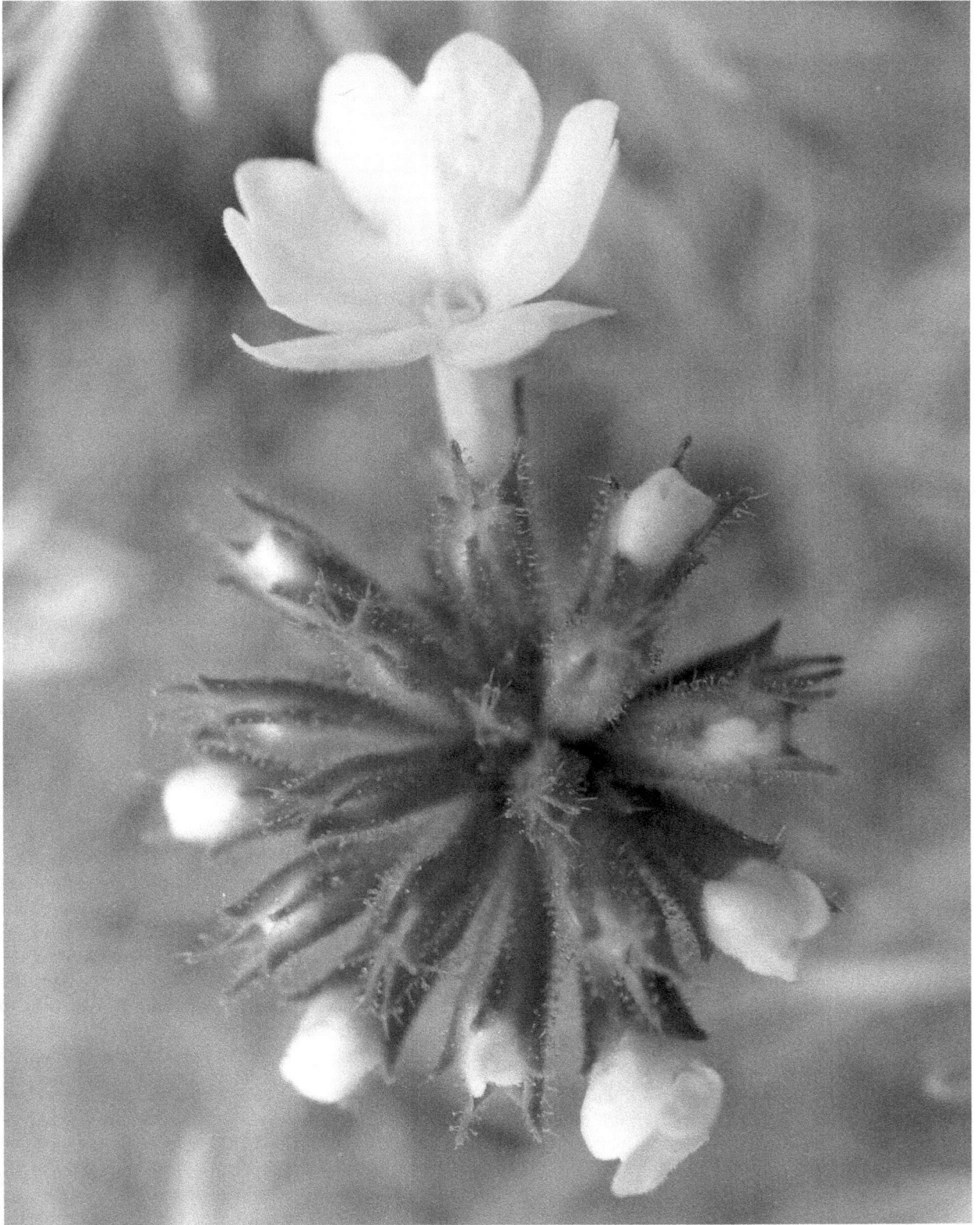

[T35]   Bernadette, 2010 verstorben
          im Alter von 56 Jahren
Beruf: Volksschullehrerin
Privat: verheiratet, keine Kinder

„Ich musste die ganzen Jahre hilflos zusehen, wie meine geliebte Bernadette immer mehr an Lebensmut verlor."

Operationsgrund: Gebärmutterhalskrebs
Organentfernung: Gebärmutter und beide Eierstöcke (vor 27 Jahren)

Meine Gedanken: Deine Seele hat in der Stille ihren Sitz. Ich höre auf das, was man nicht mehr hört. Da finde ich das Verstehen, das mir niemand zu erklären braucht. Da ergibt die Sinnsuche eine klare Antwort. Ich glaube, dass jetzt die wichtigste Stunde immer die Gegenwart ist, nicht die Zukunft, und schon gar nicht die Vergangenheit.

Mein Brief: Sehr geehrter Herr Doktor,

ich möchte Sie an meine Frau Bernadette erinnern, denn Sie haben sie sicher schon vergessen. Ich schreibe Ihnen hier über mein Leben als ihr Ehemann nach der Totaloperation und als Witwer.

Sie war erst Mitte dreißig, als sie in den 1980er Jahren totaloperiert wurde. Bei dieser Operation haben Sie auch ihre Harnblase verletzt. Danach bekam sie schwere Depressionen und viele körperliche Leiden.

Erst einige Jahre später gab man ihr ohne viele Untersuchungen und auf mein Drängen hin ein Hormonpräparat zur Linderung. Die Probleme mit der Harnblase wurden chronisch, zusätzlich erkrankte sie an Epilepsie und Diabetes.

Wegen ihres schlechten Gesundheitszustandes war es ihr nun auch nicht mehr möglich, ihren geliebten Beruf als Lehrerin weiter auszuüben. Ich, als ihr Mann, versuchte alles, um meiner „Prinzessin", die sie nach wie vor für mich war, zu zeigen, dass ich sie liebe.

Wir konnten aber keinen Liebesakt mehr vollziehen, ohne dass sie größte Schmerzen hatte, da ihre Scheide seit der Operation so eng war. Wir mussten daher auch unser Liebesleben aufgeben. Ich erinnere mich noch zu gut an die Worte von Ihnen, Herr Operateur, als Sie mir zu dieser Problematik, sozusagen „von Mann zu Mann", augenzwinkernd zu verstehen gaben, dass es „dafür" ja auch andere Möglichkeiten

gebe! Für mich kam so etwas doch nicht in Frage! Es existierte keine andere Frau, die mich interessierte.

Bernadette bekam nun zusätzlich verschiedene Allergien, unter anderem auf bestimmte Lebensmittel, und der Alltag wurde für sie immer trister. Ich musste die ganzen Jahre hilflos zusehen, wie meine geliebte Bernadette immer mehr an Lebensmut verlor.

Eines Tages, als ich nicht zu Hause war, spritzte sie sich eine Überdosis Insulin. Doch sie starb nicht daran. Sie fiel ins Wachkoma – und war viereinhalb Jahre ein schwerer Pflegefall. Ich konnte nicht einmal mehr mit ihr sprechen – so habe ich für Bernadette folgende Zeilen geschrieben, die ich Ihnen hier nicht vorenthalten möchte:

Für Bernadette

Dein Atem ist jetzt ruhiger, aber Deine linke Gesichtshälfte ist angeschwollen. Dein Mund ist weiter geöffnet als sonst. Zu Hause wär das alles nicht passiert! Aber leider musste ich zustimmen, dass man Dich in diese Abteilung gebracht hat. Die Absonderungen der Galle, die Du erbrochen hast, und die Dich beinahe erstickt haben, Fieber, das wir nicht mehr herunterkühlen konnten, waren der Grund für die Einlieferung. Eigentlich wollte ich das alles nicht, weil ich weiß, dass Du keine Antibiotika verträgst, und prompt hast Du wieder diesen furchtbaren Durchfall. Der schwächt Dich enorm. Du bist jetzt sehr apathisch und trotzdem sagen Deine Augen: „Bring mich nach Hause!"

Spürst Du, wie sich in so einer Situation mein Herz zusammenzieht, so dass ich kaum atmen kann? Fast glaub ich das. Denn Du schließt die Augen voller Hoffnungslosigkeit, die Ausweglosigkeit erfassend. Ich streiche Deine Stirn, sie ist heiß vom Fieber, es gelingt Dir lange nicht, Dich zu entspannen, aber irgendwann lassen Deine Kräfte nach und die Atmung wird wieder ruhiger. Ich glaube, Du schläfst jetzt. Gibt es da auch Träume, wenn ja, was träumst Du da? Ich kann mir das alles nicht vorstellen. Oder will ich das nicht?

Lauf ich in Gedanken davon, weil ich das, was Du jede Minute ertragen musst, nicht ertragen kann?

Ich öffne das Fenster. Die Herbstsonne wärmt angenehm und der leichte Wind weht durch das Zimmer.

Ich seh nochmals nach Dir, zieh die Decke ein wenig über Deine Schulter. Die Tränen in meinen Augen erschweren mir das Sehen ...

Ein halbes Jahr, nachdem ich diesen Brief verfasst hatte, wurde meine Bernadette von ihrem schweren Leid für immer erlöst.

Hochachtungsvoll,

der Witwer

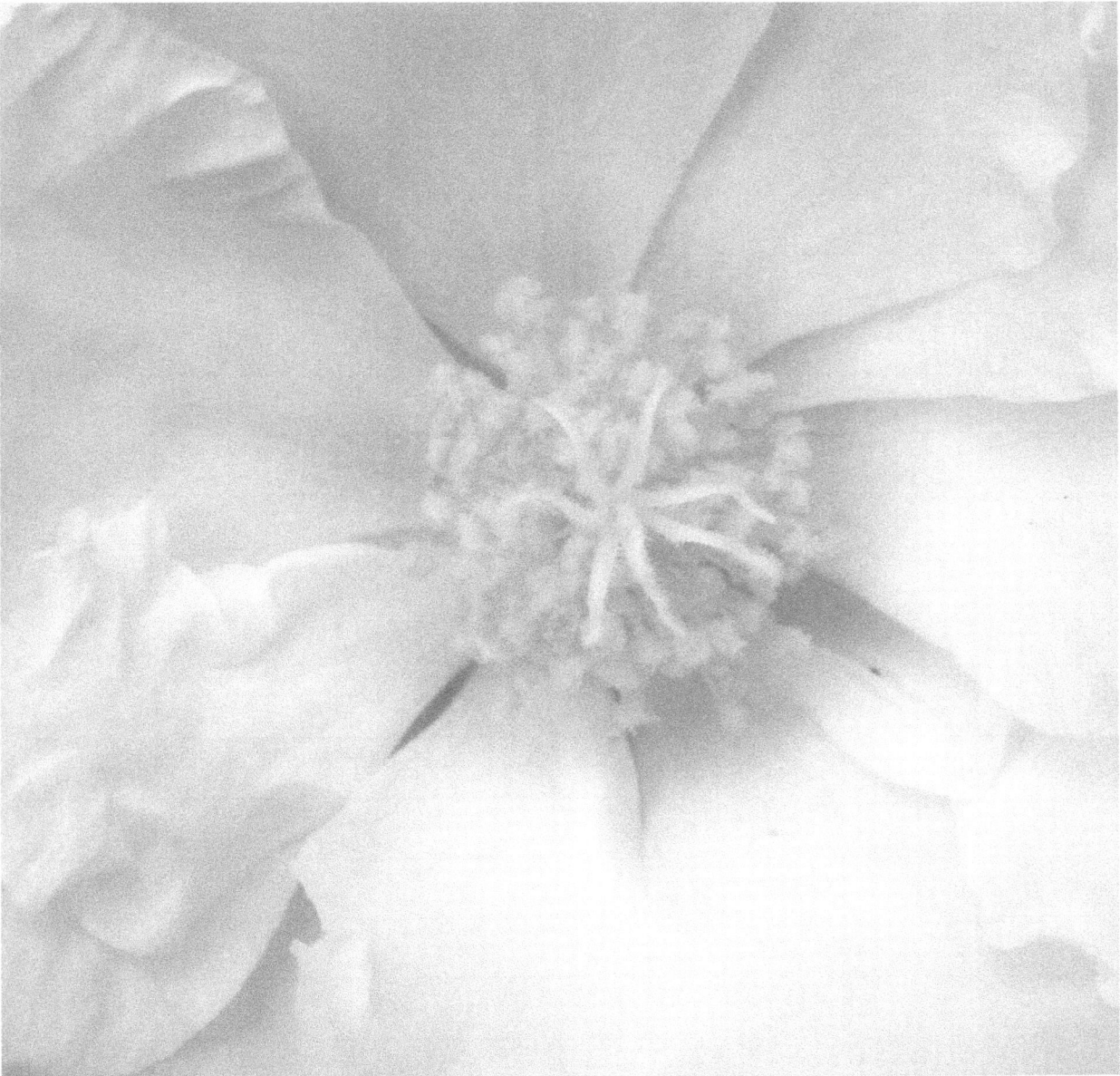

Platz für Gedanken:

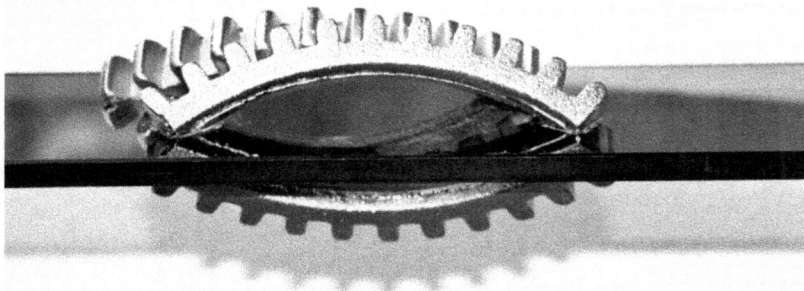

Kastration, Gebärmutterentfernung
– und dann?

„Wechseljahre" – Getarnte Folgen der Kastration

Um all die hier im Buch geschilderten gesundheitlichen Probleme der betroffenen Frauen zu verstehen, muss man die Begriffe Wechseljahre (Klimakterium), Menopause, Postmenopause sowie Kastration und chirurgische Menopause klarer definieren. Denn die Worte „Wechseljahre" bzw. „Klimakterium" und „Menopause" mit der dazugehörigen Symptomatik müssen immer wieder für Vieles „herhalten" – egal, ob es sich um die natürlichen Wechseljahre handelt oder nicht.

Wechseljahre (Klimakterium)

Um das 50. Lebensjahr nimmt die Produktion der Sexualhormone langsam ab. Die Zeit dieser Umstellungsphase bezeichnet man als „Klimakterium" oder einfach als „Wechseljahre". Wie der Name schon sagt, dauern sie über Jahre an und der weibliche Körper hat im Normalfall genügend Zeit, um sich an die hormonellen Veränderungen anzupassen.

Die Zeit der Wechseljahre durchlebt jede Frau. Sie ist ein natürlicher Vorgang. Manche Frauen haben in dieser Zeit des Umbruchs gesundheitliche Probleme, andere wiederum fühlen sich sehr wohl. Dies ist individuell verschieden, und je nach Umfang der Beschwerden werden eventuell Hormone verschrieben, um die Symptome zu lindern. Wenn die Beschwerden nicht zu groß sind, kann sich die Frau in den natürlichen Wechseljahren mit Naturheilmitteln helfen.

Menopause

Dies ist der Zeitpunkt der letzten von den Eierstöcken gesteuerten Menstruation.

Postmenopause

Als Postmenopause bezeichnet man die Zeit, die 1 Jahr nach der letzten Regelblutung beginnt und in der die Eierstöcke nur mehr minimale Mengen an Östrogen herstellen. Die Produktion der männlichen Hormone bleibt bestehen. In der Postmenopause sind die Ovarien eine sehr wichtige Quelle der Androgenproduktion. (AKH-Consilium; Jaursch-Hancke, 2011)

Kastration

Es handelt sich dabei um die operative Entfernung, medikamentöse oder durch Bestrahlung erfolgte Zerstörung der weiblichen Eierstöcke oder männlichen Hoden mit hormonellen Folgen.

Chirurgische Menopause

Diese tritt ein, wenn es zur beidseitigen Entfernung der Eierstöcke (chirurgische Kastration) während der fertilen, also fruchtbaren Lebensphase kommt. Allerdings äußern sich die körperlichen Folgen auf viel brutalere Art als in der natürlichen Menopause und werden meist von psychischem Leid und Libidoverlust begleitet. (Mimoun, 2006)

„Kastration" – Begriffe im Wandel der Zeit

Historische Ansichten

Das Wort Kastration findet man heutzutage zwar im Englischen wie auch im Französischen in Zusammenhang mit der beidseitigen Eierstockentfernung, aber im deutschen Sprachraum wird es in der Gynäkologie „verdrängt". Dies war jedoch im 19. Jahrhundert und auch Anfang des 20. Jahrhunderts nicht der Fall. Der Begriff Kastration wurde damals für die beidseitige Eierstockentfernung allgemein verwendet.

Besonders beeindruckend ist in diesem Zusammenhang das Buch „Die biologische Bedeutung der Eierstöcke nach Entfernung der Gebärmutter", gedruckt 1904, neu aufgelegt im Jahr 2010, in dem experimentelle und klinische Studien auch zur Eierstockentfernung veröffentlicht wurden. (Mandl u.a., 2010) Ausfallserscheinungen nach den Operationen werden genau dokumentiert. Ernährungszustand und Gewichtszunahme der Betroffenen ist ebenso Thema wie die teils sehr schlechte psychische Verfassung der Frauen nach der Kastration.

Im „Lehrbuch der Gynäkologie" von Otto Küstner aus dem Jahr 1910 ist nachzulesen, dass man eher nicht die Kastration wählen, sondern bei Entfernung der Gebärmutter möglichst einen Eierstock belassen soll.

Aktuelle Begrifflichkeiten

Um die natürliche Menopause von der Kastration zu unterscheiden, wird heute international auch von der „surgical menopause" bzw. der „ménopause chirurgicale" gesprochen oder überhaupt von der „surgical castration" oder „castration chirurgicale". So wird es auf Universitäten gelehrt (Faculté de Médecine de Strasbourg 2005/2006, Université Paris-VI 2006), von Fachärzten bezeichnet und ist in Fachartikeln (Henderson, Sherwin 2007) und in Ratgebern zur Frauengesundheit nachzulesen. (Target Woman 2012). Im Deutschen trifft man den Begriff „chirurgische Menopause" eher selten an.

Wenn man als Betroffene selbst das Wort Kastration verwendet, wird man zuweilen zurechtgewiesen. Man könne doch keineswegs von seiner eigenen Kastration sprechen, denn das Wort sei zu garstig und zu hart, heißt es dann.

Manche negieren es gar und meinen, bei Frauen gäbe es gar keine Kastration. Selbst viele betroffene Frauen wollen nicht, dass man das Wort Kastration in ihrem Fall verwendet, da sie es als zu brutal empfinden.

Es ist nicht einfach, sich der eigenen Kastration bewusst zu werden. Für mich als Autorin war diese Erkenntnis zuerst ebenfalls eine Art Schock.

Daher habe ich damals meine Gedanken und Gefühle dazu in einem Tagebuch niedergeschrieben:

Ich erinnere mich an den Moment, als ich im Internet das Wort ‚Eierstockentfernung' in die Google-Suchmaschine eingebe und plötzlich das Wort ‚Kastration' auftaucht. Was? KASTRATION? Aber es folgen bloß veterinärmedizinische Seiten zu Kastration von Hündinnen und Katzen. Von Tierschützern wird in einigen Berichten beklagt, dass sich ihre vierbeinigen Lieblinge nach der Kastration so schwer erholen, dass sie nicht nur fett, sondern auch inkontinent geworden sind. Berichte über kastrierte Frauen finde ich aber nicht.

Natürlich! Wie Schuppen fällt es mir von den Augen! Die beidseitige Eierstockentfernung ist Kastration, bei Tieren wie bei Menschen! Ich hole das Lexikon, hier steht es schwarz auf weiß. Wie konnte ich bloß so dumm sein? Ich hatte es einfach nicht kapiert, dass mein Chirurg mich kastrieren würde. Die Tränen rinnen in Strömen aus meinen Augen, Ekel vor mir selbst steigt in mir hoch – ich habe mich wie eine Hauskatze kastrieren lassen – und es nicht einmal mitbekommen. Ich kann es nicht begreifen.

Ich kauere mich auf den Boden und weine leise vor mich hin. Ich umschlinge meine Knie und wiege mich hin und her, als ob ich hoffen würde, die monotone Bewegung lindere meinen Schmerz.

Verzweifelt suche ich im Internet weiter. Immer wieder gebe ich den Begriff ‚Kastration' ein. Aber nichts Brauchbares. Dann versuche ich es mit der englischen Schreibweise ‚castration'. Da öffnet sich schließlich eine amerikanische Website – ‚independent women's health organization': Mit wachsendem Erstaunen sehe ich hier meine eigenen körperlichen Beschwerden von ebenfalls betroffenen Frauen in Prozentsätzen genau aufgelistet. Es gibt also doch auch andere Frauen auf der Welt, die ihre Kastration nicht vertragen!

Ich muss erst über eine amerikanische Website erfahren, dass die körperlichen und seelischen Folgen einer Kastration oft genug Frauenleben zerstören können. Weiters muss ich erfahren, dass das Wissen um die äußerst wichtige Funktion der Eierstöcke zwar in der Fachliteratur zur Genüge vorhanden ist, aber trotzdem oft ignoriert wird.

Eine große, scheinbar nicht zu durchdringende Mauer des Schweigens, der Unwissenheit und Ignoranz umgibt die weibliche Kastration.

„Totaloperation" – Ein total irreversibler Eingriff

In diesem Kapitel reden betroffene Frauen über die vielfachen Auswirkungen der weiblichen Kastration: der Entfernung von beiden Eierstöcken, im Volksmund auch „Totaloperation" genannt, bei der im Regelfall die Gebärmutter ebenso entfernt wird.

In der Medizin spricht man allgemein nur von der „chirurgischen Menopause" als Folge dieses Eingriffes. Zusätzlich gibt es bei uns sehr wenige bis gar keine Informationen und auch sehr wenig an Wissen zum Krankheitsbild der chirurgischen Menopause. Denn allzu oft wird sie mit der natürlichen Menopause gleichgesetzt. Doch wie bereits erwähnt wirkt sich die Entfernung der Eierstöcke auf den Organismus sehr viel stärker aus als die natürlichen Wechseljahre. (Elia, 2012; GEMVI, 2012)

Die körperlichen und psychischen Folgen der chirurgischen Menopause haben oft Krankheitscharakter und sind daher mit der natürlichen Menopause nicht vergleichbar.

Unmittelbare Symptome und Langzeitfolgen der chirurgischen Menopause

Die möglichen Folgen der chrirurgischen Menopause sind von Frau zu Frau in ihrer Stärke und ihrem Auftreten sehr unterschiedlich und individuell – genau wie die Frauen selbst.

Langzeitfolgen ohne ausreichende Hormonbehandlung sind unter anderem

- Herz-Kreislauf-Erkrankungen
- Arthritis
- Osteoporose
- Fibromyalgie

Laut aktuellen Forschungen führt vor allem die frühe Eierstockentfernung zu beschleunigtem geistigen Abbau (American Academy of Neurology, 2013) und zudem zu einem erhöhten Risiko, an

- Lungenkrebs
- Parkinson und
- Demenz

zu erkranken, und bringt insgesamt eine geringere Lebenswartung mit sich. (Shuster u.a., 2010; Larson 2011)

„Verlorene Jahre"

Anna bezeichnet die Zeit seit der Totaloperation als *„verlorene Jahre"*. Mit diesem Empfinden ist sie bei weitem nicht allein. Auch in der Fachwelt kennt man die vielfältigen Auswirkungen, doch wird darüber öffentlich nur wenig gesprochen.

* Dr. Michèle Lachowsky, die Präsidentin der französischen Menopausengesellschaft AFEM, beschreibt aufgrund ihrer langjährigen Erfahrung mit Patientinnen die chirurgische Menopause als Krankheit mit starken körperlichen Folgen wie die definitive Sterilität, aber auch oft Osteoporose, kardiovaskuläre Probleme, Rückgang der Libido, Hitzewallungen, Müdigkeit, Schlaflosigkeit und Gewichtszunahme.

Die chirurgische Menopause ist daher auch eine schwere Prüfung auf psychologischem Niveau und keinesfalls vergleichbar mit den natürlichen Wechseljahren. Dr. Lachowsky sagt: *„Die chirurgische Menopause mischt die Karten völlig neu, das ist also ein Schock, der mit einem tiefen Gefühl der Ungerech-*

tigkeit einhergeht – bezüglich dieser ‚gestohlenen Jahre'." (Lachowsky, 2006)

Im deutschen Sprachraum gilt jedoch die chirurgische Menopause allgemein nicht als Krankheit. Für die Frauen ist dieser Eingriff aber meist mit schweren gesundheitlichen und psychologischen Folgen verbunden, wobei Unwissen zur Problematik die Lage der Betroffenen noch erheblich erschweren.

Körperliche, psychische und sexuelle Folgen

Abrupter Hormonverlust und Hormonsturz

Die unmittelbare Folge der beidseitigen Eierstockentfernung ist der abrupte Hormonverlust, der schon oft im Vorfeld verharmlost wird.

Zu häufig wird auch suggeriert, man würde die Probleme bei jeder Frau leicht hormonell in den Griff bekommen. In der Regel werden umgehend Ersatzhormone verabreicht, um die schlimmsten direkten Folgen zu mildern.

Julia berichtet:

„Vor der Operation hatte man mir gesagt, ich müsse dann Östrogene einnehmen oder Hormonpflaster kleben, damit sich der Hormonmangel nicht negativ auf meine Gesundheit auswirken würde. Dass der Hormonsturz aber so heftig ausfallen könnte, damit hatte ich nicht gerechnet! Nach einigen Tagen schon bekam ich Wallungen, die sich immer mehr verschlimmerten. Ich lag im Bett, hatte die Orientierung verloren, wusste nicht mehr, wo und wer ich war, alles drehte sich und ich hatte Angst, aus dem Bett zu stürzen. Am nächsten Tag bekam ich ein Östrogenpflaster, und die Symptome verschwanden allmählich. Seitdem habe ich Angst davor, in eine Situation zu kommen, in der ich diese Medikamente nicht zur Verfügung haben könnte. Auch das Gefühl der Abhängigkeit ist mir von da an geblieben."

Besonders schlimm kann es jenen Frauen ergehen, die wegen anderer Erkrankungen keine Hormone bekommen dürfen. Renate hat dieses Schicksal ereilt. Und das, obwohl sie vor ihrer Operation alle Vorerkrankungen angegeben hatte. Sie erzählt:

„Ich wog zum Zeitpunkt meiner Totaloperation nur 43 Kilo bei einer Größe von 1,63 Meter. Aber ich war immer sehr zart und schlank gewesen. Ich gab das al-

les an, auch dass ich seit meiner Kindheit zwischendurch an nächtlichen epileptischen Anfällen litt, doch es schien niemanden wirklich sehr zu interessieren. Die Hormone, die man mir nach der Operation verabreichte, vertrug ich nicht. Ich bekam immer mehr epileptische Anfälle – ich glaubte, daran sterben zu müssen. Daher konnte man mir keine weiteren Hormone geben. Der Hormonexperte des Krankenhauses meinte nur resigniert: ‚Auf Sie wartet nun eine bittere Zeit!' Nun kam der hormonelle Entzug – mit all seinen Auswirkungen. Es war wie eine Folterkammer in meinem eigenen Körper! Kein Mensch, der das nicht selbst erlebt hat, kann sich so etwas vorstellen."

* Die weiblichen Eierstöcke produzieren im Normalfall auch noch in der Postmenopause Hormone (Fischl, 2001). Dieses Wissen ist allerdings noch nicht sehr verbreitet, was dazu führt, dass gerade bei älteren Frauen die Auswirkungen des hormonellen Verlustes unterschätzt oder gar nicht erkannt werden.

Mögliche Folgen für Herz, Kreislauf und das vegetative Nervensystem

Nicht nur sehr stark ausgeprägte Hitzewallungen suchen die Frauen nach der Entfernung beider Eierstöcke heim. Manche berichten auch von Schüttelfrost, der sie bis auf die Knochen durchbeutelt. Ebenso wird über Herzrasen geklagt und von teilweise ganz massivem Druck auf die Herzgegend, was wiederum zu Angstzuständen bis hin zu Panikattacken führen kann, da das Herzkreislaufsystem auch vom Hormonmangel betroffen ist.

Fleur sagt:

„Eine Veränderung zum Bluthochdruck ist bei mir nun ebenso gegeben."

Und Julia erzählt:

„Ich litt unter Herzrasen, bis ich die richtigen Hormone bekam. Das hat mich damals extrem geängstigt – und keiner wusste damals Rat und brachte das in Zusammenhang mit der Operation!"

Einige Frauen beschreiben einen sonderbaren Druck im Kopf sowie ein Gefühl der Dumpfheit im Kopf und am ganzen Körper, sodass man sich fühlt, als ob man in Watte stecken würde. Migräne und Schwindelgefühle – von leichtem bis zu sehr schwerem Schwindel – quälen etliche Frauen, und große Müdigkeit und Schwäche machen ihnen bei der Bewältigung des Alltags sehr zu schaffen. Auch unangenehme Veränderungen des Körpergeruchs belasten. Sogar von Tinnitus nach den Organentfernungen wird berichtet. Petra hat sich wohl oder übel damit abgefunden und sagt:

„Mittlerweile ist auch mein Tinnitus zu einem ‚Freund' geworden."

Mögliche Folgen für den Genitalbereich

Im Genitalbereich kann es durch den Hormonentzug vermehrt zu Infektionen kommen – das Scheidenmilieu verändert sich, und Pilzinfektionen können häufiger auftreten. Genauso wie Harnwegsinfekte.

In der Tat herrscht auf diesem Gebiet derzeit noch so viel Unwissen, dass die Symptomatik des allgemeinen Hormonmangels oft nicht erkannt wird, und die betroffenen Frauen entweder gar nicht oder falsch behandelt werden.

Elisabeth erzählt:

„Wegen meiner immer wiederkehrenden Harnwegsinfekte und Scheidenentzündungen seit der Totaloperation verabreichte man mir diverse Antibiotika, dadurch hatte ich Dauerpilzinfektionen, über Jahre! Im Pilzambulatorium war ich bereits ‚Stammgast'."

Eva hat seit der Totaloperation Probleme mit der Blase, die sich nun gesenkt hat. Sie beschreibt diese unangenehme Langzeitfolge:

„Als Erstes bemerkte ich, dass ich den Urin nicht mehr so wie früher halten konnte. Beim Niesen, Husten oder Lachen verlor ich plötzlich einige Tropfen Urin. Dazu entwickelte sich eine sogenannte sensorische Dranginkontinenz. Das heißt im Klartext: Sobald ich registriere, dass ich zur Toilette muss, ist kein Halten mehr möglich. Im Normalfall bemerkt ein Mensch schon viel früher seinen Harndrang, kann aber dann noch eine geraume Zeit aushalten. Das funktionierte plötzlich bei mir nicht mehr. Es schränkt mich in meinem täglichen Ablauf sehr ein, denn ich kann nicht das Haus verlassen, wenn ich kurz zuvor Flüssigkeit zu mir genommen habe."

Auch Anna erzählt von ihrer Angst wegen des Harnverlustes seit der Totaloperation:

„Als ich das zum ersten Mal spürte, erschrak ich zu Tode. Ich presste die Oberschenkel fest zusammen und hoffte, dass nicht noch mehr rausrann."

Mögliche Folgen für den Magen-Darm-Trakt

✳ Beherrschbare Beschwerden im Magen-Darm-Trakt, die sich als Blähungen, Übelkeit, Durchfälle oder Verstopfungen äußern, aber auch große, kurz- und langfristige Schwierigkeiten mit dem Stuhlgang werden von Frauen nach der operativen Entnahme der Eierstöcke zur Sprache gebracht.

Renate erinnert sich:

„Bei jedem Stuhlgang litt ich nun Schmerzen – fast ein ganzes Jahr lang."

Und Fleur berichtet von

„Verwachsungen und folglich Blasen- und Darmstörungen".

Auch Eva ist von Darmproblemen nun stark betroffen und eingeschränkt. Sie hat den Mut gefasst, dieses völlig tabuisierte Problem zu beschreiben:

„Zusätzlich zur Blasensenkung bekam ich auch noch eine Schließmuskelsenkung. Mit weiterer Erschlaffung des Beckenbodens senkte sich bei mir auch der Darm ab und bildete eine Art ‚Schlinge', in der sich nach dem Stuhlgang immer Restkot sammelt, der dann dort verbleibt. Das macht eine ordentliche Säuberung nicht möglich! Nach einiger Zeit, wenn der Schließmuskel sich wieder ganz zusammengezogen hat, muss dann eine Nachsäuberung stattfinden. Wenn ich merke, dass Stuhlgang kommt, muss auch hier unbedingt sofort eine Toilette in Nähe sein. Obwohl ich Beckenbodengymnastik gemacht habe und auch immer wieder zwischendurch mache, ist keine Besserung der Beschwerden in Sicht."

Mögliche Folgen für das Immunsystem

Immunschwäche und dadurch vermehrte Anfälligkeit für Infektionserkrankungen und Entzündungen der Nebenhöhlen werden von den betroffenen Frauen ebenfalls berichtet.

Anna erzählt:

„Ungefähr drei Monate nach dem Eingriff begann mein Martyrium: Ich war über Wochen und Monate ständig verkühlt und verschnupft, erkrankte an chronischer Sinusitis, konsultierte alle möglichen HNO-Ärzte sowie Alternativmediziner. Dieser Leidensweg war verbunden mit schmerzhaften Untersuchungen. Hinzu kamen erhebliche finanzielle Belastungen, weil ich Unmengen von Geld für Medikamente und
Heilungsmethoden ausgeben musste. Als ich mich hilfesuchend an meinen Frauenarzt wandte, meinte dieser, er als Gynäkologe könne mir nicht helfen, da der Unterleib in bester Ordnung sei! Obwohl ich bis zu diesem Zeitpunkt bereits verschiedenste Spezialisten und Ärzte in Eigeninitiative konsultiert hatte, schrieb er mir nur eine Überweisung an einen HNO-Arzt. Dieser riet mir schlussendlich zu einer Naseoperation. Natürlich hatte ich Bedenken, aber der enorme Leidensdruck und die tiefe Sehnsucht, endlich wieder ein normales Leben führen zu können, veranlassten mich, der Operation zuzustimmen. Ergebnis: drei Monate Linderung, danach wieder dieselben Symptome!"

Auch Renates Abwehrsystem funktionierte nach der Operation nicht mehr. Sie sagt:

„Mein Immunsystem brach zusammen, ich bekam alle möglichen Infekte und Entzündungen und wurde immer schwächer."

Mögliche Folgen für Schlaf- und Energiehaushalt

✳ Viele Frauen berichten nach der Kastration von starken Schlafstörungen. Dadurch sind das tägliche Leben und der Berufsalltag nur noch erschwert zu bewältigen.

Karla erzählt:

„Am schlimmsten von allem waren für mich meine massiven Schlafprobleme. Ich hatte früher überhaupt kein Problem damit, sondern diese Störungen stellten sich vor ca. fünf Jahren ein. Ich konnte keine Nacht mehr durchschlafen und zeitweise bin ich jede Nacht um halb drei aufgewacht, und an ein Weiterschlafen war nicht mehr zu denken."

Allgemeine Antriebslosigkeit und extreme Müdigkeit bringen viele Betroffene zur Verzweiflung. Petra beschreibt das ständige Auf und Ab:

„Es gibt Zeiten, da bin ich so ‚kribbelig und hibbelig', dass ich den Knopf zum Ausschalten nicht finde und pausenlos auf ‚on' stehe. Und das andere Extrem ist dann aber die Motivationslosigkeit, Antriebslosigkeit, enorme Müdigkeit und schlecht bis gar nicht schlafen zu können."

Katarina weiß sich diesbezüglich auch keinen Rat mehr:

„Ich bestehe nur noch aus Schmerzen, Arbeit und Dauererschöpfung und verliere zunehmend die Motivation."

Mögliche Folgen für die äußeren Geschlechtsorgane und die Brüste

* Die Entfernung der Eierstöcke wirkt sich möglicherweise auch auf die äußeren Geschlechtsorgane aus. So können sich ohne Hormonersatz die Schamhaare zu lichten beginnen, aber auch von der Rückbildung der Schamlippen wird berichtet. Von diesen „Nebenwirkungen" betroffene Frauen schämen sich oft über die sichtbaren Veränderungen ihres Genitalbereiches. Sie fühlen sich eventuell sogar nicht mehr als vollständige Frau.

Renate sagt viele Jahre nach der Operation mit Bitterkeit:

„Ich schaue jetzt unten aus wie ein Kind."

Und Eva ist verzweifelt über ihren veränderten Körper:

„Meine Schamlippen sind zusammengeschrumpft und richtiggehend ,verhornt'. Außerdem veränderte ich mich äußerlich, die ganze Figur betreffend, so sehr, zusätzlich zu all den anderen gesundheitlichen Problemen! Es kommt mir vor, als ob ich in Frankensteins Kabinett gewesen wäre!"

Auch die Brustwarzen können ihre Farbe verlieren. Die Brust selber kann sich verändern und oft stark an Größe zunehmen. So sehr man in unserer Gesellschaft ansonsten um die Gesundheit der weiblichen Brust und deren Aussehen bemüht ist, wird solchen Folgen nach Entfernung der Eierstöcke keine große Bedeutung beigemessen.

Katarina leidet durch das Hormonungleichgewicht nun an wiederkehrenden Zysten in den Brüsten. Sie klagt:

„Diese Zysten werden punktiert und überwacht. Das ist für mich extrem belastend, denn dadurch kriegt man auch Angst vor Brustkrebs."

Mögliche Folgen für Gewebe, Haare, Augen und Zähne

Probleme mit der Haut und den Schleimhäuten werden von betroffenen Frauen ebenfalls berichtet.

Nise sagt:

„Ich stelle bei mir eine extreme Hautalterung seit der Totaloperation fest. Früher wurde ich immer ca. 10 Jahre jünger geschätzt, heute eher älter. Ich muss bei mir auch allgemeine Gewebeveränderungen feststellen: massive Bindegewebsschwäche, die leiseste Berührung verursacht bei mir blaue Flecken. Meine Schleimhäute kommen mir vor wie uraltes Seidenpapier – ehrlich. Ich habe oft Nasenbluten, Zahnfleischbluten und Blutungen aus den Schleimhäuten des Intimbereichs."

* Manche Frauen leiden an hormonell bedingter Trockenheit der Augen und Verstopfungen des Tränenkanals. Auch über ungewollten Haarausfall und verändertes Haar berichten Betroffene nach beidseitiger Eierstockentfernung.

Evas Haare waren einst ihr Stolz, nun sind sie matt und kraftlos. Auch Evas Haut ist häufig so trocken, vor allem im Bereich der Ohren, dass nur mehr ein Cortisonpräparat gegen den extremen Juckreiz hilft. Sie sagt:

„Aber auch der Genitalbereich juckt immer wieder nach dem Waschen, obwohl ich nur eine ganz milde Intimlotion verwende."

Mögliche Folgen für Schilddrüse und Zuckerstoffwechsel

Die Entfernung der Eierstöcke kann sich auch auf die Schilddrüse und den Zuckerstoffwechsel auswirken. Julias Schilddrüse beispielsweise ist seit der Totaloperation nicht mehr in Ordnung:

„Bald nach der Operation wurde auf einmal ein Knoten in der Schilddrüse festgestellt."

Auch bei Petra wurde nach der Eierstockentfernung eine Unterfunktion der Schilddrüse festgestellt. Sie muss nun dauerhaft ein Schilddrüsenmedikament einnehmen und sagt:

„Durch das Medikament habe ich aber die Schilddrüse ganz gut im Griff."

Eva hat dieses Glück leider nicht. Bei ihr ist zusätzlich zu den ständigen Schwierigkeiten mit der Schilddrüse auch noch der Zuckerstoffwechsel entgleist. Sie berichtet:

„Schon bald nach der Operation wurde leichter Diabetes festgestellt, und nun – fünf Jahre später, leide ich bereits an einer behandlungsbedürftigen Form."

Mögliche Folgen auf Körpergewicht und Appetit

Appetitlosigkeit oder Heißhunger sind nicht selten Begleiterscheinungen der völlig veränderten Hormonsituation durch die Entfernung der weiblichen Keimdrüsen.

* Das hormonelle Ungleichgewicht kann sich aber auch in der Veränderung der Körperform zeigen. Frauen berichten davon, dass die Taille verschwindet, der Bauch größer und der Oberkörper kräftiger wird. Sehr zu schaffen macht den betroffenen Frauen oft auch die Gewichtszunahme und die Tatsache, dass der Körper unförmig wird. Es gibt Frauen, die nach der Kastration – ob mit oder ohne Hormonersatztherapie – 10 Kilo oder noch viel mehr zunehmen. Und das, obwohl sie nicht mehr, sondern sogar weniger essen und mehr Sport betreiben.

Katarina sagt dazu resigniert:

„Ich habe mehrfach Diäten gemacht, um zumindest die Wirbelsäule zu entlasten, nehme dabei sehr wenig ab und dann umso mehr wieder zu."

Die Entfernung der Eierstöcke greift massiv in den gesamten Stoffwechsel ein und macht Diäten dadurch oft wirkungslos. Die Betroffenen bemühen sich intensiv um eine gesunde Lebensweise und versuchen alle möglichen Alternativen, um diese schwierige Problematik in den Griff zu kriegen. Diese Anstrengungen sind aber leider oft nur von mäßigem Erfolg gekrönt.

Petra meint:

„Die Gewichtszunahme ist ein ständiger Begleiter und macht mich sehr unglücklich. Ich kann nur durch regelmäßige Bewegung und noch weniger essen dem entgegenwirken. Was sich jedoch durch meine seit der Operation vorhandenen Unverträglichkeiten gegen Lebensmittel manchmal als sehr schwierig und frustrierend erweist."

Helli nahm sogar innerhalb eines Jahres fast 20 Kilo zu, worunter sie sehr gelitten hat. Sie erzählt:

„Von 57 Kilo kam ich dann innerhalb eine Jahres auf 75 Kilo."

Mögliche Folgen für den Knochenstoffwechsel

* Eine große Gefahr stellt auch die Osteoporose dar, der gefürchtete Knochenabbau, hervorgerufen durch den Mangel an Sexualhormonen. Diese schwere Erkrankung gehört zu den Langzeitfolgen der Entfernung der Eierstöcke.

Helli bekam nach der Operation zunächst keine Hormone und dann zwar viele Jahre lang Östrogenersatz, aber offenbar waren es bei ihr nicht die richtigen Hormone und auch nicht Hormone in ausreichender Menge, oder es war für die Hormon-Substitution bereits zu spät. Sie erzählt:

„Der Arzt war entsetzt, dass mir nach der Totaloperation keine Ersatzhormone gegeben und keine Knochendichtemessung veranlasst worden war. Also musste ich wieder zu Ärzten, vor denen mir inzwischen gegraust hat. Jeder sagte was anderes. Die Knochendichtemessung ergab, dass ich Knochen wie eine 80-Jährige habe, und dass akute Bruchgefahr bestand. Im Lauf der Zeit wurden mir – ich war damals noch so brav und folgsam – viele verschiedene Hormonpräparate verpasst. Keines hatte Einfluss auf meine Knochen, sehr wohl aber in rasanter Weise auf mein Gewicht, was mich sehr unglücklich gemacht hat. Damit kämpfe ich bis heute."

Anna ist durch die operative Eierstock-Entnahme ebenfalls nun mit knapp 40 Jahren bereits mit der Diagnose Osteoporose konfrontiert. Sie sagt verzweifelt:

„Mein Hormonstatus im Blut ergab, dass ich bereits Osteoporose habe, was auf einen Hormonmangel schließen lässt. Und das, obwohl ich immer wieder andere Hormone bekomme. Es ist für mich die ‚unendliche Geschichte' von Kranksein und Leid, und ich weiß nicht, wie viele Jahre meines Lebens ich noch so verlieren werde."

Auch Helli zieht ein bitteres Resümee:

„Ich habe inzwischen seit 15 Jahren Osteoporose, die mir seit zwei Jahren chronische Schmerzen bereitet. Ich kann an manchen Tagen kaum aufstehen, und jedes Gelenk und die Röhrenknochen tun sehr weh. In der Früh merk ich schon, ob es ein guter Tag wird oder ein schlechter. Seit vorigem Jahr habe ich immer wieder sehr heftige Schmerzattacken, bei denen ich keine Luft bekomme und mich gar nicht bewegen kann. Das hatte auch schon Stürze zur Folge. Vor

denen habe ich Angst – vor einem Wirbelbruch. Bei solchen Schmerzattacken bin ich dann im Krankenhaus bei einer Schmerztherapie gut aufgehoben. Ich bin mit meinen Befunden und dem Stadium der Osteoporose in meinem Alter bei jedem Arzt der bunte Hund, der ungewollt Aufmerksamkeit erregt, was mir immer unangenehm ist."

Mögliche Folgen für Bewegungsapparat und Muskeln

✳ Nach Totaloperationen berichten manche Frauen mit der Zeit nicht nur über schmerzende Knochen, sondern auch über Gelenks- und Muskelschmerzen. Das Risiko, an Arthritis und Osteoporose zu erkranken, ist gerade bei Frauen, die schon früh ihre Eierstöcke verloren haben, bekannt. (McCarthy, 2011)

Katarina kämpft nun mit ständigen Schmerzen, obwohl sie nicht einmal 50 Jahre alt ist:

„Seit der Entfernung der Eierstöcke leide ich an chronischen, anhaltenden Rückenschmerzen. Es kommt zu häufigen, anhaltenden Muskelblockaden, die teilweise bereits in Entzündungen übergehen. Dadurch habe ich schon mehrfache, teils schwere Bandscheibenschäden konstatiert bekommen. Und als ob das noch nicht genug wäre, leide ich jetzt auch an Fibromyalgie – das ist Faser-Muskel-Schmerz –, was eigentlich als unheilbar gilt."

Von Wasseransammlungen in den Händen und Beinen wird zusätzlich berichtet. Aurelie machen die damit verbundenen Schmerzen in Beinen und Gelenken sehr zu schaffen:

„Ich habe Knochenschmerzen, Gelenkschmerzen, sehr schwere Beine, vor allem in der Früh, Fußschmerzen nach längerem Sitzen – und noch dazu leichte Inkontinenz beim Niesen! All das macht mir das Leben schwer."

Auch Petra leidet bereits an chronischen Problemen der Hals-, Brust- und Lendenwirbelsäule. Sie erzählt:

„Bin gerade mal wieder in Behandlung, weil mir seit mehr als einem Jahr immer die Hände einschlafen bei jedweder Tätigkeit, wie so etwas Banalem wie bügeln, Haare föhnen, malen, lesen, schlafen, Rad fahren, schwimmen usw."

Eva geht es ebenfalls nicht besser. Einst war sie laut ihrer Selbstbeschreibung eine agile Frau, jetzt ist

„längeres Stehen [...] bereits unmöglich wegen der starken Rückenschmerzen. Außerdem habe ich regelrecht das Gefühl, der ganze Beckenboden würde nach unten ziehen."

✳ Da bei einer Totaloperation auch Bänder durchtrennt werden, ist eine Festigung durch das Stärken der Muskulatur unbedingt notwendig. Beckenbodentraining und physiotherapeutische Maßnahmen sind hilfreich, aber die Betroffenen werden oftmals gar nicht automatisch dahingehend nachbehandelt oder darauf hingewiesen.

Julia musste erst selbst die Initiative ergreifen, um eine derartige Behandlung zu bekommen:

„Durch die Beckenbodenübungen bekam ich wieder etwas mehr Vertrauen in meinen Körper, es wurde mir aber auch die Schwere des Eingriffs bewusst."

Mögliche Folgen für die Gehirnfunktion

✳ Manche Frauen leiden nach der Totaloperation an Konzentrationsproblemen und Gedächtnislücken, vor allem was das Kurzzeitgedächtnis betrifft.

Eva sagt:

„Als ich merkte, dass ich jetzt auch plötzlich Dinge ständig vergaß, nicht mehr wusste, ob ich das Essen schon gesalzen hatte oder nicht, also nicht mehr Herr meines eigenen Kopfes war, wollte ich nur mehr sterben!"

Auch Nise musste feststellen:

„Zusätzlich zu meiner verminderten körperlichen Leistungsfähigkeit kommt zu meinem Leidwesen auch die geringere geistige hinzu. Sie wirkt sich vor allem durch gelegentlich mangelnde Konzentration aus."

Petra hat das Glück, eine verständnisvolle Familie zu haben. Trotzdem ist es für sie sehr schwer, neben den körperlichen auch mit den geistigen Folgen fertigzuwerden. Sie berichtet:

„Meine Konzentrationsfähigkeit hat sich, seit ich nicht mehr arbeiten gehe – ich habe den Rentenantrag noch nicht gestellt, da ich Angst habe, es nervlich nicht durchzustehen –, etwas gebessert, jedoch leidet mein Gedächtnis immer noch sehr. Meine Familie hat sich mittlerweile als gute Stütze erwiesen, *wenn ich dauernd Begriffe umschreibe. Ich bin sozusagen ein Meister beim Spiel ‚Activity‘ geworden.“*

Seelenschmerz

* Die körperlichen Beschwerden werden nicht selten gleichzeitig von einem sehr großen Seelenschmerz begleitet. Vor allem im ersten Jahr nach der Operation reagiert die weibliche Psyche sehr empfindlich und sensibel.

Frauen berichten beispielsweise von wiederkehrenden Albträumen. Sie erleben die Operation im Traum erneut, und beängstigende Bilder aus dem Unterbewusstsein steigen auf. Sie träumen fallweise davon, dass sie ertrinken, dass sie in einen Abgrund stürzen oder dass sie von anderen Frauen ausgelacht und ausgestoßen werden.

Eva hat versucht, diese Gefühle in Worte zu fassen:

„Man nahm mir mein Leben und gab mir die Hölle. Ich lebe – aber ich kann es nicht mehr spüren. Ich bin eine Frau – aber nicht mehr die, die ich einmal war. Ich lebe ein Leben – was kein Leben mehr ist. Ich wurde zerstört – das Leben ist zur Qual geworden. Ich kenne mich nicht mehr – mein eigenes Leben ist mir fremd geworden. Ich bin in einem lebendigen Körper – aber meine Seele ist tot.“

Weinen

* Manche Frauen erleben den operativen Eingriff auf der psychischen Ebene als Verletzung ihrer Integrität als Frau. Einige berichten sogar vom Gefühl der Vergewaltigung und der Schändung des Körpers.

Sie schämen sich für all das, sie können es nicht in Worte fassen, und diese Hilflosigkeit findet ihren Ausdruck in unzähligen Tränen, die nicht selten unkontrolliert rinnen. Eva bezeichnete es als „Tränensee“, der sie tagaus, tagein begleite.

Julia erzählt:

„Ich war entschlossen, mein normales Leben rasch wieder aufzunehmen. Aber das war schwer. Ich sehe mich jetzt noch vor mir, wie ich immer wieder den Tränen nah war. Ich fühlte mich stumpf, leer, wie ausgelöscht. Mein Selbstbild war vollkommen verändert. Wenn ich auf der Straße ging, hatte ich das Gefühl, jemand zu sein, der nicht dazugehörte. Ich war auf einem absoluten Tiefpunkt, aber rein äußerlich war ich nicht anders als vorher.“

Nise sagt dazu:

„Meine Nerven sind auch nicht mehr wie früher. Ich muss feststellen, dass ich seit der Totaloperation beträchtlich ‚näher am Wasser gebaut‘ habe als zuvor.“

Tiefe Traurigkeit

* Depressionen und depressive Verstimmungen werden von einigen Betroffenen als Folgewirkungen der Kastration erwähnt. Diese Depressionen finden ihre Ursache offenbar einerseits durch die hormonellen Veränderungen und die vielen körperlichen und sexuellen Schwierigkeiten, andererseits aber auch durch das gestörte Selbstbildnis, das durch den Organverlust hervorgerufen wird.

Petra sagt:

„Ich leide unter Depressionen, mal mehr, mal weniger, je nachdem, wie gut ich hormonell eingestellt bin.“

Fleur ist damit konfrontiert, dass sie keine Ersatzhormone nehmen darf und die Auswirkungen des Hormonmangels dadurch voll zum Tragen kommen. Sie sagt im Rückblick:

„Die ständigen Gemütsschwankungen, die rasante Gewichtszunahme, seit auch die Ovarien entfernt sind, die Trockenheit der Haut, Verlust der Genitalhaare und gleichzeitig extrem üppiger Haarwuchs an den verbliebenen Stellen sowie Libidoverlust bescherten mir Minderwertigkeitsgefühle. Da bei mir jegliche Hormonsubstitution unmöglich ist, erlitt und erleide ich ständig Hochs und Tiefs auch auf der psychischen Ebene.“

Identitätsverlust

* Frauen spüren, wie wichtig ihre Organe für sie sind, wenn auch meist unbewusst. Nach der Eierstock-Operation wird nicht selten dieses Unbewusste aktiv, und die betroffenen Frauen registrieren verzagt das ganze Ausmaß des Eingriffes.

Die eigene Wertigkeit mancher Frauen wird durch den Verlust der Eierstöcke in Frage gestellt, und sie müssen versuchen, sich selber „wiederzufinden“.

Sie empfinden sich möglicherweise als nicht mehr intakt, und auch das Gefühl, plötzlich alt zu sein, kann sehr belastend werden.

Aurelie meint:

„Ich habe das Gefühl, mich selbst verloren zu haben. Ich fühle mich plötzlich uralt. Was bin ich nun eigentlich? Ich bin kein Mann – aber auch keine Frau mehr!"

Renate erläutert den Zustand, den man Nichtbetroffenen fast nicht erklären kann, kurz und prägnant. Sie sagt:

„Fühle mich mutiert – wesensfremd."

Petra meint:

„Das Schlimmste war, dass ich nicht wusste, warum ich so war. Was war nur mit mir los? Wer war ich? Ich war verzweifelt, hasste mich und meinen verstümmelten Körper, schlug und biss mich, wollte, dass es ein Ende hatte – wollte nicht mehr leben ... so nicht mehr leben. Meine Eltern, Schwestern, Mann hatten eine Fremde vor sich. Ein unausstehliches Monster, geschaffen durch die ‚Kunst' der weißen Götter."

Das viele Leid lässt manche der betroffenen Frauen offenbar frühzeitig altern – sowohl körperlich als auch seelisch. Renate meint dazu:

„Es sind so viele körperliche Beschwerden da, die mein Leben zu einem täglichen Kampf machen. Ich kann nur sagen – um es einfach zu beschreiben – ich bin jetzt Anfang 50, doch mein Körper ist 80 Jahre alt."

Auch ich als Autorin habe ähnlich empfunden, was ich in einem Gespräch mit meiner behandelnden Ärztin ausdrückte: Als ich zwei Jahre nach meiner Eierstockentfernung dort vorstellig wurde, fragte sie mich nach der ersten Sitzung, was ich mir von Herzen von ihr wünschen würde, wenn sie einen Zauberstab hätte. Ich antwortete ihr traurig: *„Frau Doktor, nehmen Sie mir bitte das Gefühl, 100 Jahre alt zu sein."*

Folgen für Libido und Sexualempfinden

✱ Die Sexualität ist nach einer Totaloperation oft schwer beeinträchtigt. Betroffene Frauen, die ihr erfülltes Sexualleben, das sie vor der Operation zumeist hatten, sehr vermissen, haben durch das allgemeine gesundheitliche Desaster auch in Bezug auf diesen Bereich ihres Lebens meist resigniert.

Nise meint beispielsweise:

„Totaler Libidoverlust. Jetzt, sechs Jahre danach, keinerlei Möglichkeit mehr, mit meinem Partner Liebe zu machen."

Fleur beschreibt ihre Situation mit wenigen Worten:

„Extreme Einschränkung, Veränderung der Scheide, Libidoverlust."

Sehr ähnlich empfindet auch Monika. Sie sagt:

„Es gibt kein Sexualleben mehr – Es ist nicht mehr vorhanden!"

Die sexuellen Einbußen als Folge der Totaloperation werden im Kapitel Sexualität ohne Gebärmutter und Eierstöcke „Sexualität ohne Gebärmutter und Eierstöcke" noch genauer beschrieben.

✱ Je weniger eine Frau vorher über all diese möglichen Folgen aufgeklärt wird und je weniger Unterstützung sie nach der Operation erfährt, umso wahrscheinlicher ist, dass sie leiden und hilflos den Folgen gegenüberstehen wird.

Offene (Schuld-)Fragen und Konsequenzen daraus

Gefühle nach unnötigen Operationen

War die Operation möglicherweise gar unnötig, so wird die Psyche auf sehr negative Art reagieren. Schwer bis gar nicht zu begreifen ist es für die Frauen, wenn sie nach der Operation erfahren, dass die Organe eigentlich gesund waren, dass es Alternativen gegeben hätte, die ihnen niemand angeboten hat.

Eva musste beispielsweise erkennen:

„Meine Operation war absolut unnötig!"

Und Anna, deren Kastration durch eine bösartige Tumorerkrankung ausgelöst wurde, erzählt:

„Auftrieb gab mir zuerst eine Nachricht des Operateurs. Er teilte mir Folgendes mit: Laut Befund waren die entfernten Eierstöcke vollkommen gesund gewesen, deshalb sollte ich froh sein, keine weiteren Behandlungen mehr über mich ergehen lassen zu müssen. Dies führte bei mir zu einer ambivalenten Reaktion. Einerseits war ich erleichtert, dass ich nun endlich ‚geheilt' schien, andererseits kamen mir Tränen, denn ich hatte im Vorfeld instinktiv gespürt, dass meine Eierstöcke nicht befallen sind. Allerdings

*wusste ich damals noch nicht, was jetzt auf mich zu-
kommen sollte."*

Renate hadert mit der bitteren Realität:

*„Mein Chirurg sagte betreten: ‚Wenn ich gewusst
hätte, dass Sie epileptische Anfälle haben, hätte ich
keine Totaloperation gemacht.' Ich war von dieser
Aussage wie erschlagen: Erstens hatte ich doch die
epileptischen Anfälle vor der ersten Operation angegeben, und zweitens, weshalb hatte er denn bei mir
die Totaloperation gemacht, wenn sie anscheinend
doch nicht so unbedingt notwendig gewesen war?"*

Viele Frauen geben sich selbst die Schuld, sich nicht
besser informiert zu haben und so gutgläubig gewesen zu sein.

Renate hat es bis heute nicht verwunden, nicht auf
ihre weibliche Intuition vor der Operation gehört zu
haben, und bedauert:

*„Eine innere Stimme hatte mich doch gewarnt: ‚Unter-
schreib nicht, geh sofort nach Hause!' Doch ich hörte
nicht auf sie und unterschrieb zaghaft das Einwilli-
gungsformular. Als ich aus dieser zweiten Operation
aufwachte, erzählte man mir sogleich, dass die Organe – Gebärmutter und linker Eierstock – völlig gesund gewesen waren! Ich schrie förmlich nach innen!
So kann ich das Gefühl jetzt nur mehr beschreiben,
das mich umklammert hielt. Es war grauenvoll! Ich
wusste, ich hatte den größten Fehler meines Lebens
begangen. Ich hatte mich überreden lassen, durch
die mächtige Waffe Angst."*

✱ Die seelischen Folgen sind für diese Frauen,
die ihre Organe umsonst verloren haben, besonders tiefgreifend, da es zu einem Vertrauensbruch zwischen Arzt und Patientin gekommen ist,
der meist für das ganze weitere Leben bestimmend
sein wird. Das vorherrschende Wort für diese Frauen
ist und bleibt das Wort „WARUM?".

Sara hat das Ganze bis heute nicht verkraftet und
klagt:

„Warum musste mir denn das passieren?"

Eva stellt fest:

*„Mein Glaube an Gott und an Gerechtigkeit ist dahin.
[...] Was hab ich bloß verbrochen, dass ich das durch-
machen muss?"*

Eine befriedigende Antwort darauf wird niemand
imstande sein zu geben. Das Vertrauen in die Gesellschaft und in ihre sozialen Strukturen wird
durch solcherart unnötige Operationen besonders
erschüttert.

Tiefe Verzweiflung und Todessehnsucht

✱ Wenn die körperlichen und seelischen
Schmerzen nicht in den Griff zu kriegen sind
und die Ignoranz der Umwelt unerträglich ist,
wünschen sich manche der kastrierten Frauen den
Tod – einfach deshalb, um endlich aus diesem „Teufelskreis" befreit zu werden.

Renate gesteht:

*„Seit 15 Jahren gehe ich nun allein diesen steinigen
Weg. Oft wollte ich diesem Leben ein Ende setzen –
aber irgendwas hat mich immer wieder davon abgehalten."*

Auch Eva gibt ehrlich zu, wie stark ihre Verzweiflung
zwischendurch war, obwohl sie durchgehalten hat:

*„Oft war ich davor, mir das Leben zu nehmen. Ich lag
stundenlang auf schneebedecktem Waldboden und
flehte zu Gott, er möge mein Leben beenden, ich
hatte keine Kraft mehr, aufzustehen. Nicht mal mein
Kind hätte mich zurückgehalten, ich konnte nichts
mehr geben, weil ich ‚nichts' mehr war. Nur die Angst
vor dem Tod bewahrte mich vor dem Selbstmord."*

Das Wechselbad der Gefühle nach Entfernung von
Gebärmutter und Eierstöcken ist schwer in Worte zu
fassen. Renate hat daher versucht, das traumatische
Erlebnis ihrer Totaloperation durch Poesie zum Ausdruck zu bringen:

*„Du bist so blass geworden, Liebes, mit großen trü-
ben Sternen starrst Du über mich hinweg, weg in eine
viel zu dunkle Welt. Farblos huschst Du des Morgens
beinah unerkannt an mir vorüber. Wie lange noch?
Lass es zu, dass Deine Wunden heilen. So gewöhnt
an Dich, fühle ich mich verloren! Weißt Du noch, wie
Du als kleines Mädchen fasziniert in mein Antlitz ge-
taucht, um mit gierigen Pupillen geheime Wünsche
zu entlocken. Man konnte Dir nicht widerstehen! Jetzt
vermisse ich Dich, vermisse auch Dein ungeschmink-
tes Gesicht und liebe Dich nur so aus der Ferne ...
Sei ehrlich, es war nicht immer alles echt. Wie viele Gesichter haben Dich maskiert getragen! Gewiss,
gewiss mit Würde, doch mir konntest Du nichts vormachen, Gauklerin! Ja, ich gebe zu, von Deiner Eitel-*

keit Gebrauch zu machen, war nicht immer einfach. Weil, dieser Hut und jenes Band, oder doch die blaue oder rote Farbe? Oder diese Spange? Wenn Deine Perlen sich verloren, trugst Du am Ende nichts! Frau Prinzessin war nie schön genug! Nun leide ich Deine Schmerzen! Dein letzter Blick in das Brillenglas Deines Anästhesisten hat mir soooo wehgetan! Zum Glück musste ich nicht auch noch Deine ‚Entweibung', wie Du es nanntest, mit ansehen! Welch gnadenvolle Bewusstlosigkeit Deiner Narkose hat es uns erspart! Uns beiden – Untrennbaren! Stolz war ich auf Dich, als Du am nächsten Tag angetrippelt kamst, zwar noch schwach, aber doch schon mit Fragen … So konnte ich Dir Mut machen, zuweilen gelang es mir auch. Ja, Du kannst kein Kind mehr in Dir tragen, aber war es nicht auch die Lösung Deiner Kindheit? Welch neue Frau wurde aus Dir geboren? Wie auch immer, lass mich zu Dir stehen! Nicht oft haben Dich Deine Liebhaber wirklich beglückt, wenn sie mit großem Hunger von Deinen Früchten gezehrt, um satt und selbstzufrieden den Kern Deines Herzens auszuspucken. Jener Samen, kurzer Frühling, hat sich jäh verblüht! Deine Tränen … ungezählte Flüsse! Gesprungen bist Du mir aus allen Wolken, doch in einer Pfütze fand ich Dich oft wieder. Nun sag ich mir, späte Sommer sind das volle Maß an Schönheit, davon lässt's sich leben … gut … zuweilen. Ein neues Leben setzt immer das alte Sterben voraus, lass mich Dich lieben, lass mich Dich lieben, so oft wir uns begegnen – ich bitte Dich!!!

Dein Spiegelbild"

Das Krankheitsbild der chirurgischen Menopause

✱ Die weitreichenden gesundheitlichen Auswirkungen der chirurgischen Menopause sind schon seit Ende des 19. Jahrhunderts bekannt. Dass die möglichen Folgen einer Totaloperation von bestimmten ÄrztInnen dennoch als harmlos und quasi nicht der Rede wert eingestuft werden, ist für die heutige Zeit, wo sich doch jeder darüber informieren könnte, mehr als unverständlich.

Doch Anna musste genau diese bittere Erfahrung machen und berichtet:

„Der praktische Arzt musste mich, nachdem ich aus dem Krankenhaus entlassen worden war, für ein paar Tage krankschreiben. Er vertrat wirklich die Mei-

nung, Totaloperationen seien auch für junge Frauen nichts Tragisches. Das Beste wäre, so bald wie möglich wieder arbeiten zu gehen, da ich ja noch jung sei und ohnehin nicht viel Erholung bräuchte, meinte er. Er verglich mich gar mit seiner 70-jährigen Mutter, an der ebenfalls ein solcher Eingriff vorgenommen worden war. Diese habe keine nachfolgenden Probleme gehabt. Das einzige negative Kriterium seien ausschließlich psychische Probleme. Solche könne er bei mir nicht erkennen, da ich ja recht gut aussehe, stellte er fest. Diese Ausführungen versetzten mich in Unsicherheit. Ich suggerierte mir selbst, dass ich das alles irgendwie schaffen würde, obwohl ich aufgrund eines durch die Operation verletzten Nervs kein Gefühl am Bein verspürte. Trotzdem hätte ich mich geschämt, anderen Personen gegenüber zuzugeben, nach den zwei Operationen mit Vollnarkose innerhalb kürzester Zeit komplett geschwächt zu sein."*

Kostenintensive ergänzende therapeutische Maßnahmen

✱ Viele Betroffene versuchen alles, um eine Linderung der gesundheitlichen Folgen mit sehr viel Selbstdisziplin und Geduld zu erlangen. Mit ganzheitlich ausgerichteten Methoden haben einige der für dieses Buch befragten Frauen positive Erfahrungen gemacht.

Elisabeth berichtet:

„Ich habe mich in dieser Zeit nach der Operation, verzweifelt und bereits am Ende meiner Kräfte, in die indische Medizin – Ayurveda – eingelesen und dort Linderung und ein wenig Lebensmut erhalten."

Auch Lynn kann in diesem Zusammenhang von kleinen Erfolgen berichten:

„Depression, Herzrasen, Gewichtszunahme! Ich habe ja wie eine Bekloppte dagegen gearbeitet, bin gegen meinen inneren Schweinehund weiter gejoggt und habe alles getan, um wieder auf die Beine zu kommen. Die Gewichtszunahme bekämpfe ich mit Bewegung. Letztendlich aber habe ich durchs Fan Teng Gong alles ziemlich im Griff, außer diesen furchtbaren Hitzewallungen, aber das bekomm ich damit auch noch hin! Was noch extrem hoch geworden ist, ist das Cholesterin, trotz gesunder mediterraner Ernährung."

Fast alle alternativen, hilfreichen Behandlungen sind meist gänzlich selbst zu bezahlen. Das bringt die Frauen, die auf Grund ihres schlechten gesundheitlichen Zustandes häufig gar nicht mehr erwerbsfähig sind, fallweise in eine katastrophale wirtschaftliche Lage.

Renate beklagt:

„Jeder Hormonexperte weiß, mit welchen Folgen eine Frau konfrontiert wird, wenn sie, wie ich, keine Hormone wegen Epilepsie erhalten kann. Mit allen möglichen, oft kostspieligen Alternativen aus der Naturheilkunde muss ich so versuchen, den körperlichen und seelischen Schaden zu begrenzen. Für meinen Zustand gibt es keine Betreuung, kein Verständnis – jede kleinste Hilfe muss ich mir mühsam selbst finanzieren. Meine Kastration hat mich nicht nur als Frau ruiniert, sie hat mich auch sozial und wirtschaftlich erledigt.“

Eigeninitiative der Betroffenen

✳ Durch die vielerorts mangelnde Nachbetreuung und das allgemeine Unwissen zur chirurgischen Menopause bleibt Betroffenen oftmals nichts anderes übrig, als ihr Schicksal selbst in die Hand zu nehmen.

Otara erzählt:

„Da ich auch damals schon im psychotherapeutischen Bereich tätig war, ‚durchgrub‘ ich immer wieder meine Lebensgeschichte nach den Ursachen. Zehn Jahre nach der Operation fiel ich regelrecht in ein ‚Energieloch‘. Bereits seit mehreren Jahren hatte ich eine starke Migräne, ich fühlte mich so erschöpft, dass ich vollkommen arbeitsunfähig war. Zum Glück fand ich eine Gynäkologin, die gleichzeitig chinesische Medizin praktizierte und die erste Ärztin war, die mir bestätigte, dass ich nicht spinnen würde, sondern in der chinesischen Medizin all meine Beschwerden nach so einer Operation bekannt seien. Sie behandelt mich mittlerweile über Jahre mit Akupunktur und chinesischen Kräutern. Damit wurde ich wieder stabiler, die Migräne ging ganz weg. Nach meiner Scheidung war ich leider nicht mehr privat versichert, sodass die Krankenversicherung die Kosten nicht mehr übernahm, ich sie selbst allerdings auch nicht tragen konnte. Mit Mitte 50 riet mir eine Ärztin, die Hormone langsam zu reduzieren, da ich ja jetzt sowieso in die Wechseljahre käme. Anfangs ging es ohne Hormone gut, bis ich dann ziemlich schlagartig wieder in ein

‚Energieloch‘ fiel, sodass ich sogar für acht Wochen in einer psychosomatischen Klinik war. Die Operationsfolgen waren dort allerdings nie Thema!“

Jüngere Frauen wie Anna bedienen sich vermehrt des Internets und finden in internationalen Fachartikeln dann genau die Symptome und Probleme, an denen sie seit der Operation leiden. Mit diesem Wissen gewappnet, hoffte Anna nun endlich auf Hilfe. Doch sie erntete großteils Ignoranz und erzählt enttäuscht:

„Zwei Jahre nach den Eingriffen begann ich, im Internet zu recherchieren. Tatsächlich existieren dort medizinische Berichte, die auf einen Zusammenhang zwischen meiner Infektanfälligkeit und Hormonmangel sowie Hormonunverträglichkeiten schließen lassen. Mit diesen Unterlagen unterm Arm habe ich mich bei den vierteljährlichen Untersuchungen meinem Operateur anvertraut und ihm meine Beschwerden geschildert. Ich verwies auf meine Recherchen und auf die sich daraus ergebenden Zusammenhänge. Der Primar jedoch stellte meine Vermutungen in Abrede und bagatellisierte meine Beschwerden unentwegt. Ich traute meinen Ohren nicht, als er mir folgenden Rat gab: ‚Viele Äpfel essen, aber einheimische und keine ausländischen – und Sport betreiben!‘“

Mangelhafte Aufklärung im Vorfeld und Bagatellisierung des Eingriffs

✳ Eine sehr genaue Aufklärung schon im Vorfeld des geplanten chrirurgischen Eingriffs ist aufgrund der lebenslangen Folgen unerlässlich. Doch da das Resultat dieser schwerwiegenden Operation meist verharmlosend als „Wechseljahre“ dargestellt wird, fällt die Aufklärung vorher leider oft dementsprechend dürftig aus.

Auch über mögliche organerhaltende Alternativen werden Frauen meist nicht ausreichend informiert. Diese Erfahrung machten etliche Teilnehmerinnen dieses Buches, und dementsprechend groß sind die Enttäuschung und der Vertrauensverlust.

Wie sehr die Totaloperation mitunter „heruntergespielt“ wird, weiß Otara zu berichten:

„Über die Folgen wurde ich überhaupt nicht aufgeklärt! Im Gegenteil, in meinen Ängsten wurde ich beruhigt, dass es eher ein Routineeingriff sei.“

Lynn machte ähnliche Erfahrungen:

„Ich erhielt keine Information darüber, was eine Entfernung der Ovarien zur Folge haben würde.“

Ebenso erging es Sara, die sich noch gut an die überaus knappe Unterredung vor dem Eingriff erinnert:

„Die Operation wurde mir angeraten. Es fand nur ein kurzes Gespräch zwischen mir und dem Gynäkologen statt – ohne Beratung.“

Monika bestätigt ebenfalls erbost die spärliche präoperative Information:

„Dass frau so ziemlich ‚frigide‘ wird, keine Libido mehr hat und schlimme Depressionen bekommt, ist mir vorher nicht gesagt worden.“

Elisabeth bekam nur zu hören, dass sie Hitzewallungen bekommen könnte. Mehr wurde ihr nicht gesagt. Fleur wiederum erfuhr nichts von den psychischen Auswirkungen. Sie sagt:

„Bei mir war die körperlich medizinische Aufklärung zwar da, nicht aber die seelische.“

Ebenso ärgert sich Aurelie, dass man ihr vor Krebs Angst machte, den sie gar nicht hatte. Sie sagt:

„Es gab keine Information, nur Panikmache.“

Anna erzählt zum Thema Krebs:

„Selbst über die entscheidende Frage war ich nicht informiert: Welche Art von Tumor hatte ich eigentlich gehabt? Ich hatte die verschiedenen Ärzte der Gynäkologie gefragt, niemand konnte mir Genaueres erklären – ich bekam lediglich ein Rezept für das Hormonpflaster.“

Petra ist noch heute verbittert und stellt fest:

„Ich wurde nicht ausreichend aufgeklärt, es wurde nur gesagt, dass ich danach entsprechende ‚Unterstützung‘ mit Hormonen erhalte, weil ich dann in die Wechseljahre komme ... falls meine Organe nicht mehr zu retten wären. Laut Operateur waren sie nicht mehr zu retten. Ich habe auch ein Foto erhalten von meinen Organen und ja, ... sie sahen furchtbar aus, aber vielleicht wären sie ja doch noch zu retten gewesen ... Jedenfalls wurde ich nicht über die massiven Auswirkungen, die mich nach der Operation erwarteten, aufgeklärt. Nicht darüber, dass ich danach ein körperlicher und seelischer Krüppel bin.“

Und Renate erinnert sich, dass man es sich auch mehr als leicht machte, die schweren Folgen ihrer Totaloperation zu „erklären“:

„Meine Probleme wurden als Einbildung abgetan!“

Die Erkenntnis, dass Unwissen nicht vor Schaden schützt, kommt für die meisten viel zu spät. Denn Christine weiß heute:

„Die erste Operation hat mir das Leben gerettet – die zweite hat mich unnötigerweise kaputt gemacht.“

Auch Monika muss feststellen:

„Die Folgen der Operation standen/stehen in keinem Verhältnis zu den Beschwerden davor.“

Und Fleur erinnert sich:

„Ich war ja auch zu jung, um die wirklichen Folgen zu begreifen.“

„Sie brauchen die Organe nicht mehr.“

✱ Vor einer Totaloperation oder einer Entnahme der Gebärmutter werden Frauen im gebärfähigen Alter meist routinemäßig gefragt, ob sie ihre Familienplanung bereits abgeschlossen haben. Bejahen Frauen diese Frage, erhalten sie oftmals den Hinweis, dass sie von nun an auf ihre weiblichen Organe verzichten könnten.

So wurde auch Brigitte erklärt, dass sie im Alter von Mitte 40 nicht mehr alle ihre Organe benötigen würde:

„Man wies mich darauf hin, dass ich endlich Ruhe hätte, wenn ich mich zur Totaloperation entschließen würde. Ich hätte zwar mit hormonellen Problemen zu rechnen, aber zumindest die Gebärmutter bräuchte ich eh nicht mehr.“

Internationale Experten wissen aber, dass die Eierstöcke noch weit über die natürlichen Wechseljahre hinaus hormonell aktiv sind und auch die ältere Frau mit wichtigen Hormonen versorgen. (Benchimol, 2001)

Obwohl man diese Tatsache in namhaften gynäkologischen Lehrbüchern nachlesen kann (Leidenberger, 2009, Schmidt-Matthiesen, 2007), wird vielen Frauen häufig trotzdem keine Information darüber zuteil. So besitzen viele Frauen die Fehlmeinung, dass nach den Wechseljahren die Funktion der Eierstöcke beendet und diese dann nutzlos sein würden.

Auch Rose, die zum Zeitpunkt ihrer Operation Ende 40 war, wurde nicht über die Bedeutung ihrer Geschlechtsorgane aufgeklärt, sondern genau das Gegenteil war der Fall. Sie berichtet:

„Man erklärte mir, ich bräuchte diese Organe jetzt nicht mehr."

Selbstvorwürfe und verpasste Chancen

✳ Die Entfernung der Eierstöcke wird von vielen Frauen noch um vieles schwerwiegender erlebt als die Gebärmutterentfernung. Wenn die Aufklärung über zu erwartende Folgewirkungen vor der Operation dürftig und unvollständig ausfällt, ist das Vertrauen in die Medizin für die Betroffenen oftmals zutiefst erschüttert. Wenn dieser Eingriff noch dazu ohne Vorliegen einer bösartigen Erkrankung vorgenommen wurde, bereuen ihn viele Frauen ein Leben lang.

Sara bedauert den Eingriff noch immer und sagt:

„Ich habe es bis heute nicht verkraftet."

Lynn macht sich selbst die größten Vorwürfe:

„Ich hätte besser auf mich achten müssen, indem ich mir den Einwilligungsbogen kopieren hätte lassen sollen. Ich wünsche mir mehrmals täglich meine Ovarien zurück."

Es darf hier trotzdem nicht unerwähnt bleiben, dass, wenn ein Krebsbefund vorliegt, die Entfernung der Organe unumgänglich und lebensrettend sein kann. Dann ist es für die betreffende Frau meist auch leichter, die möglichen Folgen des Organverlustes rational zu akzeptieren.

Bei gutartigen Befunden jedoch, wo es eventuell Alternativmethoden gegeben hätte, die nicht auf den gängigen Aufklärungsblättern zu finden sind, sieht die Sache anders aus. Die betroffene Frau erfährt oft erst hinterher, dass schonende Möglichkeiten zur Verfügung gestanden hätten.

Antonia sagt:

„Wenn ich gewusst hätte, was danach kommt, hätte ich es mir 1000 Mal überlegt und nach Alternativen gesucht."

Nise meint:

„Hätte ich gewusst, wie sich das nachher anfühlt, hätte ich nichts gemacht."

Petra sagt resigniert:

„Wenn ich eine Zeitmaschine hätte, würde ich gerne mit dem Wissen von heute zurückgehen und alles rückgängig machen. Ich würde mein Leben einer Kehrtwendung unterziehen und meine Selbstheilungskräfte massiv einsetzen und hoffen, dem Dilemma dadurch zu entfliehen."

Und Lynn hofft, dass sich Frauen der nächsten Generation besser informieren:

„Wenn ich mir meinen Bauch mit der Narbe, die mir all die Folgen der Kastration in Erinnerung ruft, gelegentlich ansehe, schiele ich sogar meiner kleinen Nichte auf den unversehrten Bauch und denke: ‚Mein kleines Mädchen, pass bitte besser auf dich auf, als ich es tat!'"

Entfernung der Gebärmutter – Ein verzichtbarer Körperteil?

Die hier von Frauen beschriebenen gesundheitlichen Beschwerden sind zum Teil auch bei alleiniger Entfernung der Gebärmutter aufgetreten. Bei der sogenannten „Totaloperation", wenn die Eierstöcke mitentfernt werden, sind die Folgen meist noch viel umfangreicher, wie dies bereits im vorangegangenen Kapitel beschrieben wurde.

Verharmlosung und Geringschätzung

✳ Die leider noch immer verbreitete Ansicht, die weiblichen Sexualorgane seien nur zum Kinderkriegen da, hat dazu geführt, dass die oft weitreichenden Folgen der Gebärmutterentfernung kaum thematisiert werden.

Diese Operation gehört aber zu den sogenannten großen chirurgischen Eingriffen. Dennoch kommt es immer wieder vor, dass die chirurgische Entfernung der Gebärmutter als eher harmlos dargestellt wird.

Es wird in der Regel auf jene Frauen hingewiesen, die offenbar keine Probleme mit der Hysterektomie haben. Diejenigen Frauen aber, die mit belastenden Folgen zu kämpfen haben, werden als Ausnahmen dargestellt, was für die Betroffenen verständlicherweise keine Hilfe, sondern eher eine Belastung darstellt.

Schwerwiegende Folgen von Nervenverletzungen, über urologische Probleme bis hin zur Inkontinenz, Probleme mit dem Darm, die teilweise die gesamte Lebensqualität einschränken, orthopädische Probleme, die Folgebehandlungen erfordern, hormonelle Auswirkungen, die oft unerkannt als „Wechseljahrsbeschwerden" abgetan werden, sowie das teils stark veränderte Sexualempfinden werden noch immer tabuisiert.

Die vielerorts kaum vorhandene Wertschätzung der weiblichen Organe, die oft nur in Zusammenhang mit der „Kinderproduktion" gesehen werden, ist mehr als offensichtlich, wenn vor allem ältere Frauen von ihren ÄrztInnen zu hören bekommen, dass sie dieses „Zeug" oder „Ding" nicht mehr benötigen würden. Als besonders schlimm werden solche Aussagen empfunden, wenn sie von Frauen gemacht werden.

Eine derartige Wortwahl spricht Bände über die Wertigkeit des unversehrten weiblichen Körpers. Vor allem, wenn man sich vorstellt, man würde die männlichen Geschlechtsorgane abwertend bezeichnen und gar (ab einem bestimmten Alter) als unnötig deklarieren.

Susans Gebärmutter wurde vom behandelnden Arzt abfällig als *„angezüchtetes Teil"* bezeichnet. Sie erzählt:

„Dann erfuhr ich, dass meine Gebärmutter zu groß gewesen sei. Es kam der Arzt vorbei, der die Operation durchgeführt hatte, und meinte nur kurz: ‚Da haben Sie sich aber ein Teil angezüchtet!' (ungefährer Wortlaut)"

Nachfolgend berichten Frauen über die gravierendsten Auswirkungen ihrer Gebärmutterentfernung, die vor der Operation nur selten thematisiert wurden.

Körperliche Folgen

Mögliche Folgen für Gewebe, Beine und Rücken

✱ Tatsächlich ist die Hysterektomie wie bereits erwähnt kein harmloser, kleiner Eingriff, sondern eine sogenannte „major surgery" – also eine „große Operation", die postoperativ weitest mögliche körperliche Schonung verlangt. So ist beispielsweise das Heben über 3 kg für mindestens 4 bis 6 Wochen verboten. Denn immerhin wird der Frau ein Muskel von der Größe einer Birne aus dem Bauch

geschnitten. Dass dies per se nicht so harmlos sein kann, liegt wohl auf der Hand, sollte man meinen.

Wenn die Gebärmutterentfernung über einen Bauchschnitt durchgeführt wird, klagen einige Frauen über langanhaltende Narbenschmerzen.

Nise sagt:

„Ich kann nur mehr auf dem Rücken und auf einer Seite schlafen – so schmerzen die Narben. Auf dem Bauch zu liegen, wie ich es früher gerne tat, oder mich gemütlich einzurollen, ist ein Ding der Unmöglichkeit geworden."

Selbst wenn die Narben abgeheilt sind, berichten manche Frauen von einem anhaltenden Taubheitsgefühl im Narbenbereich, das als einschränkend und unangenehm empfunden wird. Die Narbe erinnert also emotional und zudem optisch oft an den Organverlust und verstärkt fallweise die individuelle Trauer.

So berichtet Susan:

„Die Narbe heilte super ab, das war bis jetzt der einzige gute Punkt, den ich hier zu erwähnen habe. Aber mein Körpergefühl ging verloren. Ich konnte meinen Anblick im Spiegel nicht ertragen. Mich am Bauch zu berühren, um die Narbe zu massieren, war in den ersten Monaten fast unmöglich. Ich ekelte mich vor meinem Bauch. Dieses Taubheitsgefühl vom Bauchnabel abwärts zur Narbe war schrecklich. Ich konnte meinen Bauch nicht mehr fühlen. Und dazu diese vielen Tränen …"

Manche Frauen berichten nach einer Gebärmutterentfernung auch von Schmerzen in den Beinen und im Rücken. Bei Lisa war es besonders schlimm. Sie erzählt:

„Nach der Operation konnte ich mich ein halbes Jahr lang nicht gerade aufrichten und mich nur mit Hilfe von zwei Stöcken unter argen Schmerzen fortbewegen."

Mögliche Folgen für die Geschlechtsorgane

✱ Bei der vaginalen Entfernung der Gebärmutter hingegen existiert zwar keine Narbe am Bauch, doch gibt es Fälle, wo durch die Operation die Scheide so verkürzt wurde, dass für die betroffenen Frauen der Liebesakt in der Folge sehr schmerzhaft oder gar unmöglich ist. Aufklärung im Vorfeld darüber findet meist nicht statt.

Renate hatte vorher noch extra diesbezüglich nachgefragt. Geholfen hat ihr das aber nicht. Sie sagt:

„Man hat mich unten einfach ‚zugenäht'."

Und dabei hatte sie beim letzten Gespräch vor der Operation ihren Chirurgen noch gefragt, ob die Scheide nachher eventuell zu eng sein könnte. Denn davon hatte ihr eine ältere Frau berichtet. Doch ihr Chirurg hatte diese Befürchtung als lächerlich abgetan.

Mögliche Folgen für den Darm

✳ Manche Frauen beklagen, dass der Darm nach der Entfernung der Gebärmutter irgendwie „verrutscht" sei und sie dadurch sehr unangenehme Beschwerden hätten. Unter anderem Verstopfungen und Völlegefühl machen diesen Frauen postoperativ zu schaffen.

Gerade dieses Thema ist für viele verständlicherweise extrem unangenehm und peinlich, und so wird es ganz selten von den Betroffenen selbst angesprochen.

Ricarda jedoch hat dies gewagt:

„Seit der Operation bemerke ich, dass ich den Stuhl nicht mehr halten kann wie früher. Wenn ich außer Haus gehe, ohne vorher ‚groß' auf der Toilette gewesen zu sein, muss ich höllisch aufpassen. Der Stuhldrang überkommt mich so heftig, dass ich SOFORT, soll heißen innerhalb von Minuten, zu einer Toilette gelangen muss. Gelingt mir das nicht, wird es ganz furchtbar peinlich! Ganz zu schweigen von den Blähungen, die ich auch nicht zurückhalten kann. Ich schäme mich zutiefst, besonders dann, wenn ‚es' nicht lautlos gelingt. Vor der Gebärmutterentfernung hatte ich das nicht. Ich habe dieses Thema bisher nie angerührt, es ist einfach zu demütigend und peinlich. Ich frage mich oft voll Angst, wie soll das weitergehen, wenn ich älter werde?"

Mögliche Folgen für den Urogenitalbereich

✳ Immer wieder berichten Frauen, deren Gebärmutter entfernt wurde, von leichten, aber auch schwerwiegenderen urologischen Problemen bis hin zu Blasensenkung und gar Inkontinenz. (Hanzal, 2009)

Ricarda erzählt:

„Ich hatte nach der Gebärmutterentfernung und der nachfolgenden Korrekturoperation noch ungefähr zwei Jahre starke Schmerzen beim Wasserlassen."

Waris hat noch gravierendere Folgen zu beklagen:

„Durch das Fehlen der Gebärmutter entstand eine Blasensenkung mit fallweiser Inkontinenz. Täglich beim Erwachen die Angst, die Toilette nicht mehr trocken zu erreichen! Blasenentzündungen, Scheideninfekte. Fast täglich Scheidenzäpfchen für die Wiederherstellung der Scheidenflora oder evtl. Antibiotika. Dazu gehört Offenheit, ein verständnisvoller Partner – oder man geht ins Kloster."

Die Verzweiflung für Frauen ist groß, wenn sie nach der Entfernung der Gebärmutter von Harnverlust betroffen sind. Frauen berichten, dass sie plötzlich Harn – beispielsweise beim Niesen oder Husten – verlieren. Wenn das passiert, schämen sie sich meist in Grund und Boden und trauen sich gar nicht, darüber zu sprechen.

Besonders massiv ist davon Brigitta betroffen. Die sehr schwere Inkontinenz und die Verwachsungen und Vernarbungen im Genitalbereich nach ihrer Gebärmutterentfernung machen ihr das Leben nicht leicht, sodass sie zugibt:

„Ich fühle mich durch diese Situation so hilflos. Es ist unbeschreiblich. Oft weiß ich gar nicht mehr weiter."

Mögliche Folgen für das Hormonsystem

✳ Da bei der Entfernung der Gebärmutter bestimmte Blutgefäße abgeklemmt werden, kann es mitunter zu hormonellen Funktionseinbußen der Eierstöcke kommen. Derartige hormonelle Folgen werden oftmals als sogenannte „Wechseljahrserscheinungen" erklärt. Diese Symptome haben aber nichts mit den natürlichen Wechseljahren zu tun, sondern sind Folgen der Operation.

Ricarda erzählt:

„Laut Hormonstatus bin ich nicht im Wechsel, habe auch noch einen Eisprung, brauche angeblich keine Hormone. Trotzdem leide ich seit der Gebärmutterentfernung unter extremen Hitzewallungen."

Wenn Frauen im Vorfeld der Operation gezielt nach etwaigen Folgen fragen, werden sie über die möglichen Auswirkungen auf das Hormonsystem oft nicht informiert. Auch nicht darüber, dass Frauen nach Entfernung der Gebärmutter im Schnitt früher in die

Wechseljahre kommen als Frauen ohne diese Operation. (Duke University Medical Center, 2011)

Dies war auch bei Susan der Fall. Sie berichtet:

„Tja, die Frauenärztin erwähnte nichts. Und drei Jahre nach der Operation, da war ich erst 43 Jahre alt, fing ich damit an, plötzlich ein rotes Gesicht zu bekommen, dazu gesellten sich heiße Wangen, am restlichen Körper fror ich aber. Das hielt meist bis zu einer Stunde an. Dann hatte ich den hochroten Kopf nicht mehr, dafür aber lief mir der Schweiß unter den Armen davon, und der restliche Körper fror! Ich habe daraufhin wieder, wie schon vor einem Jahr, einen Hormontest machen lassen. Nun, die Werte sind nur minimal verändert, aber in den Wechseljahren bin ich angeblich noch nicht! Also schwitz ich weiter und weiß nicht, wieso."

Mögliche Folgen auf Körpergewicht und Appetit

* Wenn eine mögliche Unterversorgung der Eierstöcke nach der Gebärmutterentfernung eintritt, so kann auch eine teils starke Gewichtszunahme die Folge sein. Den Frauen, die dies beklagen, wird allerdings oft gesagt, das könne nichts mit der Entfernung der Gebärmutter zu tun haben.

Susan berichtet:

„Diese enorme Gewichtszunahme! Gerade um den Bauch! Ich kam mir plötzlich vor wie ein schwabbelnder Fettkloß. Von jahrelangen ca. 68 Kilo hoch auf gute 80 Kilo! Und überall bekam ich zu hören und zu lesen: diese Gewichtszunahme hat NICHTS – also dieses Wort NICHTS sollte man vergolden lassen – mit der Hysterektomie zu tun! Ja, aber woher kommt die denn dann? Bei den wenigen Leidensgenossinnen, mit denen ich Kontakt hatte, war es doch ähnlich: Gewichtszunahme."

Psychische Folgen

Die französische Ärztin Dr. Elisabeth Galimard-Maisonneuve beschreibt sehr ausführlich „die symbolische und existentielle Trauer" um die Gebärmutter im Artikel „Hysterektomie – Über den Körper hinaus" auch als Trauer um die Mutterschaft, um die Menstruation, um die Weiblichkeit, um die Sexualität und um das Körperbild. (Galimard-Maisonneuve, 2008)

Denn gerade die Gebärmutter sei ein Symbol für die Weiblichkeit – durch dieses Organ kann die Frau Le-

ben schenken –, und allein schon dadurch sei sie von immenser Wichtigkeit für das weibliche Verständnis.

Trauer um die Weiblichkeit

* Trauer und depressive Verstimmung nach einer Entfernung der Gebärmutter werden von betroffenen Frauen immer wieder berichtet. Der Schmerz um das Organ kann sich in einer tiefen Traurigkeit zeigen, während die Frauen oft gar nicht wissen, woher diese kommt.

Julia sagt:

„Worüber ich aber nicht mit meinem Arzt sprach, das war die Trauer, die sich in mir einnistete. Dem Arzt gegenüber wagte ich auch gar nicht, so offen zu sein. Ich wusste nicht, warum ich ständig den Tränen nahe war, mir wurde erst viel später klar, dass ich den Verlust eines Teils von mir beweinte."

Susan erzählt ebenfalls von dieser tief empfundenen Trauer:

„Ich weinte unendlich viel, weil ich einfach nicht damit klarkam, dass jetzt ein Teil von mir fehlte. Sicher ein Teil, den man nie in seinem Leben als Frau zu Gesicht bekommt, aber der doch einen großen Teil des Frauseins bestimmt. Und auch nach all der Zeit kann ich mich sehr wohl noch an das frühere Gefühl beim Orgasmus erinnern, denn auch dieses Gefühl ist nicht mehr das Gleiche!"

Leider treffen sowohl jüngere als auch im Besonderen ältere Frauen auf Unverständnis, wenn sie ihre Trauer und ihr Seelenleid nach der Organentfernung ansprechen. Besonders bitter erleben betroffene Frauen unsensible therapeutische Versuche mit den Argumenten, sich nicht nur über die Gebärmutter zu identifizieren oder doch froh zu sein, noch zu leben; andere hätten sich nicht so angestellt; sich doch endlich anzunehmen.

Anna hat dazu Folgendes erlebt:

„Als ich die Traurigkeit wegen meiner Gebärmutter erwähnte, hat man mir gesagt, ich würde doch nicht nur aus meiner Gebärmutter bestehen! Das hat mich so tief verletzt, ich kann es gar nicht sagen!"

Dabei wäre es so wichtig, dieser tiefen, allzu menschlichen Trauer ihren Platz zu geben, damit sie auch überwunden werden kann. Verständnis dafür sollten sich Betroffene erwarten dürfen. Aber dazu müsste sich wohl zuallererst umfassendes Wissen zur Problematik verbreiten.

Trauer um die unmöglich gemachte Mutterschaft

* Mit der Gebärmutterentfernung wird auch jede Schwangerschaft unmöglich, und ein möglicherweise bis dato unerfüllter Kinderwunsch belastet dann sehr. Sowohl Frauen, die noch keine Kinder geboren haben, als auch diejenigen, die noch gerne weitere Kinder gehabt hätten.

Selbst wenn Frauen ihren Kinderwunsch bereits abgeschlossen oder aber noch gar nicht gespürt haben, kann nun die Endgültigkeit der Unfruchtbarkeit zu einem Problem für sie werden. Denn die definitive Tatsache, keine Kinder mehr bekommen zu können, wird häufig als schmerzhaft empfunden. Selbst dann, wenn man sich bewusst noch keine oder keine Kinder mehr wünscht.

Manche Frauen realisieren ziemlich schnell, dass sie nun auf einmal einen Kinderwunsch verspüren, was sie vor der Operation nicht für möglich gehalten hätten. Die Endgültigkeit, niemals wieder Leben schenken zu können, macht ihnen schwer zu schaffen.

Susan sagt:

„Zwei Monate nach der Operation hatte ich bereits sechs Kilo zugelegt, was meine Stimmung in keinster Weise aufhellte. Mein Bauch war immer noch geschwollen, von der Seite sah ich noch dazu aus wie schwanger. Diese unendlichen Gedanken: Ich kann keine Kinder mehr bekommen."

Wie wenig über diese „selbstverständlichen" psychischen Folgen für hysterektomierte Frauen nachgedacht wird, hat Susan erfahren, denn sie musste mit anderen schwangeren Frauen das Krankenzimmer teilen. Sie erzählt:

„Zwar hatte ich eine liebe Bettnachbarin, aber die war zu diesem Zeitpunkt am Anfang einer Schwangerschaft. Ich konnte es nicht glauben: Ich lag hier in dem Bewusstsein, nie wieder eigene Kinder haben zu können, und die legten mich mit einer Schwangeren auf ein Zimmer. Die Begegnungen mit Hochschwangeren auf den anderen Gängen waren für mich unerträglich."

Vor allem bei älteren Frauen wird eine derartige mögliche Trauer erst gar nicht in Betracht gezogen. Maria erinnert sich, dass ihr die Gebärmutterentfernung nach abgeschlossenem Kinderwunsch sogar als eine Art „Verhütungsmethode" dargestellt wurde. Ihr wollte man mit diesem Argument die Hysterektomie „schmackhaft" machen.

Bei Frauen, die noch keine Kinder haben, wird der nun aussichtslos gewordene Kinderwunsch besonders stark empfunden. So beklagt die kinderlose Anna:

„Ich habe in der Zeitung gelesen, dass man einer über 60-jährigen Frau durch künstliche Befruchtung zu spätem Mutterglück verholfen hat! Und mich versteht jetzt niemand!"

Trauer um den Verlust der Regelblutung

* Häufig wird angenommen, dass Frauen froh seien, wenn sie ihre Menstruation nicht mehr hätten. Betroffene erzählen nach der Entfernung ihrer Gebärmutter jedoch davon, dass sie traurig werden, wenn sie im Supermarkt vor dem Regal der Damenbinden und Tampons stehen und nun wissen, dass auch dies unwiederbringlich der Vergangenheit angehört.

Denn die „Tage" gehören zum Leben als Frau, und das Blut bedeutet für jede Frau, dass sie (theoretisch) Kinder gebären kann. Ein regelmäßiger Zyklus ist dadurch auch auf der psychischen Ebene wichtig. Allerdings wird dem oft keine Bedeutung beigemessen, wie Renate erfahren hat:

„Der zuständige Arzt wollte mir gut zureden und meinte, ich solle doch froh sein, endlich keine lästige Periode mehr zu haben – und keine Angst haben zu müssen, ungewollt schwanger zu werden."

Geänderte Körperempfindlichkeit

Der leere Bauch

* Es gibt Frauen, die berichten, dass sie diese Leere in ihrem Bauch, dort wo das Organ war, sehr massiv spüren. Sie vermissen es nicht nur beim Sexualakt.

Susan geht es so, aber sie weiß, dass sie keine andere Wahl hat, als zu lernen, die Veränderung ihres Körpers zu akzeptieren – wenngleich ihr das nicht leicht fällt:

„Und jetzt kann ich meinen neuen Körper noch immer nicht annehmen. Weder das Gewicht, das immer

noch zwischen 76 und 80 Kilo schwankt, noch das Aussehen meines Körpers."

Die Akzeptanz der veränderten Körperlichkeit, die von der Umwelt wie selbstverständlich verlangt wird, kann Susan nicht verstehen. Sie schreibt dazu:

„Nun hast du es in der Hand. Im wahrsten Sinne des Wortes. Du musst die neue Situation wohl oder übel annehmen. Es liegt alleine an dir, was du daraus machst. Wie du damit umgehst: Ob du es wie ein Paket ungeöffnet in die hinterste Ecke stellst, oder ob du es wagst, es zu öffnen und versuchst, dich mit dem Inhalt auseinanderzusetzen. Nun, ich hab's erst einmal in die Ecke gestellt. Was im Nachhinein keine gute Idee war. Aber ich brauche einfach noch mehr Zeit. Und was ist mit der Seele? Sie leidet immer noch. Dabei wird allerorts erwartet, dass man all diese einschneidenden Veränderungen sofort und leicht zu akzeptieren habe. Mitgefühl wird einem kaum entgegengebracht!"

Nervenverletzungen

✳ Über mögliche Nervenverletzungen wird auch sehr wenig im Vorfeld der Operationen gesprochen. Man weiß aber um diese Gefahr sehr wohl schon länger, doch erst 1998 erfolgte die erste Veröffentlichung zu nervenschonenden Hysterektomien im deutschen Sprachraum. (Bassim, 2009)

Bei Maria ist eine solche Nervenverletzung passiert, was sie mit den Worten

„Ich wurde genitalverstümmelt"

bezeichnet.

Ricardas Sexualleben ist seit der Gebärmutterentfernung für sie zum Desaster geworden. Sie hat keine Empfindungen mehr im Genitalbereich, offensichtlich auch durch Nervenverletzungen und durch deutlich wahrnehmbare Durchblutungsstörungen. Das ständige Leugnen solcher Gefahren lässt sie und andere Betroffene verzweifeln.

Orgasmus und Orgasmusfähigkeit

✳ Manche Frauen beklagen das verminderte Orgasmusempfinden oder dessen Verlust nach der Operation, worüber sie zumeist nicht im Vorfeld aufgeklärt worden sind.

Ricarda sagt heute erbost:

„Ich wurde falsch informiert, belogen. Es wurde mir versprochen, dass die Sexualität durch die Operation keinesfalls beeinträchtigt werden würde. Nicht nur das, mein Operateur behauptete sogar, dass alles ‚noch schöner' werden würde."

Dass sich die sexuellen Empfindungen zum Negativen hin verändern könnten, wird vor den Operationen oft genauso abgestritten wie danach. Auf die Problematik rund um die Sexualität nach Hysterektomie wird im folgenden Kapitel zur Sexualität ohne Gebärmutter und Eierstöcke noch näher eingegangen.

Mangelhafte Aufklärung im Vorfeld und Bagatellisierung des Eingriffs

„Nichts wird sich ändern"

✳ In kritischen Frauengesundheitsratgebern, Büchern oder Presseartikeln wird die leichtfertige Gebärmutterentfernung auch im deutschen Sprachraum bereits zunehmend hinterfragt, und man kann sich über mögliche negative Folgen informieren. Trotzdem wird diesbezüglich noch immer viel zu wenig aufgeklärt. Selbst dann, wenn Frauen vor den Operationen gezielt nachfragen.

So berichtet Susan:

„Als ich 40 Jahre alt war, stellte man bei einer Routinekontrolle meine angeblich zu groß geratene Gebärmutter fest und legte mir ihre Entfernung nahe. Ich weiß noch, dass ich z.B. gefragt habe, was sich für mich nach der Operation ändern könnte. Als Antwort erhielt ich ein Deutliches: 'Nichts.' Mir wurde weder vom Frauenarzt noch bei der Voruntersuchung von einem anderen Arzt erklärt, was nach der Operation so alles auf mich zukommen kann, nicht nur körperlich, sondern auch seelisch. Das fand ich damals und auch noch heute besonders schlimm. Mir war nur nebenbei im Vorfeld gesagt worden, dass diese Gebärmutter früher oder später raus müsse. Also hatte ich ratzfatz einen Termin beim Frauenarzt wegen der anstehenden Operation. Das bedeutete: Ab auf den von mir so verhassten Stuhl. Schnell die Gebärmutter vermessen, ab ins Sprechzimmer. Telefonhörer in die Hand, Krankenhaus anrufen, Termin geben lassen, mir den Zettel in die Hand drücken, ab nach Hause. Ja, so ungefähr lief dieser Termin tatsächlich ab! Ich konnte es kaum fassen. Keine Fragen, keine Aufklärung. Ich erhielt die allgemeine Risikoaufklärung, die man vor jeder OP erhält, nicht mehr und nicht

weniger. Über die möglichen Folgeerscheinungen nach einer Hysterektomie (Gewichtszunahme, Orgasmuseinschränkungen usw.) wurde ich von keinem der insgesamt drei behandelnden Ärzte aufgeklärt. Nach Abschluss der ganzen Untersuchungen gab es dann noch ein Gespräch, wenn man das so nennen kann. Ich habe Fragen gestellt und kurze Antworten erhalten. Im Nachhinein fühle ich mich sehr schlecht beraten. Denn alle guten Informationen zu dieser Art Operation habe ich hinterher aus dem Internet und nicht durch Ärzte erhalten!"

Lotte erinnert sich:

„Meine Frauenärztin hat mir die Operation als zu einfach geschildert und geradezu aufgeschwatzt."

Maria beklagt:

„Kein einziges Wort über Folgen wurde gesagt."

Waris berichtet:

„Es gab keinerlei Aufklärung von Seiten meines damaligen Gynäkologen."

Das Spiel mit der Angst vor Krebs

✱ Immer wieder kommt es vor, dass bei Frauen Krebsangst geschürt wird. Genau aus diesem Grund stimmen viele Frauen dann zutiefst verunsichert einer prophylaktischen Organentfernung auch bei gutartiger Diagnose zu. Denn wer fürchtet sich nicht vor Krebs?

Zu Christine hat man einfach gesagt:

„Nun, Sie werden die Gebärmutter eh nicht mehr brauchen und dadurch kann man auch verhindern, dass Sie an dieser Stelle Krebs kriegen."

Christine dachte sofort an ihre Mutter, die an Krebs gestorben war, und stimmte der Entfernung ihrer gesunden Gebärmutter zu.

Auch wegen gutartiger Myome wird noch immer die Angst vor Krebs ins Spiel gebracht und daher die Gebärmutterentfernung vorgeschlagen. Dies war auch bei Martha der Fall: Sie wurde gefragt:

„Wollen Sie denn Ihren Kindern und Enkelkindern noch erhalten bleiben?"

„Vorsicht ist besser als Nachsicht"

✱ Häufig passiert es, dass von der Gebärmutterentfernung betroffene Frauen den Eingriff bedauern, wenn sie im Vorfeld der Operation nur unzureichend informiert wurden. Durch diesen Mangel an Information rechneten sie auch mit keinerlei nachteiligen Folgen.

Manu meint:

„Ich bereue es deshalb, weil ich den Ärzten vertraut habe, dass die Operation keine Folgewirkung haben würde. Die psychische Situation danach wurde völlig ausgeklammert."

Wenn es speziell um die Frage der Sexualität nach der Gebärmutterentfernung geht, so erhielten betroffene Frauen mitunter recht eigenartige Antworten. Christine berichtet:

„Tag vor der OP: Vorgespräch in einer kleinen Kammer. Mir gegenüber der Herr Primar, hinter ihm ein Schriftführer, rechts der Assistenzarzt – ich im Spitalshemdchen. Der Herr Primar zeigt sich bestürzt, dass sein erster Eingriff nicht von bleibendem Erfolg gewesen ist, und meint, man könne doch auch gleich die Gebärmutter mit rausnehmen. Schluck. Warum denn? ‚Welche Auswirkungen hat das denn aufs Sexualleben?', frage ich tapfer in den Raum mit den drei Männern. ‚Wie ich das denn meine', fragt der Herr Primar. ‚Was bedeutet das für den Sex?', wiederhole ich, nun leiser. ‚Nun', so spricht der Herr Primar kopfschüttelnd, ‚der Mann merkt keinen Unterschied.' Komische Antwort, denke ich, aber der Herr Primar will mir sicher nix Böses."

Susan ärgert sich heute auch über ihr eigenes Unwissen von damals. Sie erinnert sich:

„Ich hatte sogar naiv gefragt, ob man nicht auch gleich die Eierstöcke entfernen könne, nicht, dass ich irgendwann wieder ins Krankenhaus muss, um diese nachträglich auch noch entfernen zu lassen. Wenn das gemacht worden wäre, würde es mir jetzt noch schlechter gehen."

Susan würde ihre Gebärmutterentfernung gerne rückgängig machen:

„Ich bereue die OP zutiefst, da ich jetzt nicht mehr denselben Körper habe wie vor dem Eingriff. Das ganze Körperempfinden hat sich seit der Operation bei mir verändert. Diese mögliche Folge war mir bei

der ‚Aufklärung' vor der Operation verschwiegen worden, oder hätte ich als Frau da auch selbst darauf kommen müssen? Oder mir mal wieder die Informationen aus dem Internet holen müssen? Womit wir wieder bei meiner Frage an den Arzt vom Anfang wären: 'Was wird sich nach der Operation ändern?' – ‚Nichts!' - Na, wenn das alles ‚nichts' sein soll ...?"

Genaue und umfassende Information vor der Operation ist sehr nützlich, wie Ina erfahren hat. Bei ihr wurde nicht die gesamte Gebärmutter entfernt, weil sie sich schon genauestens im Vorfeld erkundigt hatte. Sie sagt:

„Ich habe mich selbst sehr intensiv mit den möglichen Folgen und den potentiellen Operationsmethoden vorher befasst."

Martha hat sich ebenfalls vor der Operation belesen und beraten lassen und daher ihre Gebärmutter erhalten. Sie ist heute sehr froh darüber, nicht blindlings vertraut zu haben, und meint:

„Ich wurde nicht ausreichend aufgeklärt. Ich hole mir aber Informationen bei Freundinnen, dem Frauengesundheitszentrum, der Selbsthilfegruppe und aus Büchern."

Man tut als Frau also gut daran, sich vorher umfassend fachlich zu informieren und mehrere Meinungen auch zu organerhaltenden Methoden einzuholen.

Sexualität ohne Gebärmutter und Eierstöcke

* „Bei Frauen geht das immer, weil die Sexualität ja im Kopf ist!" – So wird bei uns noch immer von manchen, großteils männlichen, aber auch weiblichen Ärzten argumentiert, wenn Frauen nach Verlust von Gebärmutter und/oder Eierstöcken teils große sexuelle Schwierigkeiten haben.

Der Kopf allein ist sicher für die Sexualität wichtig, aber er ist zu wenig! Zu einem erfüllten Liebesakt gehören auch die Sexualorgane, die Hormone, die Nervenbahnen und nicht zuletzt das seelische Gleichgewicht.

Betroffene Frauen (und ein Partner einer betroffenen Frau) beschreiben nachfolgend offen ihre sexuellen Probleme nach der Entfernung von Gebärmutter und/oder Eierstöcken, die in der Regel in keinen Studien aufscheinen. Die Berichte zeigen eindrücklich, dass der Kopf allein eben nicht ausreicht für ein erfülltes Liebesleben.

Für die meisten Frauen war es sehr schwer, die passenden Worte zu finden. Denn selbst in unserem Jahrhundert ist man nicht gewöhnt, darüber ganz normal zu sprechen. Sexuelle Probleme werden in der Gesellschaft gerne verdrängt, nicht zugegeben oder einfach „schöngeredet". Es gehört viel Mut dazu, seine eigene Scheu und Scham zu überwinden, um anderen Einblick in seinen Intimbereich zu gewähren.

Für Nise ist es sehr wichtig, dass man diese Problematik offen anspricht, und sie stellt klar:

„Ich schreibe hier nicht, um ein bisschen zu jammern, sondern weil ich bei meiner Suche nach Fakten im Internet auf viele Beiträge gestoßen bin, wo Frauen und auch Ärzte diese Operation so verharmlosen und als Kleinigkeit darstellen, dass ich finde, die zum Neutrum Operierten müssten sich unbedingt mehr zu Worte melden. Einfach, damit die Frauen, die noch vor der Entscheidung stehen, wirklich die ganze Bandbreite sehen können. Dazu gehört auch die eingeschränkte Sexualität nach diesen Operationen. Wenn möglich sollte niemand so ins offene Messer laufen wie ich."

Verlust der Libido und der sexuellen Lust

* Wenn neben der Gebärmutter auch die Eierstöcke entfernt werden, wirkt sich der Hormonverlust häufig sehr negativ auf das Körpergefühl, das Sexualleben und die Libido aus.

Julia weiß, was das bedeutet, und erzählt:

„Ich, die ich mit meinem Partner so viele glückliche Jahre erlebt und die ihre Sexualität genossen und ausgekostet hatte, verspürte plötzlich absolut kein Verlangen mehr! Anfangs dachte ich, das wären einfach die Folgen der Operation an sich, das veränderte Körperbewusstsein durch den Bauchschnitt, die Veränderung im Scheidenbereich durch den Eingriff. Ich dachte, das wird schon noch. Leider täuschte ich mich. Ich hatte keinerlei sexuelle Gedanken, Gefüh-

le, Wünsche mehr. Ich war taub, vollkommen unempfindlich, als hätte es das nie gegeben. Dabei war es durch die künstlichen Östrogene körperlich durchaus möglich, Sex zu haben, da die Schleimhaut gut durchblutet war. Nur war kein Verlangen danach da. Was das für eine Partnerschaft bedeutet, brauche ich nicht zu erklären. Ich möchte aber betonen, dass mein Mann wirklich wahnsinnig viel Verständnis und Geduld für mich aufbrachte.*

Und Nise meint traurig:

„Die früheren erogenen Zonen sprechen gar nicht mehr an, im Gegenteil, jede Berührung im Bereich ist bei gleichgültig bis ekelhaft anzusiedeln (man könnte mir genauso gut ins Auge ‚langen‘).

Elisabeth empfand sich nicht mehr als Frau und sagt:

„Keine Libido mehr, ich war total verunsichert, weil ich mich lange danach sowieso nicht mehr als Frau fühlte.

Auch bei alleiniger Entfernung der Gebärmutter können die Ovarien, wie bereits erwähnt, Schaden nehmen. Dann hat eine Frau ähnliche, schlimmstenfalls die gleichen hormonellen Probleme wie eine Frau ohne Eierstöcke.

So wie Lisa, die beklagt:

„Ich leide seit der Hysterektomie nun teilweise an sexueller Lustlosigkeit und massiven Orgasmusschwierigkeiten.

Schmerzen beim Sex

✳ Sexuelle Unlust stellt sich meist auch dann ein, wenn es nach der Operation zu Schmerzen beim Liebesakt kommt. Sei es durch Hormonmangel – Trockenheit in der Scheide –, durch eine operativ verkürzte Scheide oder durch unempfindsam gewordene, verkleinerte Geschlechtsorgane.

Renate beschreibt diese traumatisierende Erfahrung wie folgt:

„Als ich das erste Mal nach dem Eingriff wieder mit meinem Freund schlief, biss ich die Zähne zusammen vor Schmerzen – dann sah ich das Blut. Mein Freund sagte erstaunt: ‚Oh, Du hast ja Deine Tage?‘ Ich begann zu weinen und schluchzte: ‚Um Gottes Willen, das ist ein anderes Blut ...‘ Sexualität kenne ich seit der OP nur mehr als einzigen großen Schmerz!

Sara litt sehr lange unter dem Bauchschnitt und erinnert sich:

„Nach der Operation hatte ich kein wirkliches Sexualleben mehr! Mein Bauch war eine einzige Wunde.

Nise klagt ebenfalls über Schmerzen seit der Operation:

„Geschlechtsverkehr ist seither teuflisch schmerzhaft, Gleitmittel und Ähnliches nützen nicht, und von irgendwelchen Lustgefühlen ist überhaupt nicht mehr zu sprechen.

Auch für Ricarda ist der Liebesakt nur mehr mit Empfindungsverlust und Schmerzen (körperlich und seelisch) verbunden:

„Meine Klitoris ist sehr unempfindlich geworden, auch klein, wie in meiner Kindheit. Um etwas zu spüren, muss man sehr fest und grob werden, so dass ich wund werde. Diese Art von Stimulation ist mir zuwider, turnt mich total ab.

Empfindungsverlust

✳ Bei der operativen Entnahme von Gebärmutter und Eierstöcken können wichtige Nerven verletzt werden. Wenn dieser Fall eintritt, verspürt die betroffene Frau zwar sexuelle Lust, wenn die hormonelle Versorgung durch die Eierstöcke noch funktioniert, sie empfindet aber körperlich möglicherweise nur noch wenig bis gar nichts mehr.

Maria muss zwar damit leben, fühlt sich mit dem Verlust ihrer Empfindungen im Genitalbereich aber kaum ernstgenommen. Sie erzählt:

„Bei mir kommt dazu, dass ich auch keine Lust mehr in der Scheide empfinde und Schmerzen beim Geschlechtsverkehr habe. Die Ärztin, der ich alles erzählte wegen meiner Beschwerden, schickte mich so heim: ‚Da kann man nichts mehr machen. Ich habe schon gehört, dass es mit der Sexualität Probleme geben kann.‘

Ricarda beschreibt ihren Verlust genau:

„Ich fühle keinerlei angenehmen ‚Schwellungen‘ wie früher, weder die Scheide noch die Klitoris reagieren über die Durchblutung.

Bis heute kann es Ricarda nicht fassen, dass ihre Empfindung weg ist:

„Ich konnte es erst gar nicht verstehen, warum ich da nichts mehr spüre – ich nehme nicht einmal wahr, wenn mein Man in mir ist – ich war völlig am Boden zerstört – und bin es noch immer ...

✳ Der weibliche Orgasmus ist selbst heute noch für viele eine Art „Mysterium", da er im Gegensatz zu jenem des Mannes, wo der Samenerguss stattfindet, von außen nicht wirklich sichtbar ist. Nur ganz wenige Frauen wissen darüber Bescheid, was beim Liebesakt in ihrem Körper stattfindet.

Doch wie uns die moderne Forschung zeigt, spielen Klitoris, die Nervenbahnen, die Psyche, die Eierstöcke als Hormonproduzenten und die Gebärmutter bei der „schönsten Sache der Welt" und dem „kleinen Tod", wie der Orgasmus in Frankreich genannt wird, zusammen. Frauen sind im Erleben ihres Orgasmus individuell verschieden.

Die Frauen dieses Buches wurden in Bezug auf ihr Orgasmuserleben seit der Operation befragt. Einige von ihnen haben den Mut aufgebracht, ihre Situation offen und ohne falsche Scham zu beschreiben.

Verlust der Kontraktionen der Gebärmutter

✳ Jene Frauen, die ihren Orgasmus eher klitoral erleben, werden die Gebärmutter in dieser Hinsicht vermutlich nicht ganz so stark vermissen wie jene Frauen, die die Kontraktionen des Uterus stärker wahrgenommen und als sehr lustvoll empfunden haben.

So beklagt Julia:

„Der Orgasmus ist ohne Kontraktionen der Gebärmutter nur mehr halb so schön – und meistens nicht einmal das."

Eva berichtet ebenfalls von einem großen Unterschied zwischen ihrem jetzigen, dürftigen Orgasmus, und dem vor der Totaloperation:

„Ich selbst kann nur noch durch Selbstbefriedigung und unter Schmerzen einen ‚Miniorgasmus' bekommen. Es ist ein kleiner klitoraler Orgasmus, der in keinem Verhältnis zu dem steht, wie es vorher war. Die Kontraktionen der Gebärmutter fehlen mir. Es ist alles weg!"

Oft bekommen die Frauen zu hören, doch froh zu sein, noch ihre Klitoris zu haben. Dass dies ausreichen müsse und sie sich doch nicht nur über ihren Orgasmus definieren sollten.

Oder aber es wird betont, dass es genug Frauen gäbe, die keine Probleme hätten, und die betroffene Frau selbst eine Ausnahme sei.

Für die meisten Betroffenen sind solche Worte aber kein Trost, sondern sie fühlen sich dadurch unverstanden und isoliert.

Auch Susan kann sich mit den starken Veränderungen nicht abfinden und klagt:

„Der Höhepunkt ist kürzer und viel weniger intensiv als vorher. Es ist auf einmal so anders. Gewöhnungsbedürftig, so sollte ich sagen. Aber außer Tränen ist da nichts mit Gewöhnung ..."

Veränderter und eingeschränkter Orgasmus

Christine bedauert das geringe Empfinden, das ihr noch geblieben ist:

„Es ist ein müder Abklatsch dessen, was ich einst spüren konnte."

Elisabeth stellt auf die Frage zu ihrem Orgasmuserleben seit der Operation eine zynische Gegenfrage:

„Wie soll der nach einer Kastration funktionieren?"

Otara hält sich dazu eher bedeckt und meint ironisch:

„Wenn ich denn mal Lust habe, ja, ..."

Waris hat seit der Operation große Probleme, einen Orgasmus zu bekommen. Sie sagt:

„Des Öfteren schießt ein rasender Kopfschmerz ein, bevor ein Orgasmus überhaupt möglich ist."

Und Petra meint aufgebracht:

„Ha! Wenn ich nicht vorher schon Orgasmen gehabt hätte, müsste ich jetzt sagen: Orgasmus, was ist das? Erst, seit ich mich in der Behandlung von zwei renommierten Endokrinologen befinde und ich dadurch zu natürlichen Hormonen gefunden habe, kann ich sagen, dass ich ab und zu ein orgasmusähnliches Sexualerlebnis erfahre."

Die sexuelle Beziehung zum Partner verändert sich durch solche Umstände negativ. So fühlte sich Sara nach der Operation sexuell „benutzt", wie sie sagt, und sie beschreibt den Qualitätsverlust so:

„Der klitorale Orgasmus ist zwar geblieben, doch hinterher – eine Leere."

Nur Ina, die nicht die gesamte Gebärmutter verloren hat, kann Positives berichten. Sie erlebt die Orgasmen wie vor der Operation und sagt froh:

„Sie sind genauso intensiv wie vorher, es gibt keine Unterschiede."

Verlust des Orgasmus

Bei Ricarda hat die durch die Operation verursachte Nervenverletzung einen Orgasmus unmöglich gemacht.

Und das, obwohl ihr Gebärmutterhals erhalten blieb. Sie erklärt:

„Dabei habe ich nicht meine Libido verloren, nein, ich bin voller Verlangen. Nur kann ich Erregung nicht mehr erleben, ich bin ständig unter großer Spannung. An einen Orgasmus ist gar nicht zu denken, wie auch, wenn ich in der Scheide überhaupt nichts spüre."

Auch Nise erlebt keinen Orgasmus mehr seit der Operation. Sie gesteht:

„Spüre nichts mehr! Hatte ich früher multiple Orgasmen, empfinde ich heute jede Berührung an früher erogenen Zonen als sehr unangenehm. Keine auch noch so liebevolle Bemühung meines Partners bringt mir einen Orgasmus. Es ist, als ob der Resonanzboden für diese Befindlichkeiten fehlt."

Bei Rose hat sich in diesem Zusammenhang alles verändert, sie sagt:

„Es ist nichts mehr, wie es war."

Und für Renate gehört das Thema Orgasmus ebenfalls der Vergangenheit an, denn sie erklärt:

„Er ist kaum mehr erreichbar."

Späte Erkenntnis

✳ Den meisten Frauen ist offenbar nicht bewusst, dass Gebärmutter und Eierstöcke wichtig für das Sexualempfinden und auch für den Orgasmus sind. Sie spüren den Unterschied erst, wenn sie diese Organe verloren haben.

Susan beklagt vor allem, dass sie niemand darauf vorbereitet hatte, und stellt fest:

„Beim weiblichen Höhepunkt finden die Kontraktionen auch in der Gebärmutter statt. Das weiß ich jetzt – nach der Operation! Wer aber sagt einem denn vorher, dass sich der Höhepunkt nach der Gebärmutter-

entfernung erst einmal anders anfühlen wird? Denn ohne Gebärmutter keine dortige Kontraktion mehr. Ist ja auch für eine Frau sehr logisch. Also ändert sich doch etwas in Bezug auf die eigene Sexualität! Oder besser gesagt, auf das Empfinden dieser."

Und Ricarda formuliert ihre bittere Erkenntnis auf poetische Art:

„Heute weiß ich, dass mein Uterus an vielem beteiligt war: an Höhenflügen meiner Lust, an der Gewissheit, eine leidenschaftliche Frau zu sein: selbstbewusste Verführerin, ergebene Verführte, Gebieterin ihrer Freuden. Der Muttermund war außer sich vor Entzücken, wenn er von der Penisspitze geküsst, gedrückt wurde, bis die Gebärmutter zuckend vor Wonne den ganzen Körper erfasst, um sich auch sogleich der nächsten Woge zu stellen. Was für eine Kraft, Energie, Potenz, wie schön war es, solch ein leidenschaftliches Vollblutweib zu sein! Erst als ich keine Gebärmutter mehr hatte, lernte ich, dass ich sie sogar zum klitoralen Orgasmus brauche, sie schwingt mit und gibt dem Höhepunkt erst die richtige Tiefe. Zu spät die Einsicht."

Auch ich selbst habe dies erfahren, und die Tränen, die ich um meine Eierstöcke und meine schöne, unbeschwerte Sexualität geweint habe, sind zahllos. Vier Jahre lang musste ich quasi als „geschlechtsloses" Wesen leben – ohne Lust auf Sexualität und ohne sexuelles Empfinden. Seit ich die richtige Hormondosierung für mich gefunden habe, ist meine Sexualität wieder lebenswert. Meine Libido ist zurückgekehrt, meine Klitoris reagiert wieder auf Berührung, und mein Sexualempfinden hat wieder Qualität. Es ist nicht mehr so wie zuvor mit Eierstöcken, aber doch wieder sehr schön.

Heute bin ich auch froh, dass ich wenigstens noch meine Gebärmutter im Bauch habe. Sie „bemüht" sich nun, beim Liebesakt wieder „mitzumachen" – die „Brave", wie ich sie seit meiner Operation liebevoll nenne. Ich spüre ihr leichtes „Schwingen" im Becken beim Orgasmus jetzt ganz bewusst.

Die ältere Frau ohne Sexualorgane

✳ Ein weiteres Tabu ist fallweise auch heute noch die Sexualität der älteren Frau – nicht nur nach Entfernung ihrer Sexualorgane. Viele Frauen der heute älteren Generation sind es nicht gewöhnt, über diese Dinge zu sprechen.

Totaloperierte Frauen haben so oft das Gefühl, sich damit abfinden zu müssen, dass ihre Sexualität möglicherweise auf Dauer so stark beeinträchtigt ist, dass sie dieses „Kapitel" ihres Lebens sozusagen für immer „ad acta" legen müssen. Sie wagen es kaum, darüber zu sprechen oder sich gar zu beklagen. Denn wer würde sie damit ernst nehmen?

Bei „abgeschlossenem Kinderwunsch" wird die Gebärmutter auch heutzutage mancherorts ohne große Überlegungen entfernt.

Maria war 50 Jahre alt, als ihr unter anderem aufgrund ihres Alters im Jahr 2001 die Gebärmutter entfernt wurde. Sie kennt daher diese Problematik gut:

„Vorher wird keine Frau über Folgen aufgeklärt, als wären wir asexuell. Kinder dürfen wir wohl auf die Welt bringen, dafür sind wir gut genug!"

Als Maria versuchte, mit ihren schweren sexuellen Problemen seit der Hysterektomie Hilfe zu bekommen, traf sie allerorts auf Unverständnis. Sie fragt:

„Warum wird so getan, als ob eine Frau ab ca. 50 Jahren ein geschlechtsloses Wesen zu sein hat?"

Eingeschränkte Sexualität in der Paarbeziehung

Wie geht es den Partnern der operierten Frauen? Werden sie vor der Operation über mögliche sexuelle Folgen aufgeklärt, wie es bei Prostataoperationen beispielsweise umgekehrt in der Regel der Fall ist? Werden sie bei Problemen mit ihrer Partnerin nachbetreut?

Betroffene Frauen beklagen, dass ihr Partner vorher über mögliche Folgen der Gebärmutterentnahme nicht informiert worden sei, und dass sie niemand frage, wie es denn postoperativ um den Partner und die Paarbeziehung stünde.

Das Stille Leid der Partner

✱ Oft leiden die Partner betroffener Frauen im Stillen und suchen die Schuld bei sich selbst – oder bei der Frau. Denn nur wenige wissen um die komplexen Wirkungen der Operation auf die Sexualität ihrer Partnerin.

Auf einem der verschiedenen Aufklärungsblätter, welche die Frauen vor den Operationen unterschreiben müssen, ist explizit vermerkt, dass die funktionierende Sexualität danach auch vom Partner abhängen würde. In den Ohren des betroffenen Mannes klingt das zwangsläufig wie Hohn.

Nise bestätigt, welch komplizierte Situation für sie und ihren Partner entstanden ist:

„Selbst mein fantasievoller und experimentierfreudiger Partner hat da keine Chance. Aber nicht nur ihm fehlt seine früher sehr aktive und genussfähige Partnerin, ich vermisse meine erotischen Gefühle ebenso. Hätte ich vorher genau abschätzen können, dass diese Gefühle so vollständig abhandenkommen, hätte ich die Operation trotz allem abgelehnt. Ich bin wirklich nicht zur Nonne geboren. Der Ausweg ‚Kuscheln' ist auf Dauer keiner. Also sehe ich bei jedem Kontakt nur noch: Wir leiden beide. Erfüllung ist in keiner Weise mehr möglich (es sei denn, ich biete Sklavendienste von Hand- bis Mundarbeit an, während ich selbst vollkommen auf der Strecke bleibe), Entspannung gibt es da keine. Wir füllen seither unsere spärlichen gemeinsamen Abende hektisch mit sinnlosen Aktivitäten."

Nicht wenige Partner glauben, dass die Frau sie nun nicht mehr lieben würde. Das führt zwangsläufig zu Spannungen und Missstimmung in der Beziehung.

Petra berichtet:

„Für meinen Mann war es sehr schwierig, da er dachte, meine sexuelle Unlust läge an ihm, dass ich ihn nicht mehr genug liebe und daher keine Freude mehr am Sex hätte. Ich konnte ihm nur mit Sicherheit sagen, dass es nicht an ihm, sondern an mir lag, aber das Warum und Wieso konnte ich nicht erklären, zum damaligen Zeitpunkt nicht verstehen. Ich wusste ja selber so wenig, mit Hormonen kannte ich mich nicht aus, lernte erst vor gut zwei Jahren, dass ich nicht verrückt, sondern seit über zwei Jahren einfach hormonell unterversorgt war, dass ich eine kastrierte Frau bin."

Viele Männer sind nicht nur uninformiert über die Hintergründe, sie wollen vor allem auch der Partnerin keine weiteren Schmerzen zufügen. Das kann zu einem Teufelskreis werden, wie ihn Ricarda beschreibt:

„Ich werde sehr deprimiert und weine bei jedem Geschlechtsverkehr bittere Tränen. Mein Mann ist irritiert, er sagt, er wolle mich nicht einfach nur ‚benutzen' und zieht sich zurück von mir. Ich soll selbst

auf ihn zukommen. Wie aber, wenn es eine solche Verzweiflung auslöst in mir?"

Manu berichtet, dass sich ihr Partner seit der Operation nicht mehr „traut", Sex mit ihr zu haben:

„Ich glaube, er meint, er würde mir wehtun."

Das sexuelle Erleben ist individuell verschieden. Nicht jede Frau und auch nicht jeder Mann fühlt „gleich". Viele Männer sagen, dass sie keinen Unterschied merken, wenn ihrer Partnerin die Gebärmutter entfernt wurde. Doch es gibt auch andere Erfahrungen auf diesem tabubehafteten Gebiet.

Marias Mann beschreibt im Folgenden seine Empfindungen:

„Endlich bringe ich den Mut auf, die Situation aus der Sicht des Ehemannes zu schildern. Die Entfernung der Gebärmutter kann nämlich auch für einen Mann Auswirkungen haben. Wir sind seit 1972 glücklich verheiratet. Führten ein tolles und liebevolles Eheleben mit allen Höhen und Tiefen. Auch in unserem Sexualleben waren wir so aufeinander abgestimmt, dass wir genau wussten, was der Partner braucht. Es war immer ein Geben und Nehmen. Meine Frau verhalf mir zum größten Glück – und ich ihr. Und plötzlich, von einem Tag zum anderen, war alles anders. Meiner Frau wurde 2001 die Gebärmutter herausoperiert. Nach einer gewissen ‚Schonzeit' kam es dann wieder zum ersten sexuellen Kontakt nach der Operation. Und siehe, da war es – das große Nichts! Ich konnte in ihr nichts mehr spüren, nichts mehr fühlen. Die ganzen Stellen, die mir (und auch ihr) zu den Hochgefühlen, zur größten Lust verhalfen, die waren verschwunden. Ich hatte das Gefühl, mein Penis steckt in einer warmen Höhle, ohne irgendwelchen Kontakt. Alle Bemühungen, irgendeinen Punkt zur Erhöhung der Lust zu finden, schlugen fehl. Wir versuchten alle möglichen Stellungen, stöberten in Sexshops herum und testeten dies und jenes – nichts half. Und da dämmerte es uns – der tolle Sex, die fantastischen Orgasmen, das Gefühl, in unbeschreibliche Höhen zu steigen, das dürfte wohl ab sofort der Vergangenheit angehören. Nur die Lust auf Sex und Befriedigung, die ist noch da. Und wie baut man das ab, wenn nichts mehr da ist? Na, Handbetrieb eben! Und das mit der Frau an seiner Seite, die man über alles liebt. So läuft also unser Sexualleben seit der Operation ab."

Marias Mann schließt mit einem Appell an alle betroffenen Partner:

„Trotz allem – oder aber gerade deswegen – hat sich unsere Beziehung noch mehr gefestigt und ist intensiver geworden. Den betroffenen Männern möchte ich Mut zusprechen und ihnen sagen: Steht weiterhin zu eurer Frau, haltet zu ihr – sie braucht es jetzt mehr denn je."

Schuldgefühle gegenüber dem Partner

Schuldgefühle wegen der sexuellen Unlust sind bei den betroffenen Frauen keine Seltenheit. Sie möchten ihrem Partner eine befriedigende Sexualität bieten, und umso größer ist die Frustration, wenn dies nicht mehr funktioniert.

Julia gesteht:

„Ich habe das Gefühl, versagt zu haben, vor allem gegenüber meinem Mann, nicht fraulich zu sein, wegen der sexuellen Gefühle, die ich nicht mehr so richtig empfinden kann."

Auch Christine muss sich mit den veränderten Tatsachen abfinden und berichtet:

„Ich kann keinen uteralen Orgasmus mehr haben und auch meinen geliebten Mann nicht mehr spüren."

Otara erzählt:

„Die sexuelle Lustlosigkeit bei mir schwankte seit der Totaloperation, manchmal ging es mir gut damit, Sexualität machte Spaß, dann wieder gar nicht, oder ich war nach dem Orgasmus, wenn es besonders schön war, so erschöpft, dass ich gar nichts mehr machen konnte. Meine Sexualität war auch in weiteren Liebesbeziehungen immer ähnlich: Mal hatte ich Lust, dann phasenweise überhaupt nicht. Kein Mann versteht das! Mir selbst ist der Zusammenhang allerdings auch jetzt erst klar."

Bedrohung der Partnerschaft

✳ Durch derartige Probleme können schwere Konflikte entstehen, und manche, auch langjährige, Partnerschaften zerbrechen daran.

Eva berichtet von ihren Erfahrungen:

„Ich hatte vor der Operation doch ein sehr schönes Sexualleben mit meinem Mann. Bei der Sexualität fühle ich mich jetzt nur noch wie ein Mülleimer. Ich habe in Bezug auf mein eigenes Sexualleben bereits resigniert: Meine Sexualität ist gestorben. Ich selbst kann aktiv nicht mehr dazu beitragen. Bisher störte dies meinen Mann nicht, denn er erlangt ja immer seine Befriedigung."

Für viele wird die Sexualität, die sie vorher so genossen haben und die die Partnerschaft bereichert hat, zu einer Art „Pflichterfüllung", von der die Frau nicht mehr viel hat.

Irmtraud formuliert knapp:

Das Sexualleben entspricht nicht mehr den Bedürfnissen."

Monikas Partnerschaft ist letztendlich an der beschädigten Sexualität zerbrochen. Sie meint:

„Seit der Kastration habe ich offenbar keine Libido mehr, und es ist, als hätte ich durch die Organentfernungen auch mein sexuelles Interesse an meinem Partner bzw. Männern verloren, ich fand/finde einen erigierten Penis nicht mehr lusterzeugend bzw. anziehend, sondern eher als Bedrohung."

Otara glaubt, dass ihre Ehe an der Organentfernung kaputtgegangen ist:

„Diese langen Pausen von Unlust, obwohl ich mich als sehr sinnliche Frau bezeichnen würde! Ich habe sehr darunter gelitten – vielleicht würde meine Ehe noch bestehen ohne OP oder mit zumindest ausführlicher psychologischer Beratung und Aufklärung."

Unwissen über die weibliche Sexualität

Am 26. August 1999 wurde von der Generalversammlung der World Association for Sexual Health (WAS) in Hongkong die Erklärung der sexuellen Menschenrechte mit folgendem Wortlaut verabschiedet: „Sexuelle Rechte sind universale Menschenrechte auf der Grundlage von Freiheit, Würde und Gleichheit aller Menschen. So wie der Anspruch auf Erhalt und Wiederherstellung der Gesundheit ein menschliches Grundrecht ist, so gilt dies auch für die sexuelle Gesundheit." (WAS, 1999)

Doch in der Praxis ist es gerade für Frauen nach Verlust der Sexualorgane nicht leicht, ihren Anspruch auf sexuelle Gesundheit geltend zu machen. Denn zu oft werden sie mit großem Unwissen und Vorurteilen zur weiblichen Sexualität insgesamt konfrontiert.

Mangelhafte sexualmedizinische Hilfe

* Gerade Frauen und ihre Partner, die mit sexuellen Schwierigkeiten nach den Operationen kämpfen, würden die professionelle Hilfe von gut ausgebildeten, modernen Sexualmedizinern und Sexualtherapeuten benötigen, die bezüglich der Problematik des Organverlustes geschult sind.

Leider gibt es bei uns jedoch wenige kompetente Spezialisten.

Die Sparte der Sexualmedizin ist im Gegensatz zu anderen europäischen Ländern und in Übersee im deutschsprachigen Raum nicht sehr stark vertreten. (Tagungsbericht 100 Jahre Sexualwissenschaft, 2006) Es fehlt oft an sexualmedizinischem Grundwissen und daher auch an Verständnis für diese sehr spezielle Problematik.

Ricarda erzählt:

„Die mitfühlende Ärztin empfiehlt mir einen Osteopathen. Der kann zwar etwas für meinen Rücken tun, ist aber mit dem Thema Sexualität total überfordert, wie sich herausstellt. Ich kann ihm nicht mal böse sein, als er mir erklärt, dass er nichts anfangen kann mit einer Patientin, die so ‚geil' ist, dass sie ihrem Orgasmus so nachweint. Seine eigene Frau lässt mir ausrichten, ich solle nicht so traurig sein, sie selbst hätte fast nie einen Höhepunkt beim Geschlechtsverkehr. Beide meinen es gut und spiegeln das wider, was Nicht-Betroffene im Allgemeinen so denken."

Zusätzlich besagt die allgemeine Lehrmeinung zum Thema Sexualität nach Verlust der weiblichen Sexualorgane, dass sich diese nicht wirklich negativ verändern würde. Es gibt sogar Studien, die verbreiten, dass die Sexualität danach besser sei. Aus diesem Grund wird den Betroffenen oftmals nicht einmal Glauben geschenkt und sie werden mit Floskeln abgespeist.

„Sie haben ja eh noch die Klitoris ..."

Maria hat seit der Hysterektomie folgendes Problem:

„Bei Berührung verspüre ich zwar noch Lust, aber leider komme ich durch die Stimulierung der Klitoris durch meinen Mann oder mich nicht zum Höhepunkt. Da ich die Kontraktionen der Gebärmutter nun nicht mehr spüre, verpufft das schöne Gefühl. Ich sage immer zu meinem Mann, dass es sich wie ein halber

Orgasmus anfühlt. So sieht unser Sexualleben jetzt aus. Wir müssen wohl lernen, dies zu akzeptieren."

Marias Mann wollte durch eine gemeinsame Sexualtherapie Abhilfe schaffen, aber beide fühlten sich von der Therapeutin nicht wirklich verstanden. Maria erzählt, wie diese Therapie ausgesehen hat:

„Die Therapeutin sagte zu mir, dass es mir doch gut gehe, ich hätte doch noch die Klitoris! Sie hat nicht begriffen, um was es überhaupt geht."

„Das gibt es nicht."

* Für Betroffene ist es sehr schwer, dass man ihnen den sexuellen Empfindungsverlust oftmals nicht glaubt, auch wenn sie diese Folgeerscheinung noch so sehr beteuern.

Ricarda musste in dem Zusammenhang eine besonders demütigende Erfahrung machen. Sie hat dieses Erlebnis mit ihrem Frauenarzt zu Papier gebracht, um es besser verarbeiten zu können:

„,Das ist nicht wahr, das haben Sie sich vorgenommen!' Eine zornige Stimme, ein noch zornigeres Gesicht. Mein Gynäkologe ist in seiner Ehre gekränkt, wie kann ich nur behaupten, beim Geschlechtsverkehr nichts mehr zu spüren! Gebe es nicht, sei ihm in seiner 40-jährigen Praxis noch nie untergekommen nach einer Hysterektomie. Ich sage, dass es für meinen Mann auch sehr schlimm sei, er habe immer auf mich gewartet, sich erst gehen lassen, nachdem ich meinen Höhepunkt gehabt hätte. Das sei aber schon komisch, da müsse er sich eben umstellen, meint mein Arzt. Und was für ein Blödsinn sei das Gerede von vaginalem oder klitoralem Orgasmus. Es gebe nur EINEN Orgasmus. Und ,Merken Sie sich das!' Es würde sich sicher wieder alles geben, ich solle nicht so negativ denken. Eine Untersuchung mit etwas peinlichen Aspekten folgt, er macht stoßende Bewegungen in meine Vagina, mit den Fingern, mit dem Ultraschall, ich weiß es nicht mehr genau, bin zu verwirrt und deprimiert. Die Untersuchung spüre ich genauso wenig wie den Geschlechtsverkehr, ich bin tot, meine Sexualität ist zerstört. Eine Handvoll Visitenkarten von Psychotherapeuten. Sie blockieren sich selbst, hatten anscheinend doch noch einen Kinderwunsch. Hatte ich ja gar nicht, ach was, sinnlos, ich sag nichts mehr, muss zu viel weinen. Herr Professor ist verärgert, ich stolpere hinaus und zahle bei seiner Gattin brav meine Rechnung ..."

Wie wenig Bedeutung der Sexualität beigemessen und wie verklemmt an die Thematik herangegangen wird, sieht man schon an der Wortwahl für Ausdrücke im Zusammenhang mit Sexualität. Oft fehlt allein schon die Fähigkeit, den Liebesakt mit Worten zu benennen oder normal anzusprechen. So wird er in der Fachsprache meist trocken als „GV" (für Geschlechtsverkehr) bezeichnet.

Bei einer Diskussion, die ich als Autorin im Zuge meiner Recherchen mit einem Gynäkologen mittleren Alters über die Wichtigkeit der Eierstöcke führte, meinte dieser freundlich aber ernsthaft, man könne die Eierstöcke keinesfalls mit den Hoden vergleichen, denn bei einer Frau ginge „das" immer irgendwie. Mit dem Wort „das" bezeichnete er den weiblichen Liebesakt, wie sich dann herausstellte.

Das Unwissen bezüglich der weiblichen Sexualität bescherte mir in diesem Zusammenhang auch Erlebnisse mit kabarettistischer Note: Als ich es nämlich wagte, einem bereits in die Jahre gekommenen Gynäkologen mitzuteilen, dass nun auch die Sexualität wegen der weggeschnittenen Eierstöcke nicht mehr funktionierte, antwortete dieser mit fassungslosem Gesichtsausdruck: *„Wie wollen Sie denn als FRAU das beweisen?"*

Ich glaubte, nicht richtig zu hören. Doch ich hielt mich zurück und blieb höflich und freundlich, obwohl ich mir plötzlich vorkam wie im Mittelalter. Ich antwortete: *„Aber Herr Professor, die Männer mit Potenzproblemen, die sind ja auch so arm!"*

Er musterte mich wieder misstrauisch, dachte kurz nach und sagte: *„Gut, wenn Sie unbedingt meinen."*

Hormone der Eierstöcke

Die Eierstöcke produzieren Östrogene, Gestagene und Androgene – bedeutsame Botenstoffe für die Gesundheit der Frau. Zu den wichtigsten Vertretern der Östrogene gehört unter anderem das Estradiol, zu denen der Gestagene das Progesteron. Aber auch männliche Hormone, sogenannte Androgene, wie das bekannte Testosteron, werden von den Eierstöcken produziert.

Unwissen über die Bedeutung der Eierstockhormone

✳ Die große gesundheitliche Bedeutung der Eierstockhormone kennen Wissenschaftler und gut ausgebildete Spezialisten genau. Hormone sind wichtige Botenstoffe für den Gesamtorganismus, und unvorstellbar geringe Mengen haben bereits große Wirkung.

Kaum eine Frau ist sich über die Bedeutung ihrer Eierstöcke bewusst, bis zu dem Moment, wo sie diese oder deren Funktion plötzlich verliert. Denn viele wissen nicht, dass Sexualhormone bei Mann und Frau wichtig für die Gesunderhaltung

- des Gehirns,
- der Knochen,
- der Muskeln,
- der Arterien,
- der Nerven,
- der Haut,
- des Fettstoffwechsels,
- der Psyche,
- der Libido

und vielem mehr sind. Dabei ist die Wichtigkeit der Eierstockhormone schon seit langer Zeit bekannt.

Zu Beginn des vorigen Jahrhunderts, als man noch keine Hormonpräparate zur Verfügung hatte, beschrieb man bereits die Bedeutung der Eierstockhormone für die Gesundheit der Frau und man erkannte auch die Wirkung der Sexualhormone auf das Zentralnervensystem und andere Drüsen des Körpers. (Westphal, 1923)

Doch trotzdem helfen offensichtlich weder das Vorwissen aus dem 19. und 20. Jahrhundert noch die moderne Forschung, um den Eierstockhormonen den Stellenwert als wichtige Botenstoffe zur Gesunderhaltung des weiblichen Körpers zu geben, der ihnen gebührt.

Elisabeth musste dieses Unwissen leidvoll erfahren. Ihr wurde nach der Totaloperation, als sie noch nicht einmal 40 Jahre alt war, überhaupt kein Hormonersatz gegeben. Sie erzählt:

„Meine Totaloperation fand bereits vor 20 Jahren, also mit 38 Jahren, wegen Endometriose statt. Aufklärung über etwaige Folgen war damals keine erfolgt und ich bekam keinen Hormonersatz! Ich wurde einfach so entlassen – ohne Eierstöcke und Gebärmutter. Nach der Operation war ich ständig krank, völlig verzweifelt, von Kopfschmerzen, Übelkeit, Infektionen, Rü-

ckenschmerzen etc. geplagt, doch ich wusste nicht, dass dies von der Operation sein könnte, da man ja nie über Folgen mit mir gesprochen hatte. Die Ärzte behandelten ständig die ganzen Symptome und kamen nicht auf die leiseste Idee, meine schweren chronischen Beschwerden mit dem Hormonverlust in Verbindung zu bringen."

„Gnädige Frau, das ist im Kopf"

✳ Erstaunlicherweise ist das Unwissen über die Bedeutung und die biochemischen Zusammenhänge der Sexualhormone auch im 21. Jahrhundert teilweise noch sehr groß. So hört man heutzutage noch immer bei uns – selbst von ÄrztInnen und PsychologInnen –, die Sexualhormone der Frau seien nur „Kopfsache". Für Betroffene sind derartige Antworten in keiner Weise hilfreich, sondern sie schaden vielmehr.

Anna berichtet dazu:

„Vor allem die Aussagen mancher Ärzte, man wäre psychisch krank, bilde sich alles nur ein, waren mehr als demütigend. Trauer, Wut, Ausgeliefertsein, manchmal auch Resignation habe ich dadurch alles abwechselnd empfunden."

Wichtigkeit der Sexualhormone für den gesamten Körper

✳ Wenn die Eierstöcke nicht richtig funktionieren oder entfernt wurden, so können große Probleme mit dem Stoffwechsel auftreten. (Dørum u.a., 2008) Dieses Wissen ist zwar in kompetenten endokrinologischen Fachkreisen bekannt, doch sonst bei – selbst einschlägig spezialisierten – Medizinern nicht überall vertreten.

Niki erlebte folgendes Gespräch mit einer Schilddrüsenspezialistin:

„Nehmen Sie jetzt das Medikament für die Schilddrüse, die Werte sind gar nicht in Ordnung!' – ‚Aber ich hatte ja zuvor nicht solche Probleme, erst seit der Eierstockoperation, da muss es ja einen Zusammenhang geben!' – Kurz angebunden erfolgt die Antwort der Ärztin: ‚Vergessen Sie endlich Ihre Operation. Außerdem hängen die Schilddrüse und die Eierstöcke nicht zusammen!' Auf den Hinweis der Patientin: ‚Ich glaube das nicht! Alles hängt doch im menschlichen Körper zusammen!' lautet die Antwort der Ärztin nur: ‚Das weiß ich nicht, ich bin nur für die Schilddrüse zuständig!'"

Mangelhafte endokrinologische Hilfe und fehlende Antworten

Die Gewissheit, dass man heute mancherorts schon viel über die Wichtigkeit der Eierstockhormone weiß und es nicht mehr so häufig vorkommt, Frauen nach einer Totaloperation ganz ohne Hormonersatz zu lassen, verspricht leider keine absolute Sicherheit, postoperativ adäquat hormonell versorgt zu werden.

✳ Wie schon mehrfach erwähnt, ist bis heute nur wenigen bekannt, dass die Eierstöcke auch weit über die Wechseljahre hinaus Hormone produzieren, die jede Frau für ihre Gesundheit braucht. Noch immer wird allgemein verbreitet, die Eierstöcke würden nach den natürlichen Wechseljahren „sterben" und sich quasi völlig unnötig im Bauch der Frau befinden.

Maria weiß noch zu gut, dass man ihr vor ihrer Gebärmutterentfernung im Krankenhaus wegen Blutungen auch gleich die Eierstöcke mit entfernen wollte:

„Die Eierstöcke hat man mir Gott sei Dank gelassen. Aber auch nur deshalb, weil ich nicht in deren Entfernung eingewilligt hatte. Man hatte mir schon vorher gesagt, ich könne sie gleich mit entfernen lassen; denn dann bräuchte ich keine Angst mehr vor Krebs ‚da unten' haben. Geistesgegenwärtig habe ich dagegen protestiert. Ich lasse mir doch nicht gesunde Organe einfach so rausschneiden!"

Der allgemeine Wissensmangel über die weiblichen Sexualhormone resultiert daraus, dass die wissenschaftlichen Erkenntnisse dazu leider zu wenig gelehrt und auch oft genug ignoriert werden. Zusätzlich ist die Öffentlichkeit darüber zu wenig informiert. Der Umstand, dass es im deutschsprachigen Raum im Vergleich zu anderen Ländern Europas nicht genug EndokrinologInnen gibt, die sich mit der Behandlung von hormonellen Problemen in Zusammenhang mit den Sexualhormonen beschäftigen, macht die Lage für die Betroffenen nicht leichter. (DGE, 2001)

Über die komplexen endokrinen Zusammenhänge im weiblichen Körper wissen daher leider auch nur wenige Spezialisten Bescheid, und selbst sie können bei komplexen hormonellen Problemen nicht immer in ausreichendem Maße helfen.

Antonia wurde mit folgender Antwort einer Primaria auf die Frage, was sie denn nun wegen ihrer großen Gewichtsprobleme tun solle, konfrontiert:

„Ich habe Sie nicht operiert. Da kann ich Ihnen nicht helfen. Wenn Sie seit der Entfernung der Eierstöcke 27 Kilo zugenommen haben, dann müssen Sie weniger essen!"

Betroffene Frauen sind oftmals mit unterschiedlichen Fachmeinungen von Experten konfrontiert. Dazu kommt, dass sogar innerhalb Europas Lehrmeinungen über die Art der Verabreichung und die Zusammensetzung der Hormone unterschiedlich sind. In den frankophonen Ländern werden eher die Verabreichung der Hormone über die Haut und natürliches Progesteron bevorzugt, wohingegen in anderen Ländern Europas vorwiegend der anglo-amerikanischen Lehre in diesem Bereich gefolgt wird. (Löwy, 2005)

Frauen mit Hormonproblemen stehen also auf mehreren Ebenen vor großen Hürden: Der komplizierte Hormonhaushalt der Frau ist nicht nur ungenügend erforscht, auch nationale „Eitelkeiten" verhindern eine gute Zusammenarbeit auf diesem Gebiet. Der Kommentar eines Gynäkologen dazu lautete: *„Was interessiert mich ein Medikament, das nur in Frankreich und bei uns nicht auf dem Markt ist! – Ja, die Franzosen, die verschreiben sowieso andere Hormone, sind halt auf dem Gebiet schon weiter."* Auf die Frage, inwieweit diese „weiter seien" und welche Präparate genau verabreicht würden, konnte er keine Antwort geben …

Umstrittene Hormonersatztherapien

✳ Die Langzeitfolgen der Hormonersatztherapie sind in der Fachwelt umstritten, und über viele Auswirkungen weiß man einfach noch nicht ausreichend gut Bescheid. Aus diesem Grund werden Hormongaben oftmals nur für kurze Zeit und in der geringstmöglichen Dosis empfohlen.

Jede Frau, die Hormone zu sich nimmt, muss sich dieser schwerwiegenden Problematik bewusst sein. Und viele haben zu Recht ein „mulmiges" Gefühl, wenn sie Hormone über längere Zeit anwenden. Viele Frauen spüren nämlich, dass die von außen zugeführten Hormone eben nicht mehr ganz dasselbe sind, wie die, die ihr Körper produziert hat.

Äußerst schwierig ist darüber hinaus die Lage für Frauen, die hormonabhängige Krebsdiagnosen oder eine familiäre Vorbelastung diesbezüglich haben. Diese Frauen können in der Regel keinen adäquaten Hormonersatz bekommen.

Nise gehört zu diesen Frauen und berichtet:

„Ich bekomme keine Hormone wegen östrogenabhängigem Brustkrebs in der Familie."

Auch Renate musste die Hormone wegen einer anderen Erkrankung, die eine Kontraindikation darstellt, absetzen:

„Daher leide ich nun aber bereits an sehr schweren Langzeitfolgen des Hormonmangels."

Auffällig ist, dass die Sexualhormone im Frauenkörper sehr oft undifferenziert und einseitig als krebserregende Substanzen dargestellt werden. Auf die schweren, unmittelbaren Folgen des Verlustes von Sexualhormonen auf Kraft, Leistungsfähigkeit, Wohlbefinden und Sexualität wird hingegen kaum hingewiesen.

Genauso wenig werden meist Langzeitfolgen des Hormonmangels auf das Herzkreislaufsystem, die Nerven, den Stoffwechsel, die Knochen und das Gehirn thematisiert, was teilweise schwere Erkrankungen bis hin zum Schlaganfall und eine verkürzte Lebenszeit nach sich ziehen kann. (Parker, 2010)

Frauen ohne Eierstöcke stehen also vor der Wahl, ob sie mit den Folgen des Hormonmangels dauerhaft leben wollen, oder ob sie sich mit den Risiken der Folgen der Hormonersatztherapie arrangieren möchten: „Pest oder Cholera", wie Anna das sarkastisch ausdrückt. Die betroffenen Frauen stehen zudem vor der paradoxen Situation, dass sich nur ganz wenige Spezialisten in der Materie überhaupt auskennen, und dass ihnen allgemein Angst vor Hormonen gemacht wird.

Vor allem die Krebsangst wird durch Studien und Pressemeldungen geschürt, wobei diese Berichte meist keinen Unterschied zwischen Frauen mit Sexualorganen und Frauen ohne diese Organe machen. Für die betroffenen Frauen nach Eierstockoperationen stellt das eine weitere psychische Belastung dar, weil sie sich somit zwischen zwei Stühlen befinden: denen der Hormonbefürworter, und denen der vehementen Gegner jeglicher Hormongaben.

Eine ähnliche Erfahrung machte auch ich in einem Gespräch mit der Mitarbeiterin eines Beratungszentrums. Als ich ihr froh mittteilte, dass mir der Hormonersatz half und ich das erste Mal seit 4 Jahren wieder das Gefühl hatte, zu leben, meinte sie: „Da müssen Sie aber schon sehr aufpassen, Sie wissen schon, wegen dem Brustkrebs!" Ich erwiderte: „Zuerst wurde mir vor der Operation unnötige Krebsangst gemacht, dann habe ich in diese unnötige Operation eingewilligt, obwohl weit und breit kein Krebs da war, und jetzt wird schon wieder Krebsangst gemacht! Ich will endlich wieder fühlen und leben wie eine normale, gesunde Frau!" Ich hatte jedoch nicht das Gefühl, dass sie mich verstand.

Elisabeth, die jahrelang ohne Sexualhormone leben musste, und der es dann mit Hormonen ebenfalls wieder besser ging, wurden die Hormone mit Anfang 50 plötzlich abgesetzt. Das Argument war „Brustkrebsrisiko", doch um ihren Gesundheitszustand und ihr Befinden ohne Hormone hat man sich überhaupt nicht gekümmert. Sie hat, wie viele andere auch, dann ihre Behandlung mit Hormonersatz selbst in die Hand genommen:

„Niemand kann es nachfühlen, wenn man von einer Sekunde zur anderen mit 38 Jahren ohne Hormone stehengelassen wird. Leider hat man mich die ersten sechs Jahre ohne Hormone gelassen; an diese Zeit erinnere ich mich ungern und mit Schaudern: Es war die Hölle. Ich nehme nun Hormonersatz – vor vier Jahren hat man das aber abgesetzt – einfach so, von heute auf morgen. Da hat der behandelnde Gynäkologe gemeint, ich würde Brustkrebs kriegen, wenn ich die Hormone weiternehme. Er sagte mir, er werde sie mir mit Sicherheit nicht mehr verschreiben. Auf meine Frage, was ich denn nun tun solle, meinte er, ich solle in der Apotheke fragen, es gäbe ja sooooo viele Alternativen. Ich gehorchte wohl oder übel und begann, Rotkleeprodukte und noch weitere ‚Alternativen' auf pflanzlicher Basis teuer zu kaufen und zu probieren. Die Folge war: Ich begann mich wieder extrem schlecht zu fühlen. Meine Kraft verschwand, ich war ständig müde, depressiv, litt unter Kopfschmerzen, Schmerzen in den Gelenken, bekam wieder Blasen- und Scheidenentzündungen und letztendlich durch diese ganze verfahrene Situation Heulattacken. Ich habe daher beschlossen, weiter die Hormone zu nehmen. Es geht nicht anders, ich kann diesen Zustand sonst nicht ertragen."

Offensichtlich ist das Unwissen über die Folgen des Hormonmangels im Allgemeinen so groß, dass man diesen Mangel den betroffenen Frauen teils ohne weiteres zumutet. Man läuft gar Gefahr, als „Agentin der Pharmaindustrie" beschimpft zu werden, wenn man sagt, dass bestimmte Hormonersatzpräparate hilfreich waren, wie es mir selbst als Autorin im Zuge meiner Recherchen für das Buch passiert ist.

Unspezifische pharmakologische Beratung

✳ Frauen ohne Sexualorgane werden mit unversehrten Frauen oft „in einen Topf geworfen". So kann es passieren, dass ihre Beschwerden auch bei der Beratung und Verordnung rund um Hormonersatztherapien als normale Wechseljahresprobleme abgetan werden. Vielerorts wird ignoriert, dass Frauen ohne Eierstöcke die ehemals dort produzierten Hormone wirklich brauchen, da sie sonst keine gute Lebensqualität mehr haben.

Aurelie sagt zum Thema Hormonersatz:

„Ohne Hormone ist ein normales Leben seit meiner Totaloperation für mich nicht mehr möglich."

Otara bestätigt dies:

„Ich nehme Hormone bis heute – ohne geht gar nicht, hab ich mehrmals versucht!"

Helli musste wegen der Eierstockentfernung ebenfalls viele Jahre Hormonersatzpräparate zu sich nehmen:

„Ich habe über 20 Jahre Hormone genommen. Habe dann mit ca. 53 auf eigene Verantwortung damit aufgehört."

Petra ist noch immer dabei, für sich selbst die richtige Hormondosierung herauszufinden:

„Ich habe drei Monate nichts genommen, weil ich mir über die Auswirkungen nicht im Klaren war und ich mich gegen künstliche Hormongaben spreizte. Wurde aber schnell eines Besseren belehrt. Nahm dann die von meinem Operateur verordneten Hormone, die mir aber nicht gut taten. Ich war total unterversorgt. Seit gut zwei Jahren probiere ich rum, um die richtige Dosis der natürlichen Hormone rauszufinden, und bin mittlerweile relativ erfolgreich damit."

Problematisch kann es auch werden, wenn es zu hormonellen Problemen nach Entfernung der Gebärmutter kommt, obwohl die Eierstöcke im Körper verblieben sind. Manu erzählt:

„Ich hatte Probleme mit dem gesamten Hormonhaushalt aufgrund der Minderdurchblutung der Eierstöcke nach der Gebärmutterentfernung. Diese Info bekam ich aber nicht von einem Arzt, sondern von der Selbsthilfe."

Auch Waris berichtet, dass die Auswirkungen der Gebärmutterentfernung auf die Eierstockhormone zunächst verkannt wurden:

„Durch meine jahrelange Unkenntnis über die Folgen der Gebärmutterentfernung war für den Gynäkologen von seiner Seite aus alles bestens. Niemand kam auf die Idee, bei meinen Beschwerden an eine hormonelle Komponente zu denken und Hormone in optimaler Dosis zu verordnen."

Notwendige männliche Hormone für den weiblichen Körper

✳ Das Unwissen und die Vorbehalte rund um die Sexualhormone der Frau betrifft im besonderen die Androgene, also die männlichen Hormone. Als das erste Testosteronpflaster für totaloperierte Frauen auf den Markt kam, wurde es medial völlig falsch als „weibliches Viagra" oder „pink viagra" dargestellt, obwohl es ein Hormonpräparat ist und mit Viagra nichts zu tun hat. Mediengeil wurde es gar als „Sexpräparat" und nicht als Medikament für Frauen mit Organverlust vermarktet.

Öffentlich wurde nur selten darauf hingewiesen, dass es nur für Frauen ohne Gebärmutter und Eierstöcke zugelassen und speziell für diese Patientengruppe entwickelt worden war. Denn bis dahin standen bei Testosteronmangel nach Entfernung der Eierstöcke (bzw. Gebärmutter) nur Präparate für Männer zur Verfügung, die natürlich in der Dosierung für Frauen nicht passten.

Betroffene Frauen schöpften durch das neue Medikament vor allem auch deshalb Hoffnung, weil sie annahmen, dass man sich nun mehr für das Krankheitsbild nach Totaloperation interessieren würde. Aber dem war nicht so: Da das einzige für Frauen entwickelte Testosteronpflaster nur von wenigen ÄrztInnen verschrieben wurde, zog die europäische Arzneimittelbehörde die Zulassung auf Wunsch der Herstellerfirma zurück. Das Präparat wurde aus wirtschaftlichen Gründen im Herbst 2012 ersatzlos vom Markt genommen. Somit gibt es derzeit (Stand: Ende 2012) kein speziell für kastrierte Frauen dosiertes und offiziell zugelassenes Testosteronpräparat mehr.

Die Doppelmoral in Bezug auf die Sexualhormone im Frauenkörper fällt beim Thema Testosteron besonders auf. Denn trotz der wissenschaftlichen Erkenntnisse, dass Androgene Frauen Kraft und Energie spenden und eine nicht unwesentliche Rolle beim Fettstoffwechsel, für die Gesundheit von Knochen und Muskulatur sowie für das Wohlbefinden spielen

(Mianney u.a., 2002), wird dieses Wissen oft nicht berücksichtigt.

Gleichzeitig wird zu Recht darauf hingewiesen, dass man zu wenig über die Langzeitfolgen von künstlichem Hormonersatz weiß, und es wird zwar häufig Krebsangst geschürt, aber keine Alternative geboten. Eine Frau, die nach einer Totaloperation dringend Testosteron brauchen würde, wird auf diese Weise verunsichert, und diejenige, die es trotzdem verlangt, weil sie beweisen kann, dass ihr das Testosteron guttut, mitunter in die „Sexschiene" abgeschoben.

Kaum jemand macht sich heutzutage ernsthaft über einen Mann lustig, der libidofördernde Medikamente erhält. Bei Frauen redet man sich gerne darauf hinaus, dass die weibliche Sexualität zu komplex sei, und wie so oft bedient man sich in solchen Fällen wiederum der „Psychologie".

Dabei gibt es bereits ein regelrechtes Wettrennen der Pharmafirmen um die Erzeugung von libidofördernden männlichen Hormonen für die Frau. Für diesbezügliche Studien wird zwar auch an Frauen nach Entfernung der Eierstöcke geforscht, doch letztendlich interessieren die Ursache und die Folgen dieses Organverlusts niemanden wirklich.

Der folgende Wortwechsel zwischen einem Gynäkologen und mir fand Anfang 2007 statt: *„Was, Sie wollen jetzt noch zusätzlich ein männliches Hormon? Wenn Sie ein Testosteron brauchen, dann gehören Sie zu den Ausnahmen! ... Im Internet haben Sie das gelesen, was da nicht alles drin steht!"* – *„Nein, nicht irgendwo im Internet, sondern in Fachartikeln aus Frankreich, England und den USA."* – *„Ich bitte Sie, Sie sind jetzt 43 Jahre alt, da lässt bei Frauen hormonell sowieso schon alles nach!"* Ob jener Gynäkologe jemals gewagt hätte, einem Mann so zu antworten?

Bezahlung von Hormonersatzpräparaten

✳ Wenn man als Frau ohne Eierstöcke mühsam endlich die richtige „Hormonrezeptur" für sich gefunden hat, so stellt sich die Frage, wer diese kostenintensiven und über Jahre notwendigen Medikamente bezahlt. Möglicherweise hat man Probleme mit der Kostenübernahme durch die Sozialversicherung, denn nicht alle Hormone werden von der Krankenkasse bezahlt.

Da gerade die weiblichen Sexualhormone ständig im Kreuzfeuer der Kritik stehen und kein Unterschied zwischen Frauen mit und Frauen ohne Sexualorgane gemacht wird, sieht man sich als kastrierte Frau dann mitunter damit konfrontiert, dass zwar bei großzügigen Organentfernungen nicht gespart wird, dafür aber dann bei den Medikamenten, die diese Organe in ihrer hormonproduzierenden Funktion teils ersetzen könnten.

Möglicherweise muss man als betroffene Frau sogar vor das Sozialgericht ziehen, um die Kostenübernahme der nötig gewordenen Hormone zu erwirken.

Hormonersatz – Kein Problem?

✳ Vor der Entfernung der Eierstöcke wird einem auf die Frage, ob man denn dann Probleme hormoneller Natur haben könne, meist geantwortet, dass die Operation diesbezüglich kein Problem darstellen werde. Man würde ein Hormonpflaster oder anderes Präparat bekommen, und alles sei wieder in Ordnung. Oder man würde den Hormonstatus im Blut feststellen, und dann sei die individuelle „Einstellung" keine Hexerei.

Anna berichtet:

„Als ich dem Primar gegenübersaß und mir dieser mitteilte, dass aus Präventivgründen die Eierstöcke entfernt werden müssten, zitterte ich am ganzen Leib. Der Arzt versuchte, mich zu beruhigen, da es doch heutzutage sehr gute Hormone gäbe und deshalb das Leben praktisch ohne Probleme weiterginge. Kinder könne ich ohnehin keine mehr bekommen. Nach dem Entfernen meiner Eierstöcke klebte man mir einfach ein Hormonpflaster an die Hüfte. Schon nach wenigen Tagen wurde ich aus dem Krankenhaus entlassen und hatte nun mein Schicksal selbst zu meistern. In meinem Kopf kreisten riesengroße Fragezeichen. Ich wusste weder, was die Hormone bewirkten, noch welche ich bräuchte und wie sich die Therapie auswirken würde."

Nicht darauf hingewiesen wird meist auch, dass die Hormonforschung noch in den sprichwörtlichen Kinderschuhen steckt. Hormone, ihre Wirkung und die vielfältigen Wechselwirkungen sind bei weitem noch nicht zur Gänze durchschaut, zudem sind die Zusammensetzung und der Hormonstoffwechsel bei jeder Frau individuell verschieden.

Daher können auch die besten Hormonspezialisten bei schwierigen Fällen von Ausfallserscheinungen und Hormonunverträglichkeiten nicht immer helfen.

Antonia stellt aus heutiger Sicht fest:

„Man schneidet die Gebärmutter oder Eierstöcke raus, weiß aber gar nicht, wie sie wirklich funktionieren. Es kennt sich eh keiner wirklich aus, wie es scheint!"

✱ In der Realität kann es mitunter sogar Jahre dauern, bis eine Frau die individuell richtige Hormontherapie gefunden hat. Im schlimmsten Fall gelingt die passende Einstellung gar nicht. Immer wieder werden dann die Hormonwerte per Laboranalyse bestimmt, und nicht selten heißt es mit Blick auf die Zahlen, dass es laut Labor gar nicht so „schlimm" aussehen würde, obwohl sich die Betroffene miserabel fühlt.

Man sollte diesbezüglich wissen, dass die erhobenen Laborwerte nicht immer aussagekräftig genug sind, um die Realität der betroffenen Frau auch wirklich abzubilden. Sie geben nämlich zum Beispiel kaum Aufschluss darüber, inwieweit der Körper auf die Hormone individuell zugreifen kann.

Anna sucht noch immer nach den für sie richtigen Hormonen. Sie sagt:

„Nach Aussagen der Ärzte scheinen meine Hormonwerte unauffällig und in Ordnung zu sein – doch mein Körper spricht eine andere Sprache!"

Eva sieht sich mit ähnlichen Problemen konfrontiert:

„Das Hormondilemma ist jetzt eine einzige Katastrophe. Mit einem täglichen Cocktail an verschiedenerlei Cremes bin ich ständig auf der Suche nach einer optimalen Einstellung für mich, die es vermutlich nicht mehr geben wird."

✱ Vor einer Totaloperation wird meist nicht darauf hingewiesen, dass die betroffene Frau möglicherweise jahrzehntelang von Hormonpräparaten abhängig sein wird, die auch nicht überall einfach zu erhalten sind. Daher muss man bei bestimmten Auslandsaufenthalten und in kleinen Ortschaften mit eigenem „Hormonvorrat" anreisen.

Auch wird im Vorfeld des geplanten chirurgischen Eingriffs in der Regel zu wenig betont, dass jede Hormontherapie schwere Nebenwirkungen haben kann.

Christine weiß noch zu gut:

„Ich habe zwei Jahre lang unter den Nebenwirkungen von diversen Hormonersatztherapien gelitten (bis

hin zu Panikattacken). Jetzt nehme ich ‚nur mehr' ein Schilddrüsenhormon und homöopathische Mittel."

Auch Sara wurde nicht zur Zufriedenheit therapiert:

„Mir wurden Östrogene verordnet. Ich habe sie zeitweise genommen. Hatte mit Nebenwirkungen zu kämpfen (Migräne etc...)."

Weibliche „Versuchskaninchen"

Das viele erfolglose Herumprobieren bringt so manche Frau zur Verzweiflung. Viele Frauen fürchten sich vor neuen Präparaten, in der Angst, wieder keinen Erfolg zu haben oder von Neuem mit unliebsamen und schweren Nebenwirkungen kämpfen zu müssen. Denn leider kann kein Spezialist im Vorhinein sagen, wie der Körper auf das entsprechende Präparat reagieren wird. Frauen können die Medikamente daher nur selbst versuchen. So fühlen sich manche zu Recht als „Versuchskaninchen". So wie Katarina:

„In den ersten Jahren war es eine völlig empirische Behandlung."

Fleur berichtet:

„Behandlungsversuche durch die Hormone verliefen negativ."

✱ Für die wenigen Frauen, bei denen zwar die Eierstöcke entfernt wurden, die Gebärmutter aber belassen wurde, gestaltet sich die Hormontherapie als besonders schwierig, da eine „künstliche Menstruation" hormonell ausgelöst werden muss. Ausreichend Erfahrungen dazu gibt es in der Fachliteratur derzeit noch nicht.

Im Zuge dieser Hormontherapien kann es zu Zwischenblutungen kommen, die nicht immer in den Griff zu kriegen sind. Lösungsvorschläge sind dann wieder operative Eingriffe, wie eine mehrmalige Abrasio der Gebärmutterschleimhaut, oder es wird der Frau die gesamte Entfernung der Gebärmutter vorgeschlagen.

Katarina erzählt aus eigener Erfahrung von einer ähnlichen Vorgehensweise ärztlicherseits:

„Ich habe auf Anraten meiner Gynäkologin einige Male versucht, in unserer Region endokrinologische Unterstützung zu finden. Dies mündete in der Regel in einem sehr kurzen Oberflächengespräch ohne jede Diagnostik und dem Vorschlag, den gesunden Uterus entfernen zu lassen, die Hormone abzusetzen und abzuwarten, was geschieht."

Es gibt keine einheitlichen Vorgaben, wie lange Hormonersatztherapien bei Frauen ohne Eierstöcke überhaupt verordnet werden sollen. Die unterschiedlichen Meinungen zu alledem unter den Experten fördert nicht unbedingt das Vertrauen bei den Betroffenen, die sich zunehmend auf sich allein gestellt fühlen.

* Fehlt gute fachliche Unterstützung oder hilft die Hormontherapie nicht, so verzweifeln die Frauen oftmals. Sie sind dann auch eher anfällig für die Einnahme von Präparaten aller Art, die versprechen, ein Allheilmittel oder das einzige Hormon für diverse „Wechselbeschwerden" zu sein. Das kann aber nicht funktionieren, denn solche „Wundermittel" gibt es leider nicht. Schon gar nicht für Frauen, die nicht in den normalen Wechseljahren sind, sondern mit den Folgen des Organverlustes zu leben haben.

Umso wichtiger wäre in solchen Fällen die ganzheitliche und multidisziplinäre Betreuung durch gute Spezialisten, die um die Folgen des weiblichen Organverlustes Bescheid wissen. Solche Experten zu finden kann sich erfahrungsgemäß allerdings als sehr schwierig erweisen und erfordert möglicherweise viel Geduld – und auch genügend Geld für teils teure Privathonorare.

Hormonzentren sind in der Regel zwar auf „Anti Aging" spezialisiert und auf Paare mit unerfülltem Kinderwunsch, aber nicht auf kastrierte Frauen. Für letztere ist meist wenig Interesse und Wissen vorhanden. Manche Frauen begeben sich daher auf richtige Odysseen ins In- und Ausland, in der Hoffnung, endlich Hilfe zu finden. Sie werden aber mitunter bitter enttäuscht.

Meine persönliche Erfahrung zu all dem Unwissen über weibliche Sexualhormone und wie sehr man letztendlich auf sich alleine gestellt ist, möchte ich hier schildern:

„Es hat sich offensichtlich nicht wirklich jemand mit den Problemen, die ein völlig künstlich gesteuerter Zyklus, wo die Eierstöcke fehlen, wissenschaftlich auseinandergesetzt. In der Gruppe der Frauen, in der von der allgemeinen Aufmerksamkeit vernachlässigten chirurgischen Menopause, gehöre ich also noch zusätzlich zu einer gänzlich ignorierten ‚Untergruppe'. Ich klebe alle vier Tage mein Östrogenpflaster auf den Po, das Androgenpflaster auf den Bauch, und führe mir an 12 Tagen im Monat zusätzlich ein Progesteronzäpfchen ein, zum Schutz meiner Gebärmutter, über deren ‚Nochvorhandensein' ich dankbar

bin. Jeden Monat hoffe ich, dass es mit der Abbruchblutung, die nun immer künstlich eingeleitet wird, wohl klappen möge. Manchmal noch erschrecke ich über die eigenartige zinnoberrote Farbe des Blutes, das so gar nicht mehr der Farbe und Zusammensetzung meines eigenen Menstruationsblutes gleicht. Ich weiß, dass es auch keine Erfahrungswerte mit Frauen mit einer ‚eierstocklosen' Gebärmutter, die Androgene zusetzen, gibt. Mir ist auch völlig bewusst, dass mir niemand sagen kann, wie mein Körper reagieren wird, wenn ich all diese Hormone irgendwann wieder langsam reduzieren sollte. Mit zunehmendem Alter werde ich die Dosierung aber insgesamt ändern und wieder mein eigenes Versuchskaninchen spielen müssen. Das Testosteronpflaster ist, wie bereits erwähnt, mittlerweile gar nicht mehr auf dem Markt. Ich lebe nun von Restbeständen, die ich gerade noch über die internationale Apotheke ergattern konnte. Wie es dann ohne weitergehen soll, weiß ich noch nicht, denn ich bin mir darüber im Klaren, dass ich nun von all diesen Hormonen abhängig bin, weil mein Körper sie nicht mehr selber produzieren kann."

Keine Hormontherapie auf der Welt kann die weiblichen Eierstöcke ersetzen, sie ist lediglich eine Krücke. Aber man geht als betroffene Frau mit Krücken besser als ohne – allerdings immer vorausgesetzt, man findet die zu einem passende.

Nachbetreuung operierter Frauen

Man sollte meinen, eine umfassende hormonelle, sexualmedizinische und psychologische Nachbetreuung sei im 21. Jahrhundert selbstverständlich, wenn Frauen, egal ob jung oder älter, ihre weiblichen Organe verlieren. Die Realität sieht leider oft anders aus.

Die Rede vom „Routineeingriff"

* Da die Entfernung weiblicher Sexualorganen oft als „Routineeingriff" gilt, wird das Hauptaugenmerk meist auf die chirurgische Komponente gelegt. So kann es passieren, dass dem allgemeinen Befinden der Patientin wenig Bedeutung beigemessen wird.

Susan erzählt, was sie nach der Operation erlebt hat:

„Als dann die Tage drauf der Stationsarzt zur Visite nach meinem Schnitt schauen wollte, war er bei diesem Anblick überrascht – man könne mich glatt ausstellen, so gut sei der Schnitt am Verheilen. Gut zu wissen – aber wo bleibt die Frage, wie es mir geht? Wie ich mich fühle? Vergebliches Warten! Auch bei der Abschlussuntersuchung, die nach ca. zehn Tagen war. Einmal reinschauen, abtasten – nach Hause schicken. Das war's dann!"

Spricht eine Frau offen negative Folgen des an ihr durchgeführten operativen Eingriffes an, wird das manchmal als persönlicher Angriff auf das Können des Operateurs (miss)gedeutet. Als wirklicher Tabubruch offenbart sich schließlich der Hinweis auf die verminderte Sexualität nach der Operation.

Ricardas Operateur reagierte so:

„Mein Operateur hat vor lauter Ärger über meine Angaben zur verlorenen Sexualfunktion bei der Nachuntersuchung eine vier mal fünf Zentimeter große Blutung am ‚Vaginalstumpf‘ nicht gesehen!"

Und Antonia sagt traurig:

„Für die Ärzte war nach Entfernung meiner Organe einfach alles erledigt."

Noch in den 1980er und 1990er Jahren war es weit verbreitet, überhaupt keine hormonelle, sexualmedizinische und psychologische Betreuung für totaloperierte Frauen anzudenken. So hatte Otara ihren ersten endokrinologischen Termin erst 30 Jahre nach ihrer Totaloperation. Sie berichtet:

„Meine Gynäkologin hielt so etwas für nicht notwendig."

Sexualmedizinisch wurde Otara ebenfalls nie betreut, und hinsichtlich der psychologischen Folgen war sie auf sich allein gestellt:

„Die Verarbeitung der Operation musste ich eigenständig in die Hand nehmen."

Helli wurde 1984 totaloperiert und sagt heute:

„Das Wissen der Ärzte über Behandlungsmöglichkeiten der Ausfallerscheinungen war damals noch nicht sehr groß."

Ähnliches erlebten auch andere Frauen, die für dieses Buch interviewt wurden. Rose beispielsweise hat auf den Schock ihrer unnötigen Totaloperation hin auf jede weitere Betreuung freiwillig verzichtet. Sie sagt:

„Ich ging einfach zu keinem Frauenarzt mehr."

Sara erhielt 1998 ebenfalls keine endokrinologische Betreuung. Für die Sexualität fühlte sich ihr Gynäkologe nicht zuständig:

„Er sagte, das falle nicht in seinen Bereich."

Auch mit den psychischen Problemen musste Sara ganz allein fertig werden und erklärt:

„Ich habe versucht, mir über Literatur selbst zu helfen."

Doch auch im 21. Jahrhundert und trotz des wissenschaftlichen Fortschritts beklagen sich viele Frauen über inkompetentes und ignorantes Verhalten hinsichtlich der Nachsorge.

Antonia beispielsweise musste ihre endokrinologische Betreuung trotz Totaloperation Mitte 30 gar selbst einfordern:

„Ich erhielt hormonelle Betreuung erst zwei Jahre nach der Operation auf eigene Initiative hin."

Und Katarina, die schon mit Anfang 30 beide Eierstöcke verlor, ist empört:

„Es gab zwei Sätze als Kommentar, aber keine Hormontherapie vor Ort. Man meinte: ‚Sie kommen problemlos ohne Hormone aus!'"

Sexualmedizinische und psychologische Betreuung wurden bei Katarina ebenfalls nicht in Erwägung gezogen.

Monikas sexualmedizinische Betreuung beschränkte sich auf die Verschreibung von Gleitmitteln. Zur Gesprächstherapie, die man ihr immerhin angeboten hat, sagt sie:

„Das hat mir meine Organe nicht zurückgebracht."

Ricarda hat in ihrer neuen Frauenärztin punkto Sexualität wenigstens eine Ansprechpartnerin, doch sie gesteht:

„Sie gibt mir zumindest Ratschläge, und ich habe mir Mühe gegeben, diese zu befolgen. Leider aber ohne jegliche Wirkung."

Julia hört im Rahmen des Interviews überhaupt das erste Mal von der Möglichkeit einer sexualmedizinischen Betreuung und sagt:

„Die fand ja überhaupt nicht statt!"

Lynn ist eine der wenigen Frauen, die eine Psychotherapie und sogar einen Rehabilitationsaufenthalt zugesprochen bekamen. Sie meint:

„Hat mir beides geholfen."

Doch auch ihr wurde keine endokrinologische und sexualmedizinische Betreuung zuteil.

Katarina bekam zwar eine endokrinologische Behandlung, wenngleich Jahre nach ihrer Totaloperation, aber diese ist bis heute nicht von Erfolg gekrönt. Sie erzählt:

„Erst nach ca. 6 Jahren interessierte man sich für meinen hormonellen Zustand, aber dann nur zur ,Beobachtung' – viele Termine, null Hilfe."

Sexualmedizinische Hilfe kann sie sich auch nicht erwarten, denn sie sagt:

„Ich werde als Frau in den ,normalen Wechseljahren' betrachtet. Daher fällt auch die psychologische Betreuung unter ,Routine'."

Im Stich gelassen

* Immer wieder ist es für kastrierte Frauen schwierig, dass es keine effiziente Nachbetreuung gibt, wenn Gebärmutter und Eierstöcke bei gutartigen Erkrankungen – wie beispielsweise Endometriose, Zysten und Myomen – entfernt werden.

Eva ist seit der Totaloperation bis heute mit Unwissen und Hilflosigkeit ihrem schwer gestörten Hormonhaushalt gegenüber konfrontiert und sagt:

„Keiner kennt sich wirklich aus."

Zum Thema Sexualmediziner meint sie:

„Ich habe keinen gefunden."

Auch Eva wurde auf der psychologischen Ebene allein gelassen und bekennt:

„Ich musste mir selbst helfen."

Zu Maria sagte die Ärztin auf ihre Klagen über die verlorene Empfindungsfähigkeit beim Liebesakt einfach kurz und bündig:

„Kann man nichts machen."

Die Ratschläge und das Verhalten vieler ÄrztInnen spiegeln die Hilflosigkeit in der Nachbetreuung betroffener Frauen wider.

Lynn meint dazu:

„Zu keinem Zeitpunkt gab es eine umfassende Nachbetreuung. Alle nachbehandelnden Gynäkologen waren mit der Situation völlig überfordert und waren froh, wenn ich die Praxis schnell wieder verließ. Im schlimmsten Fall wurden mir aus lauter Hilflosigkeit Hormone verschrieben, trotz des Wissens einer Brustkrebsvorstufe vor sieben Jahren."

Auch Lisa kann bis heute nicht fassen, dass ihr Frauenarzt und Operateur sie trotz Schmerzen nach der Operation aus seiner Privatordination wegweisen hat lassen.

Und Elisabeth klagt:

„Gar nichts wurde mir angeboten. Irgendwie musste ich weiter funktionieren. Meine Tränen kamen erst 20 Jahre später."

Petra sagt rückblickend:

„Ich spürte schon ein halbes Jahr nach der Operation, dass ich im Stich gelassen wurde, und jetzt weiß ich genau, dass dem auch so war. Ich war allein, naiv und unwissend. Erhielt auch keine Unterstützung aus meinem unmittelbaren Umfeld."

Betroffene Frauen sind letztendlich durch das Alleingelassenwerden mit ihren Problemen häufig so hilflos, dass sie sich in Zynismus retten.

Die totaloperierte Aurelie antwortet auf die Fragen zur endokrionologischen und sexualmedizinischen Betreuung kurz angebunden:

„Es kann sich wohl nur um einen Witz handeln."

Und zur psychologischen Betreuung stellt sie eine Gegenfrage:

„Wie kann ein Sehender einen Blinden verstehen?"

Eine gute Nachbetreuung wäre für kastrierte Frauen aber sehr wichtig, allein schon um weiteren körperlichen und psychischen Schaden zu vermeiden.

Christine weiß, wovon sie spricht:

„Hätte man mich nach meiner ersten Operation, bei der man sich sehr bemüht hatte, wenigstens einen Eierstock zu erhalten, entsprechend nachbetreut, so wäre es zu keiner zweiten Operation gekommen. Leider hatte ich zu dieser Zeit einen schlechten Frauenarzt, denn der kümmerte sich nicht um meinen

Zustand, sondern machte lediglich immer wieder einen Ultraschall und verrechnete diesen. Dann machte man mir Riesenangst vor Krebs, und man schlug mir als beste Lösung die Totaloperation vor, damit ich endlich Ruhe hätte. In diese willigte ich unwissend ein, und danach gab es erst recht keine Betreuung mehr. Ein Hormonpflaster auf den Popo geklebt und das war es dann!"

Petra sagt über ihre Situation:

„Anfangs erhielt ich keine gute endokrinologische Betreuung. Erst nach meinem Zusammenbruch habe ich durch Bekannte zu einem hervorragenden Endokrinologen gefunden. Leider Privatarzt, was hohe finanzielle Kosten bedeutete und bedeutet."

Sexualmedizinische Betreuung wurde Petra gar nicht zuteil, und zur psychologischen Betreuung meint sie:

„Ich wurde überhaupt nicht betreut. Ich hatte keine Ahnung, dass dieser Eingriff einen ‚Schatten' – noch einen mehr – auf meine Seele werfen könnte. Erst nach meinem Burnout zwei Jahre nach der Operation wurde mir von meiner Hausärztin dringend zu psychosomatischer Betreuung geraten. Mein achtwöchiger Aufenthalt in einer psychosomatischen Klinik hat mich viel weitergebracht, aber noch nicht ganz aus dem ‚Dornröschenschlaf' erwachen lassen."

„Dann tun Sie sich halt selbst nicht so leid!"

✳ Allzu oft wurden und werden die teils schweren Folgeerkrankungen der betroffenen Frauen durch ärztliches Unwissen nicht auf die Organentfernungen zurückgeführt. Es werden zwar zahlreiche mögliche Ursachen gesehen, nur nicht die operative Entfernung von Gebärmutter und Eierstöcken.

Die nicht vorhandenen Kenntnisse um die Kurz- und Langzeitfolgen dieser schwerwiegenden Eingriffe treiben mitunter sonderbare „Blüten".

Elisabeth beschreibt ihre jahrelangen Wege durch die „Ärztewelt" auf der Suche nach Hilfe wie folgt:

„Wegen meiner Migräne nach der Totaloperation schickt man mich zum Radiologen: Ganz extreme Schmerzen plagen mich mit Erbrechen, ich glaube sterben zu müssen, massiver Kopfdruck, gleichzeitig Übelkeit, Sehstörungen, Sprachstörungen, kognitive Einbrüche – all das schildere ich genau. Daraufhin werden zig Röntgenaufnahmen gemacht, sogar eine Computertomographie ist dabei. Resultat: Keines. Gehe trotzdem irgendwie arbeiten, meine Eltern sind extrem besorgt. Meine Hautprobleme seit der Operation, die Gesichtshaut glüht zwischendurch regelrecht, führen mich zu diversen Dermatologen: Man verschreibt mir verschiedene Salben – von Antibiotikasalben bis hin zu Cortison. Ein weiterer Hautarzt will helfen und stürzt sich begeistert auf ein Muttermal, fotografiert es und bestellt mich in einem Jahr wieder. Lösung für meinen lamentablen Zustand hat er keine parat.

Harnwegsinfekte und ständige Blasenentzündungen führen mich zum Urologen: Dieser diagnostiziert einen schweren Harnwegsinfekt mit Nierenbeteiligung. Es wird deshalb ein Nierenröntgen gemacht. Nach dieser Untersuchung leide ich wochenlang an starken Schmerzen im Blasenbereich. Verdauungsprobleme führen mich zum Internisten und wieder zum Urologen: Wegen der Schmerzen im Darmbereich verordnet man mir ein Darmröntgen und obendrein eine Darmspiegelung. Dann werde ich wieder zum Urologen geschickt. Dieser hat nun eine neue Idee und beginnt die Harnröhre zu dehnen. Antibiotika zum Schlucken, Zäpfchen zum Einführen – dann wieder der nächste Harnwegsinfekt – das alles fast 7 Jahre hindurch – ohne Unterbrechung!

Plötzlicher Harnabgang führt mich erneut zum Gynäkologen: Der Harnabgang und weitere Pilzinfektionen, obwohl mein Partner mitbehandelt wird, lassen mich fast völlig verzweifeln. Ich habe natürlich größte Schwierigkeiten mit meinem Partner durch all diese Zustände – das geht sogar so weit, dass dieser mich eines Tages misstrauisch fragt, was ich denn so treiben würde, wenn er nicht da sei, da ich ja von einer Infektion in die andere fiele! Mein Operateur, den ich damals noch vertrauensvoll aufsuche, meint dazu: ‚Am besten, Sie warten, bis es chronisch ist, dann spüren Sie es nimmer!'

Wegen meiner psychischen Beschwerden, die sich in Lebensmüdigkeit und völliger Verzweiflung äußern, werde ich zum Neurologen geschickt: Dieser behandelt mich naturgemäß mit Psychopharmaka, denkt natürlich auch nicht an eine hormonelle Komponente! Schlaflosigkeit, Atemrhythmusstörungen und Erstickungsanfälle führen mich zum Psychiater, der mir ein starkes Medikament verschreibt und erklärt: ‚Dann tun Sie sich halt selbst nicht so leid!' Insgesamt verbringe ich in all diesen Jahren mehr Zeit bei irgendwelchen ÄrztInnen und TherapeutInnen, die mir nicht helfen können, mich missverstehen und sehr gut an mir verdienen, als sonst wo: ein ganzes Jahr Psychotherapie, Kinesiologie und Osteopathie gegen starke Rückenschmerzen seit der OP, physikalische Behandlungen, Massagen, Schmerztherapien im Krankenhaus, Infiltration, weil man Halswirbel verantwortlich macht für meine schweren Rückenprobleme.

Dann muss ich zu einem Rheumatologen, der mich nach einer Karpaltunneloperation wegen Verdacht auf primär chronische Polyarthritis untersuchen soll. Er fragt mich, wie es denn mit meiner Menstruation sei. Ich erkläre ihm, dass ich keine mehr habe wegen meiner Operation. Er fragt mich daraufhin, welches Hormonpräparat ich denn nehmen würde. Ich sage ihm, dass ich nie eines gekriegt hätte. Da fällt er fast vom Sessel und meint fassungslos: ‚Dass so etwas in der heutigen Zeit überhaupt noch möglich ist, einfach unglaublich!‘ Er erklärt mir ein wenig die hormonellen Zusammenhänge, ich suche auf sein Anraten hin einen Spezialisten auf und bekomme dann sechs Jahre nach meiner Totaloperation das erste Mal eine hormonelle Therapie!

Wie ich das alles geschafft habe, weiß ich heute nicht mehr. Denn die ganze Zeit über war ich auch voll berufstätig und hatte auch noch meine kranken Eltern zur Obsorge. Diese Jahre sind für mich ein unsagbar düsteres Kapitel.“

„Alles nur psychisch“ – Abwerten des empfundenen Leides

✳ Nicht selten werden die postoperativen Probleme der totaloperierten Frauen auch heute noch leichtfertig als rein „psychisch“ abgetan.

So fragte Martha, als ihr wegen eines Myoms sofort die Gebärmutterentfernung vorgeschlagen wurde, wie denn dann die Nachbetreuung aussehen würde. Sie war über die Antwort der Frauenärztin einigermaßen erstaunt:

„Sie schaute mich verwundert an und meinte, dass sie dafür nicht zuständig sei, sondern der Psychiater!“

Und nicht wenige der Betroffenen müssen tatsächlich die demütigende Erfahrung machen, einfach in die „Psychoschiene“ abgeschoben zu werden.

Waris sagt zu diesem Thema:

„Man gab meinen Beschwerden einfach den Namen ‚Depressionen‘. Daher hielt es kein Arzt für nötig, mitzudenken, geschweige denn, mich zu informieren.“

Auch Maria ist diesbezüglich ein „gebranntes Kind“:

„Die Ärzte sagten zu mir, und das habe ich schriftlich, dass ich psychisch überlagert sei.“

Und Lotte meint:

„Die Ärzte taten so, als hätte ich nicht mehr alle Tassen im Schrank!“

Mangelhafte psychologische Nachbetreuung

Falls doch eine psychologische Nachbetreuung stattfindet, machen leider nicht alle betroffenen Frauen gute Erfahrungen damit.

Karla beispielsweise war mit der psychologischen Betreuung nicht zufrieden. Sie berichtet:

„Mir wurde eine psycho-onkologische Betreuung in der Klinik angeboten, die ich aber abgebrochen habe, da sie für mich eine Zumutung war.“

✳ Nicht immer kennen sich nämlich PsychotherapeutInnen und PsychologInnen mit dem Krankheitsbild einer totaloperierten Frau aus. Vielfach aus dem einfachen Grund, weil sie nicht dementsprechend ausgebildet sind, oder sich auf diesem Gebiet nicht weitergebildet haben. Wenn das der Fall ist, dann wird der psychische Zustand der Betroffenen durch solche Therapeuten eventuell noch verschlimmert.

Bei Anna war dies der Fall. Sie erzählt:

„Auf Anraten der Ärzte entschloss ich mich trotz persönlicher Bedenken zu einer Psychotherapie. Ich war skeptisch, da ich mich selbst seelisch für gesund hielt, jedoch besiegte ich meine inneren Zweifel in der Hoffnung, dass meine Ärzte Recht behalten sollten. Zunächst hatte ich ein sehr gutes Gefühl bei der Therapeutin, die ich wöchentlich aufsuchte. Doch dieser anfängliche Eindruck sollte sich bald in sein absolutes Gegenteil verkehren. Ich erzählte der Frau mein ganzes Leid. Von A bis Z.

Da die Therapeutin ihre Praxis in der Landeshauptstadt hatte, musste ich einmal in der Woche mit dem

Zug dorthin fahren. Ich musste nach den ohnehin für mich sehr anstrengenden Arbeitstagen jetzt zusätzlich regelmäßig um 18 Uhr zum Bahnhof hetzen und kam erst um 22 Uhr nach Hause – fix und fertig! Aus heutiger Sicht zählte die Therapie zu den kräftezehrendsten und energieraubendsten Abschnitten meines Lebens. Von den psychischen Belastungen, die paradoxerweise erst durch die Psychotherapie entstanden sind, ganz zu schweigen!

Wie konnte es dazu kommen? Bereits nach wenigen Sitzungen erkannte ich, dass die Gesprächstherapie sich thematisch irgendwie im Kreis drehte. Obwohl ich mich dagegen vehement wehrte, versuchte mir die Therapeutin unentwegt Beruhigungsmittel über einen Psychiater zu verschreiben. Dass die Therapeutin meine Problemlage überhaupt nicht verstanden hat, möchte ich anhand eines Beispiels konkretisieren: Nachdem ich versuchte, ihr begreiflich zu machen, dass mein Krankheitshintergrund ursächlich auf die Hormonproblematik durch die fehlenden Eierstöcke zurückzuführen ist, stritt sie das einfach ab.

Sie verstieg sich zu folgender Behauptung: ‚Ich sehe es Ihnen doch an, dass Sie gar keine Hormonmängel haben!‘ Sie schickte mich zu einem Gynäkologen, den sie als Experten auf diesem Gebiet anpries. Dieser sogenannte Experte war allerdings mit der Materie dergestalt überfordert, dass ich ihm die Fachbezeichnungen der zu verschreibenden Hormonpräparate bei der Rezepterstellung Buchstabe für Buchstabe vorsagen musste! Danach war für mich das Kapitel Psychotherapie endgültig abgeschlossen.

Rückblickend muss ich bedauerlicherweise feststellen, dass diese Person, deren Berufung und Qualifikation eigentlich das Gegenteil bewirken sollte, mir enorm geschadet hat. Da mir diese Angelegenheit innerlich einfach keine Ruhe ließ, wandte ich mich kurz darauf noch einmal brieflich an sie. Antwort erhielt ich bis heute keine."

Verlorenes Vertrauen

✳ Die Frauen wurden für dieses Buch unter anderem auch befragt, ob sie ihren Gynäkologen bzw. Gynäkologin ihrer besten Freundin weiterempfehlen würden, und einige von ihnen haben über die Entscheidung hinaus auch erklärende Kommentare beigefügt. Die meisten dieser Frauen sind enttäuscht über die Behandlung durch ihre ÄrztInnen.

Niki, Antonia, Lynn, Monika, Petra, Renate und Aurelie antworteten auf die Frage nach der Weiterempfehlung mit:

„Ich würde meinen Operateur niemandem empfehlen!"

Und Eva erklärt ohne Umschweife noch drastischer:

„Ich kann nur alle Frauen vor diesem Menschen warnen!"

Auch Nise steht ihrer Frauenärztin seit der Operation zumindest skeptisch gegenüber. Sie meint:

„Die Chirurgin würde ich empfehlen – ja, Gynäkologin – mit Vorbehalt."

Ebenso unterscheidet Susan zwischen dem Operateur und den Frauenärzten und sagt:

„Den Operateur würde ich empfehlen, denn er hat gut gearbeitet. Den Schnitt von gut 22 Zentimeter sieht man heute kaum noch. Aber die drei Gynäkologen kann ich nicht empfehlen, weil keiner von ihnen mich über die eventuell auftretenden Folgeerscheinungen informiert hat. Außer einem, der sagte, dass man nach dem Entfernen der Eierstöcke unmittelbar in die Wechseljahre kommt, und dass sie mir daher nur bei auffälligem Befund mitentfernt würden."

Otara erzählt offen:

„Es hat den Anschein, als wüssten die Ärzte nicht, welche Verbrechen sie mit diesen unnötigen Operationen begehen. Meiner Meinung nach dürften ausnahmslos nur Frauen als Gynäkologinnen zugelassen sein. Männer als Gynäkologen können nicht wissen, was sich im Körper und in der Psyche einer Frau abspielt."

Svenja ist eine der wenigen Frauen, die ihrem Frauenfacharzt ein positives Zeugnis ausstellen:

„Meinen ursprünglichen Gynäkologen würde ich jederzeit empfehlen, doch er ist leider im Ruhestand."

Ina verlangt von den Frauen mehr Selbstverantwortung und sagt:

„Als Frau muss man selbst initiativ werden und auch dem guten Gynäkologen vorher klarmachen und schriftlich festlegen, welche Operation frau haben will!"

Elisabeth ist ähnlicher Meinung:

„In medizinischen Belangen erkundige ich mich nun in allem selbst sehr genau, lese alles selber nach, informiere mich selbstständig und würde es auch jedem anderen dringend anraten!"

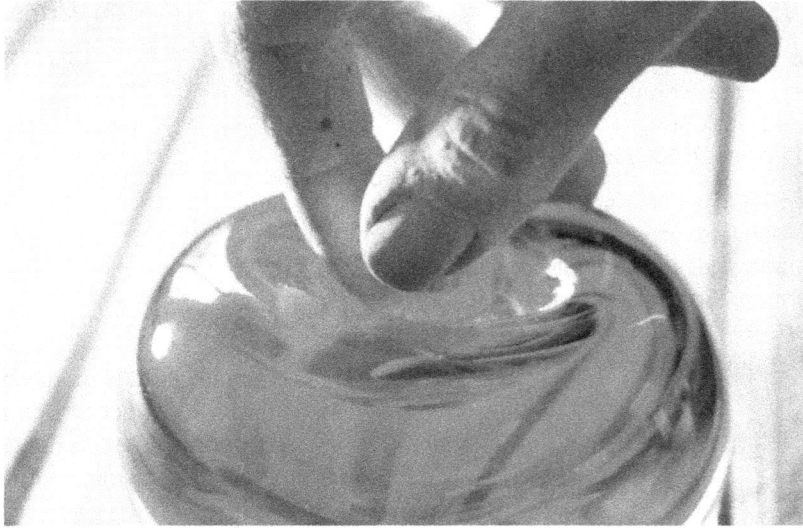

Gebärmutterentfernung und Kastration:
Soziale Komponenten

Partnerschaft und Partner

Hilflosigkeit

✳ *„Hilflosigkeit sucht meinen Partner heim, weil auch er mir nicht helfen kann."* – Diesen und ähnliche Sätze formulieren Betroffene immer wieder. Die Partner von Frauen, die mit gesundheitlichen Folgen aufgrund der Entfernung von Gebärmutter und/oder Eierstöcken zu kämpfen haben, werden nämlich meist genauso vergessen wie die betroffenen Frauen selbst.

Und das trotz des Wissens der Fachwelt gerade bezüglich der oft schweren Auswirkungen der Eierstockentfernung auf die Paarbeziehung und damit auf die Lebensqualität der Partner. (Beller, 2005)

Da die Partner im Vorfeld aber meist nicht über die Folgen informiert werden, stehen sie völlig überrascht und hilflos einer Situation gegenüber, mit der sie nur schwer umgehen können. Sie sind auf einmal mit der Tatsache konfrontiert, eine womöglich sehr kranke Frau an ihrer Seite zu haben. Das verändert natürlich auch die Partnerschaft.

Eva beschreibt dies sehr genau:

„Wir waren eine glückliche kleine Familie. Als mein Sohn geboren wurde, haben wir uns ein kleines Haus mit Garten gekauft. Das Glück schien perfekt, bis zu dem Tag, an dem ich meine Gebärmutter samt meiner Eierstöcke verlor. Vieles im Alltag, mit dem Kind und im Haushalt läuft nicht mehr so wie früher, und deshalb gibt es ständig massivste Reibungspunkte mit meinem Mann. Das muss ich alles ertragen, denn ich habe damals wegen meinem Kind die Berufstätigkeit aufgegeben und bin daher finanziell von ihm abhängig. Wenn das nicht so wäre, denke ich, hätte ich die Scheidung schon eingereicht und die Beziehung beendet. Das Zusammenleben mit ihm ist ganz schwer geworden, auch wegen meiner psychischen Veränderungen. Um dem Ganzen ein Bild zu geben, sehe ich immer folgende Wippe vor mir: Wir waren mal gleich starke Partner, haben gewippt, der eine mal oben, der andere unten, dann umgekehrt, aber beide mit beiden Beinen fest auf dem Boden. Das Gleichgewicht hat gestimmt. Heute ist es so, dass er meistens ganz oben ist und ich meistens ganz unten. Alles ist ins Ungleichgewicht gekommen, und das kann keine Beziehung lange aushalten."

Elisabeth bedauert, dass sie ihrem Partner eine Last war, und sagt:

„Ich war körperlich und psychisch völlig aus dem Gleichgewicht und dadurch in einem Zustand, mit dem keiner umgehen konnte."

Ebenso empfindet Lotte:

„Vor allem mein Mann hatte unter meinen Schmerzen und meiner permanenten schlechten Laune zu leiden."

Die Frauen, die von ihrem Partner in dieser Situation unterstützt werden, sind unendlich dankbar. So kann beispielsweise Fleur sagen:

„Mein Partner war und ist die Stütze in meinem Leben."

Und auch Lynn erklärt:

„Mein Mann hat mich in allem unterstützt und steht bis heute zu mir."

Überforderung

✳ Auch in den Partnerschaften, wo der Mann für die körperlichen und seelischen Veränderungen Verständnis hat, wird die Situation für den Partner sehr oft zu einer extremen Belastung.

Christine erzählt:

„Nach meiner ersten Operation im Oktober 2003 war ich geschwächt und fand nur langsam wieder ins normale Leben zurück – ich war auf das Verständnis und die Unterstützung meines Mannes angewiesen, denn ich hatte immer wieder körperliche Probleme. Nach meiner zweiten Operation im März 2004 fiel ich mit 39 Jahren ins hormonelle Chaos – und war erneut auf das Verständnis und die Unterstützung meines Mannes angewiesen. Aufgrund meines geschwächten Zustandes kann ich nicht mehr voll arbeiten und somit auch weniger zum Familieneinkommen beitragen. Bin also wieder auf die Unterstützung meines Mannes angewiesen."

Niki macht sich selbst immer wieder Vorwürfe wegen ihres schlechten Zustandes. Sie denkt:

„Mein Mann verhält sich vorbildlich und unterstützt mich, wo er nur kann, doch ich weiß, dass er oft meinetwegen am Verzweifeln ist, und das zerreißt mir fast das Herz."

Anna sagt über den Zustand ihrer Partnerschaft:

„Für meine Partnerschaft ist dieses Martyrium eine übermenschliche Herausforderung. An manchen Tagen bin ich am Boden zerstört und verzweifelt. Ich bin außer Stande, diese Emotionen auf Papier niederzuschreiben. Mir fehlen die Worte dafür. Mich belasten Schuldgefühle gegenüber meinem Partner, weil ich an den Wochenenden so geschwächt bin, dass ich wie ein Häuflein Elend herumliege und nichts unternehmen kann. In mir breitet sich dann das Gefühl aus, ich sei es gar nicht wert, geliebt zu werden. Lange Gespräche, oft unter Tränen, bewirken manchmal für mich eine Erleichterung, an anderen Tagen machen sie mich unendlich traurig und hoffnungslos. Hilflosigkeit sucht meinen Partner heim, weil auch er mir nicht helfen kann. Die Freizeit gestaltet sich für mich so, dass ich mit meinen Energien sehr sparsam umgehen muss. Machen wir einen Ausflug oder verreisen wir für ein paar Tage, sind wiederum Stunden, manchmal sogar Tage notwendig für Regeneration und Stärkung meines Organismus."

Auch Waris fragt sich, wie eine Partnerschaft so etwas aushalten soll:

„Es gibt keine Woche ohne Beschwerden, daher kann ich nichts im Vorhinein planen, weil ich nie weiß, was der nächste Tag an Beschwerden bringt."

✳ Am schlimmsten ist es für betroffene Frauen, wenn der Partner oder Ehemann – also der ihr unmittelbar Nächste – sie in dieser Lage nicht verstehen und unterstützen kann. Wohl auch deshalb, weil er eigentlich selber Unterstützung brauchen würde.

Aussagen wie *„Ich kann dieses Frauenthema schon nicht mehr hören!"* verletzen kastrierte Frauen, die sich dann erst recht unverstanden fühlen. All das wird auch für gut funktionierende Partnerschaften zur Zerreißprobe.

Sprachlosigkeit

✳ Viele betroffene Frauen merken intuitiv, dass ihr Partner vorwiegend aus Hilflosigkeit mit Unverständnis und Unwillen reagiert. Aussagen wie die folgende dürfen daher nicht verwundern: „Bitte such dir doch eine andere Frau, eine, die noch Frau sein kann – nicht so eine wie mich!"

Petra empfindet ihren Zustand so:

„Meine Aggressivität, Launenhaftigkeit, ständige Unzufriedenheit, Depressionen, jahrelange Schlafprobleme, nicht mehr vorhandene Libido haben meinem Partner alles abverlangt. Mein Gedächtnis ließ mich oft im Stich, ich war dem beruflichen Leistungsdruck nicht mehr gewachsen, fühlte mich nutzlos, überfordert, hilflos. Mein Mann bekam das alles ab, war mein Prellbock, mein Auffangbecken, mein Sandsack für meine ‚Faustschläge'."

Sprachlosigkeit kann sich breitmachen, denn keiner will den anderen noch mehr verletzen. Aber gerade im Schweigen beginnt ein Teufelskreis, aus dem es nur schwer gelingt, auszubrechen.

„Mein Mann begehrt mich nicht mehr",

stellt Maria fest, und Rose hat ihrem Partner gegenüber das

„Gefühl der Wertlosigkeit".

Ricarda fürchtet um ihre Ehe:

„Meine Ehe hat es bisher überlebt, jedoch leidet auch mein Mann sehr an meiner durch die Operation erlittenen sexuellen Behinderung."

Es ist für die betroffenen Männer sehr schwer, all das zu begreifen und zu akzeptieren. Mit der Zeit wird ihnen bewusst, dass ein schwerwiegender Eingriff im Intimbereich ihrer Partnerinnen vorgenommen worden ist, der nun nicht nur das Leben der Partnerin, sondern auch ihr eigenes Dasein verändert.

Manche Männer suchen Trost im Alkohol oder bei anderen Frauen, nicht wenige Partnerschaften scheitern daran.

So fürchtet auch Eva um ihr Familienleben:

„Familie und Ehe waren viele Male vor dem Aus."

Trennung

Im schlimmsten Fall kommt es durch die langfristigen Folgewirkungen von Gebärmutterentfernung und Kastration zur Trennung.

Auch Monika stand eines Tages hilflos vor vollendeten Tatsachen und sagt rückblickend:

„Meine Partnerschaft ist daran kaputt gegangen."

Sara machte ebenfalls diese bittere Erfahrung:

„Meine erste Ehe hat danach nur mehr zweieinhalb Jahre gehalten.“

Auch Brigittas erste Ehe konnte den schweren Folgen ihrer Gebärmutterentfernung nicht standhalten:

„Eine Ehe ging in Brüche – mein Mann hielt meine Inkontinenz seit der Operation nicht mehr aus.“

✳ Nicht nur die seelischen und körperlichen Beschwerden, sondern auch die sexuellen Einbußen nach der Operation sind für Mann und Frau nicht selten unerträglich. Manche Männer glauben, da sie es nicht besser einordnen können, die Frau verweigere sich ihnen auf einmal absichtlich und gäbe die Operation als Vorwand an.

Otara meint:

„Ich behaupte heute, dass meine zweite Ehe, die mir sehr viel bedeutete, an den Folgen der OP scheiterte, weil ich den Zusammenhang zwischen der schwierigen Sexualität und der OP nicht sah, und mein Mann es irgendwann als ‚mangelnde Liebe‘ einordnete.“

Wenn noch ein Kinderwunsch besteht, der nach der Operation unerfüllbar ist, stellt dies einen weiteren bitteren Aspekt dar. Auch dieser kann zur Trennung führen.

Katarina bemerkt dazu:

„Trennung, zu viele Probleme, andere Vorstellung von Familienplanung.“

Renate blickt wehmütig auf die Vergangenheit:

„Mit meinem Partner war ich sehr glücklich. Nur ein Kind fehlte noch, um unser Glück perfekt zu machen. Meine Scheide war bei der Totaloperation zusätzlich sehr verkürzt worden. An ein Sexualleben ohne große Schmerzen war nicht mehr zu denken. Mein Mann wollte mir nie wehtun, daher wurde jedes intime Beisammensein für uns beide zu einem traumatisierenden Erlebnis. Wir mussten dies bald aufgeben. Durch all das Leid nach der Totaloperation stürzte ich in tiefe Depressionen. Meine Partnerschaft, die so glücklich und erfüllend gewesen war, konnte dieser Realität nicht standhalten. Mein Partner und ich zerbrachen daran.“

Kinder

„Eine Mutter, die plötzlich keine Mutter mehr war!“

✳ Die Kinder der betroffenen Frauen erleben das Leid und die Veränderung der Mutter hautnah mit. Sehr oft kann die Frau über ihren Schmerz nicht offen sprechen, und die Kinder verstehen dadurch erst recht nicht, was nun auf einmal los ist.

Eva erklärt, dass sie für ihren Sohn nicht mehr die Mutter sein konnte, die sie bis zur Operation immer war, und berichtet:

„Traumatisiert und völlig verstört kämpfte ich Tag für Tag einfach ums Überleben – das ist keine Übertreibung –, versuchte irgendwie meine Aufgaben und Pflichten als Mutter eines 6-jährigen Buben und als Haus- und Ehefrau zu erfüllen – es war nicht mehr möglich. Ich war eine Mutter, die plötzlich keine Mutter mehr war!“

Angst, Verunsicherung

✳ Eine so gravierende Veränderung der Mutter macht Angst und irritiert Kinder und Jugendliche. So kann es vorkommen, dass sich Kinder plötzlich weigern, zu einem Arzt zu gehen, mit dem Argument, dieser könne ihnen ja auch etwas antun. Genauso wie er es mit ihrer Mutter gemacht habe.

Aber auch weitergehende Fragen beschäftigen Kinder: Eine betroffene Frau berichtet zum Beispiel, dass ihre Söhne sie aus heiterem Himmel fragten, ob es denn stimme, dass sie nun keine Frau mehr sei.

Der erwachsene Sohn von Lena hingegen wirft sich nun im Nachhinein vor, die gesundheitlichen Probleme seiner Mutter nicht verstanden zu haben, und erzählt:

„Meine bereits verstorbene Mutter wurde vor vielen Jahren, als sie Anfang 40 war, totaloperiert. Nach dieser Operation wurde sie manisch-depressiv. Das Zusammenleben mit ihr war für die ganze Familie schwierig. Ich litt als Sohn sehr darunter. Nur hatte ich ihren Zustand nie mit der Operation in Zusammenhang gebracht. Sie behauptete zwar immer, dass es ihr seit der Entfernung ihrer Unterleibsorgane schlecht ginge, aber niemand, auch ich nicht als

ihr eigener Sohn, nahm sie ernst. Erst Jahre nach ihrem Tod erfuhr ich etwas über die Auswirkungen der Totaloperation. Ich mache mir nun große Vorwürfe, ihr damals nicht geglaubt zu haben!"

Als Mutter werde ich folgenden Schulaufsatz, den meine 13-jährige Tochter ein Jahr nach meiner Kastration verfasst hat, wohl nie vergessen. Sie schrieb:

„Es war ein schöner Sommerabend, und ich ging am Strand spazieren. Auf einmal kam ein Mädchen auf mich zu. Sie hieß genauso wie ich und hatte viel Ähnlichkeit mit mir. Sie war sehr selbstbewusst und wusste, was sie machen wollte. Sie hatte ihre eigene Meinung. Sie zeigte ihre Gefühle. Sie war sehr impulsiv, denn sie sagte, was gesagt werden muss. Sie war für mich wie mein Schatten. Sie konnte all ihre Fehler einsehen. Sie konnte auch aggressiv sein, aber das kam selten vor. Nur wenn es nötig war. Sie war sehr kontaktfreudig und freute sich über jede Bekanntschaft. Sie konnte Ärzte nicht leiden, denn diese hatten ihre Gesundheit ruiniert. Sie waren kaum einfühlsam, und taten alles, um zu Geld zu kommen. Sobald sie es hatten, ließen sie sie fallen und waren auch noch schadenfroh. Sie konnten weder ihre Fehler einsehen, noch konnten sie sich entschuldigen. Sie dachten nur an sich selbst, aber ich finde, wenn das so ist, sollten sie sich auf eine Insel zurückziehen, wo sie nicht gestört werden, und schauen, dass sie es überleben und sich genieren bis zu ihrem Tod, für das, was sie anderen angetan haben. Diese Geschichte ist einem mir wichtigen Menschen passiert, meiner Mutter."

Als ich diesen Schulaufsatz meiner Tochter las, musste ich sehr weinen. Ich wusste, was meine Tochter damit ausdrücken wollte und wie sehr sie unter meiner Veränderung und meinen Erfahrungen litt.

Verwandtschaft und Freundeskreis

Unverständnis und eigene Schuldgefühle

* *„Das Schlimmste ist, dass man all diese Schmerzen nicht sehen kann"*, heißt es in einem Interview. Aufgrund der wenigen Informationen, die zu den Folgen von Gebärmutter- und Eierstockentfernungen in der Öffentlichkeit bei uns bekannt sind, kann eine betroffene Frau auch im unmittelbaren familiären Umfeld nicht unbedingt auf Verständnis hoffen.

Im Gegensatz dazu kommt es manchmal zu vorschnellen Urteilen und abwertenden Aussagen in der Familie oder von Freunden. Sätze wie *„Du gehörst mal zum Nervendoktor"* sind für die Betroffenen sehr verletzend.

Manche Frauen versuchen mit Wut und Zorn, andere mit stiller Trauer auf ihr durch die Kastration zugefügtes Leid aufmerksam zu machen. Das Unwissen rund um die Thematik lässt sie aber nicht selten scheitern – sogar bei den eigenen Eltern.

Petra erkennt:

„Außer meinem Mann hat sonst niemand Verständnis für mich, meinen ‚Zustand', nicht mal meine Mutter, obwohl ihr mit 40 die Gebärmutter entfernt wurde. Seit einer Informationssendung im Fernsehen ist das Verständnis etwas gewachsen, aber nur, weil ich einen der Berichte ausgedruckt und meine Eltern lesen habe lassen. Mein Vater war sehr betroffen. Aber nicht, was das ‚Leiden' seiner Tochter betrifft. Nur immer schön alles verdrängen, sich nicht mit den Tatsachen auseinandersetzen (müssen), nur keine Unordnung in ihre ‚heile' Welt bringen, immer schön den Schein wahren."

Anna begann durch das Unverständnis, das ihr entgegengebracht wurde, an Schuldgefühlen zu leiden. Sie erzählt:

„Die Bewältigung meiner täglichen Arbeit wurde zu einer beinahe unüberwindbaren Hürde. Mir schien das alles unbegreiflich, da ich vor den Operationen immer gesund gewesen bin. Familie und Freunde verstanden die Welt nicht mehr, gaben mir gute Ratschläge. Manche aus meinem Umfeld ließen ihrer Ratlosigkeit freien Lauf, indem sie mir vorwurfsvolle Blicke zuwarfen. ‚Was du nur immer hast, du musst mehr Vitamine zu dir nehmen!', lauteten deren ‚wohlmeinende Empfehlungen'. Heute kann ich gar nicht mehr sagen, wie viel verschiedene Vitamine ich damals eingenommen habe. Zwischenzeitlich wurde ich gar zum Vegetarier, aber nichts half. Es ging sogar so weit, dass ich selbst schon glaubte, ich sei überempfindlich und selbst schuld."

Julia wurde zwar großteils Verständnis entgegengebracht, aber auch sie entwickelte Schuldgefühle:

„Meine Familie, mein Mann, meine Freundinnen, alle unterstützten mich und hatten Verständnis. Aber sie konnten mir nicht helfen. Ich hatte ein schlechtes Gewissen und kam mir ziemlich unnormal vor, weil ich nicht mehr funktionierte."

Christine ist, wie viele andere, auf Unverständnis, zum Beispiel bei offiziellen Institutionen, gestoßen. Sie erzählt:

„Ich konnte erst nach sechs Jahre wahrheitsgetreu über meine Situation reden, und es fällt mir noch immer schwer. Mein Mann und die mir sehr nahestehenden Personen bemühen sich um Verständnis und akzeptieren mich auch mit Behinderung. Das weitere Umfeld (Arbeit, Bekanntenkreis, Bundessozialamt u.Ä.) sieht optisch keine Veränderung und versteht daher auch meinen geschwächten Zustand nicht."

Und Anna berichtet:

„Zwanzig Jahre wirkte ich im rhythmischen Chor meiner Heimatgemeinde mit. Ich habe immer sehr gerne gesungen, weil Singen Energien freisetzt und von Alltagssorgen ablenkt. Aber auch diese Idylle verschwand aus meinem Leben. Seitens der Chorleitung gab es kein Verständnis für meine schwierige Situation – im Gegenteil: Jedes Fernbleiben musste erklärt werden und wurde entweder mit Ignoranz abgestraft oder mit Vorwürfen untermauert. Vor kurzem habe ich auch unter das Kapitel Chorsingen einen Schlussstrich gezogen. Ich hatte das ewige Rechtfertigenmüssen satt und ertrug das Gefühl, kein bisschen verstanden zu werden, nicht länger."

Desinteresse

✳ Betroffene Frauen wollen ihren Zustand meist immer wieder erklären, darüber sprechen – das Unfassbare in Worte kleiden. Doch nicht selten machen sie die Erfahrung, dass das Umfeld gar nichts Näheres über die Folgen von Gebärmutterentfernung und Kastration wissen will.

Das musste auch Ricarda zur Kenntnis nehmen:

„Es ist meinem Umfeld unangenehm, sie wollen es nicht hören."

Für die kinderlose Katarina ist dieses Unverständnis besonders bitter, denn:

„Ich muss mich sogar ständig rechtfertigen, weil ich keine Kinder habe."

Susan musste Folgendes erkennen:

„Ich hatte den Eindruck, dass es keinen aus meinem Umfeld interessiert, wie ich mich fühle."

Julia sagt:

„Mein Mann versteht mich, andere finden meine Reaktion übertrieben."

Katarina stellt schließlich fest:

„Ich weiß nicht, was ich schlimmer finde: Diese ganze Anmaßung und den Vertrauensbruch des OP-Teams, einfach über meinen Körper und mein Leben zu bestimmen und mich lebenslang von künstlichen Hormonen abhängig zu machen, die ganzen Nebenwirkungen, die damit verbunden sind – oder die Tatsache, dass es die meisten Mediziner und auch Bekannte tatsächlich ‚normal' finden!"

Enttäuschung

„Zuerst verstümmelt dich der Arzt, dann die Gesellschaft!"

Diese bittere Aussage trifft Anna, die von vielen Menschen enttäuscht wurde. Sie erklärt weiter:

„Mein Freundeskreis hat sich inzwischen sehr reduziert, geblieben sind nur noch die allerbesten Freunde. Zu ihnen entwickelte sich ein noch innigeres Verhältnis als zuvor. Wer so etwas durchmacht, weiß am Ende, welche die richtigen Freunde sind und welche die falschen. Kaum mehr konnte ich Verabredungen einhalten und war manchmal zu kurzfristigen Absagen gezwungen. Einige ‚Freunde' haben mir zum wiederholten Male direkt ins Gesicht gesagt, mit mir könne man nichts mehr anfangen, worauf sich diese auch für immer zurückgezogen haben. Heute bin ich darüber nicht mehr unglücklich, denn ich weiß, dass diese Personen in die Kategorie ‚falsche Freunde' fallen."

Auch Lynn musste erkennen:

„Nicht einmal beste Freundinnen können diesen Verlust verstehen, da bekommt man kein Verständnis, weil viele der Meinung sind, ab einem gewissen Alter und wenn kein Kinderwunsch mehr besteht, braucht frau die Organe eh nicht mehr."

Rose ist heute noch über bestimmte Freunde enttäuscht. Sie sagt:

„Sie rieten mir zu dieser Operation, obwohl sie es selbst gar nicht erlebt hatten."

* Viele Betroffene reagieren dann mit innerem Rückzug und Resignation. Aber auch das Angeschlagensein führt dazu, dass viele Frauen nicht mehr ausreichend Kraft haben, um soziale Beziehungen so zu pflegen, wie sie es vor dem Eingriff gewohnt waren.

Julia beispielsweise berichtet:

„Was meinen Freundeskreis betrifft, so glaube ich, dass sie mich großteils komisch, anders als früher empfinden. Denn ich habe mich ziemlich zurückgezogen, weil mir im Alltag einfach die körperliche und psychische Kraft fehlt, um Freundschaften zu pflegen."

Sara redet nicht viel über ihr Empfinden. Sie sagt:

„Nach den Operationen habe ich mich immer mehr in mich zurückgezogen. Seither bin ich einsam."

Berufliches Umfeld

* Der Großteil der Frauen ist heutzutage berufstätig. Wenn nun durch eine schwere Unterleibsoperation körperliche und psychische Folgen auftreten, wird das Berufsleben, das die Frauen zuvor ausgefüllt hat, manchmal zu einer zusätzlichen Belastung.

So erzählt Katarina:

„Große Probleme im Beruf bereiten mir Konzentrationsschwierigkeiten und die körperlichen Erscheinungen: schwitzen, schlecht schlafen, Müdigkeit usw."

Und auch Helli sagt:

„Ich fühlte mich bei der Arbeit oft durch die Folgen der Operation sehr beeinträchtigt."

Kastrierte Frauen versuchen oft mit größter Mühe, trotzdem im Job zu bestehen, doch das gelingt nicht immer auf Dauer, wie es zum Beispiel bei Sara der Fall war:

„Nach der Operation 1998 habe ich noch sechs Jahre durchgehalten. 2004 war dann der totale Zusammenbruch – physisch und psychisch."

Für manche Frauen ist der berufliche Alltag nach der Operation fast nicht mehr zu schaffen. Anna erzählt:

„Ich litt doch seit der Totaloperation dauernd an Fieber und musste pochenden Kopfschmerz an Stirn und Augen aushalten, ausgelöst durch chronische Sinusitis. Meine ständige Müdigkeit artete in totale Kraftlosigkeit aus. Ich blieb jeglicher Energie und Kraft beraubt. Nachts – kein Schlaf und so schlimme Schweißausbrüche, dass ich Nachthemd und Bettwäsche gleich mehrmals wechseln musste. Trotz alledem – jeden Morgen aufstehen und sich selbst Mut machen in der klammen Hoffnung, der Zustand sei nur vorübergehend. In dieser Verfassung schleppte ich mich jeden Morgen zur Arbeit – eine Arbeit, die ich ohne Schmerzmittel überhaupt nicht mehr bewältigen konnte. Nach der Arbeit setzte sich das Drama fort: Der Stiegenaufgang zu meiner Wohnung im zweiten Stockwerk wurde zu einem Spießrutenlauf gegen einen geschwächten Organismus, gegen einen rotierenden Kreislauf und gegen ein Herz, das so stark trommelte, als wollte es sich vom Rest des Körpers freisprengen. Hatte ich mein Ziel, die Wohnung, endlich erreicht, blieb mir nur, mich wie eine reglose Puppe auf das Sofa zu werfen."

Aurelie sagt:

„Ich bin durch die Arbeit jetzt immer sehr erschöpft."

Rose, die zu Hause eine Landwirtschaft hat, meint:

„Auch als Hausfrau hat man Arbeit, und sogar das war für mich fast nicht mehr zu schaffen."

Monika kann an ihre frühere Leistung nicht mehr anknüpfen:

„Ich habe seitdem keine Leistungsprämien mehr bekommen und fühle mich in der Abteilung etwas außen vor."

Und auch Petra erzählt über den auferlegten Leistungsdruck:

„Ich konnte dem Leistungsdruck nicht mehr standhalten, kam an die Grenzen meiner Belastbarkeit, fühlte mich wie hundert, konnte mich nicht mehr erholen, schlief nicht mehr, Zusammenbruch des Immunsystems – Burnout."

Mehrung der Krankenstände

✱ Da die operativen Konsequenzen in den Krankenbestätigungen meist als „Wechseljahrsbeschwerden" tituliert werden, können kastrierte Frauen kaum mit Verständnis rechnen,

Das hat auch Waris zur Genüge erfahren:

„Oftmalige Krankenstände und von Chefs und Kollegen jahrelang als Hypochonder abgestempelt zu werden, schwächt die Frau zusätzlich als Ganzes und beraubt sie jeglicher Zuversicht."

Das größte Unverständnis kommt leider oft sogar von Frauen, die in den „normalen" Wechseljahren sind und die den Betroffenen dann Sätze wie *„Stell dich nicht so an!"* oder *„Sei nicht so empfindlich!"* an den Kopf werfen. Auf lange Sicht kommt es in solch einem Arbeitsklima unweigerlich zu Problemen mit Vorgesetzten und KollegInnen.

Anna hatte beispielsweise große Konflikte wegen ihrer Krankenstände. Sie erinnert sich:

„Meine berufliche Tätigkeit ist verantwortungsvoll und erfordert hohe soziale Kompetenz. Eigentlich entspricht das meinem kommunikativen und hilfsbereiten Wesen, denn ich liebe den Kontakt mit ‚Menschen aller Art'. Die Tatsache, dass ich seit Jahren ohne Medikamente nicht mehr arbeiten kann, wird hierdurch zu einer doppelten und dreifachen Belastung. Seit 2001 hatte ich aufgrund der operativen Folgeschäden mehrere Krankenstände. Das ist meinem Vorgesetzten aufgefallen. Deshalb zitierte er mich eines Tages in sein Büro, um ein ernstes Wort mit mir zu reden. Unter größten Vorwürfen legte er mir eine Liste mit meinen Krankentagen und Arztbesuchen der betreffenden Zeit vor. Tenor seiner Vorwürfe: ‚Anna, so geht das nicht weiter! Du musst das sofort in den Griff bekommen! Andernfalls haben wir ein Problem!' Ich hatte mit Vorhaltungen solcher Art nie in meinem Leben gerechnet, da mein Arbeitgeber über meine Operationen unterrichtet war. Unter bitteren Tränen bat ich um sein Verständnis und versuchte, ihm meine Lage begreiflich zu machen. Er aber erwiderte, dass der Eingriff nun schon Jahre zurückläge und wies darauf hin, dass die Situation, so wie sie sei, nicht länger tragbar sei. Nach meiner 20-jährigen Tätigkeit war ich so stark verwurzelt mit meinem Beruf, dass ich in diesem Moment das Gefühl hatte, es würde mir das Herz zerreißen. Zu dieser emotionalen Verbundenheit kommt der existentielle Faktor,

dass ich meinen Lebensunterhalt alleine bestreiten muss, hinzu. Ich habe jetzt wirklich große Angst, meinen Job zu verlieren. Das Schlimmste ist, dass man all diese Schmerzen nicht sehen kann. Diejenigen, die es nicht selber erlebt haben, können es einfach nicht nachvollziehen. So macht man gute Miene zum bösen Spiel. Man hat ja keine andere Wahl."

Monika versuchte in einem Brief an ihren Arzt, auf ihre prekäre Situation hinzuweisen:

„Die Schmerzen habe ich bis zum heutigen Tage und bin dadurch oft richtig arbeitsunfähig."

Monika bekam nie eine Antwort, denn der Brief war, wie sie später erfuhr, nicht einmal weitergegeben worden.

Beruflicher Abstieg und Kündigung

✱ Wenn sich die Krankenstände häufen, dann ist der berufliche Abstieg vorprogrammiert und berufliche Träume können nicht mehr verwirklicht werden. Die schwerwiegendste Konsequenz ist die Kündigung, entweder durch den Arbeitgeber oder durch die Frau selbst, die sich den beruflichen Herausforderungen nicht mehr gewachsen sieht.

Ricarda fasst ihre Situation zusammen:

„Krankenstand über vier Wochen durch zweite OP, weine oft sogar in der Arbeit, verminderte Belastbarkeit. Habe meinen anstrengenden, gut bezahlten Job in leitender Position gekündigt und eine weniger anstrengende, wesentlich schlechter bezahlte Arbeit angenommen."

Christine berichtet:

„Früher war ich international in der Beratung, bis hin zur Projektleitung, tätig. Heute schaffe ich nur mehr maximal sechs Stunden pro Tag (fix angestellt)."

Auch Brigitte erging es nicht besser:

„Ich musste eine andere Arbeitsstelle annehmen – dort habe ich viel weniger verdient!"

Fleur hatte noch Glück im Unglück:

„Die ersten Jahre war an einen Wiedereinstieg wegen der gesundheitlichen Probleme nicht zu denken, glücklicherweise wurde dann mein Ehemann auch mein Arbeitgeber."

Lotte hingegen verlor ihren Arbeitsplatz:

„Mein Chef hat die Chance gewittert, mir wegen langer Krankheit und schlechter Prognose kündigen zu können."

Finanzielle Belastung

✱ Verliert die Frau ihren Arbeitsplatz, dann kann sie sich Vieles, was vorher selbstverständlich war, nicht mehr leisten. Durch die Kastration sind daher oft auch finanzielle Schwierigkeiten und soziale Notlagen verbunden.

Doch auch Arzt- und Medikamentenkosten können eventuell nicht mehr bezahlt werden. Die betroffene Frau kann vielleicht hilfreiche Medikamente, Konsultationen von Spezialisten und Behandlungen der Komplementärmedizin nicht mehr in Anspruch nehmen, wie auch Eva berichtet:

„Ich kann das einfach alles nicht mehr bezahlen. Ich hab schon so viel Geld ausgegeben, damit diese Zustände erträglicher werden. Wie soll ich mir jetzt auch noch eine teure Psychotherapie und einen Spezialisten leisten? Ich bin seit meiner Totaloperation ja nicht mehr erwerbstätig, worunter ich zusätzlich leide."

Frühpension, Sozialhilfe

✱ Die Folgen der Organentfernung können im schlimmsten Fall auch völlig arbeitsunfähig machen. Letzte Auswege sind dann die Frühpension oder die Sozialhilfe.

Lisa erzählt:

„Ich musste am Ende des Jahres meiner Operation wegen meiner nun schwer angeschlagenen Gesundheit in Pension gehen. Ich war Lehrerin und habe meinen Beruf sehr geliebt. Da ich zum Zeitpunkt der Operation keinen Privatrechtsschutz hatte, muss ich nun mit einer geringeren Pension auskommen und zusätzlich die teuren Heilbehandlungen auch noch selbst bezahlen."

Auch Renates berufliche Karriere wurde durch die Operation beendet:

„Als ich 37 Jahre alt war, schien mein großer Traum, mich als Kosmetikerin selbstständig machen zu können, in Erfüllung zu gehen. Doch dann wurde alles anders! Meine ganzen beruflichen Pläne waren plötz-

lich unerreichbar geworden. Ich wurde durch meine schweren gesundheitlichen Probleme arbeitsunfähig. Ich musste dankbar sein, von einem mitfühlenden Beamten die Frühpension bewilligt zu bekommen – mit nicht einmal 40 Jahren!"*

Elisabeth hingegen war auf die Hilfe ihrer Eltern angewiesen:

„Durch den gravierenden Hormonmangel war ich zwei Jahre nicht arbeitsfähig und fast nicht lebensfähig. Gott sei Dank waren meine Eltern für mich da."

Frauensolidarität?

✱ Oft glauben betroffene Frauen, dass gerade Frauen sie verstehen und ihnen helfen würden. Aber es kommt nicht selten vor, dass ihnen ausgerechnet von Frauen kein Verständnis entgegengebracht wird. Oft ist sogar das Gegenteil der Fall: Frauen zeigen manchmal mehr Härte als Männer, seien es Frauen im familiären Umfeld, im Freundes- und Bekanntenkreis oder gar Ärztinnen oder Psychologinnen.

Zum Teil werden das fehlende Mitgefühl und Unverständnis gegenüber dem Wert der weiblichen Geschlechtsorgane wie ein Verrat empfunden.

Susan erzählt:

„Bei der Voruntersuchung zur Gebärmutterentfernung war ich mehr als nur aufgeregt. Und obwohl mich eine Ärztin untersuchte, habe ich mich sehr unwohl bei ihr gefühlt. Sie ging nicht auf meine Ängste ein. Ich kam mir vor wie ein Lamm, das vor einem Wolf steht und weiß, er wird wohl jeden Moment zuschnappen. Anders kann ich das Gefühl nicht beschreiben."

Manch kritische Ärzte meinen hinsichtlich dieses Phänomens, dass den Großteil der Männer der komplizierte Stoffwechsel und Zyklus der Frau nicht interessieren würde. Und dass die Frauenheilkunde eine männliche Domäne sei – die auch bei den Frauenärztinnen männlich geprägte Spuren hinterlasse.

Der eigene weibliche Körper und das Unwissen darüber

✱ Viele Beschwerden und gesundheitliche Folgen werden durch Unwissen nicht von den Frauen selbst und erst recht nicht durch andere Frauen in Zusammenhang mit der Operation gebracht.

Eva musste erkennen:

„Auch im Gespräch mit anderen Frauen wurde mir bewusst, dass der Großteil über die Funktion der weiblichen Organe rein gar nichts weiß. Viele wollen auch gar nichts wissen. Es liegt also vor allem auch an den Frauen selber. Denn wenn der Arzt zu ihnen sagt, dass sie nach einer Kastration in den normalen Wechsel kommen würden, dann akzeptieren sie das so. Sie ertragen widerspruchslos alles und beklagen sich kaum. Sie lesen keine internationale Fachliteratur. Die wenigsten können ausreichend Englisch. Viele sagten mir, dass ihre Organe wegen Verwachsungen und gutartigen Erkrankungen entfernt worden sind, aber im gleichen Atemzug meinten sie auch, dass es wohl medizinisch sein musste, weil der Doktor es so gesagt habe, und dass sie die Entscheidung des Arztes nicht anzweifeln. Mein Gedanke war dann wirklich immer nur: Mein Gott, wir Frauen sind wirklich so was von naiv. Mit uns kann man Vieles machen, und wir sagen auch noch danke dafür. ‚Danke, Herr Doktor, dass Sie mir meine Organe möglicherweise umsonst aus dem Leib geschnitten haben' – Und: ‚Sie werden schon Recht haben!' Oder: ‚Das muss eine Frau schon aushalten können'"

Leugnen und mangelndes Mitgefühl

„Das Thema wird tabuisiert, vor allem von Frauen!",

sagt Manu.

✱ So kann es passieren, dass Frauen selbst den Eingriff als Kleinigkeit abtun, oder bereits operierte Frauen andere zu diesem Eingriff ermutigen, indem sie die Operation als völlig harmlos darstellen. Das mag dann zwar ihrer Sichtweise und ihrem persönlichen Erleben entsprechen, doch ist es natürlich nur ein Teil der Wahrheit.

Renate erzählt:

„Die Therapeutin, die mir vor der Operation gesagt hatte, sie sei selber operiert und ich bräuchte keine Angst zu haben, man könne die Hormone ohne Probleme ersetzen, meinte nun plötzlich, dass sie mich ja verstehe – sie würde auch nie mehr in diese Operation einwilligen. Ich starrte sie fassungslos an: Warum, um Gottes willen, hatte sie mir das nicht vor der Operation gesagt?"

Fallweise passiert es, dass Frauen, die bereits eine Gebärmutter- oder Eierstockentfernung hinter sich haben, jene Frauen angreifen, die sich öffentlich über die Folgen der Operation beklagen. Sie beteuern dann beispielsweise, sie hätten keinerlei Probleme, und jene Frauen, die welche hätten, seien einfach zu empfindlich oder würden sich Vieles nur einbilden.

In etlichen Internetforen und Ratgebern beschreiben Frauen die Hysterektomie und die Ovarektomie als Kleinigkeit. Jene Frauen aber, die unter massiven Folgen der Operation leiden, fühlen sich dadurch verletzt und im Nachhinein betrogen.

Susan hat folgende Erfahrung dazu gemacht:

„Ich begab mich im Internet auf die Suche nach Gleichgesinnten. War wie besessen davon, Frauen zu treffen, denen es ähnlich geht. Fehlanzeige! Zwar fand ich Foren zu diesem Thema, doch dort traf ich auf glückliche Frauen, die froh waren, die Gebärmutter losgeworden zu sein. Keine Frau schien sich schlecht zu fühlen."

Dann erzählt sie weiter:

„Eine Frau schrieb mich über ein Internetforum privat an und ließ mich wissen, dass ich bei meiner Suche nach Frauen, denen es nicht gut gehe nach der Gebärmutterentfernung, wohl auf taube Ohren stoßen würde. Es gäbe zwar genug dieser Frauen, nur die würden in diesen Foren sofort von den glücklichen ‚Gebärmutterlosen' angegriffen, sodass die meisten sich nicht mehr zu Wort meldeten. Sie hatte Recht. So viel zum Thema ‚Frauensolidarität'."

✱ Ganz besonders betrifft dieses Leugnen die Sexualfunktion. So drängt sich der Gedanke auf, ob nicht gewisse Probleme unbewusst verdrängt werden, man sich nicht mit der Realität konfrontieren möchte oder hier unterschiedliche Stellenwerte von Sexualität eine wichtige Rolle spielen.

Maria hatte ein solches Erlebnis, als sie im Zuge ihrer Verhandlung über die Patientenanwaltschaft erzählen musste, dass sie wegen einer Verletzung bei der Gebärmutterentfernung keinerlei Empfindungen beim Liebesakt mehr hat:

"Nicht nur, dass all die Männer bei der Verhandlung mir nicht glaubten, so war die einzig anwesende Frau, die das Protokoll mitschrieb, besonders gemein. Sie hatte ja alles mit angehört und sagte zum Schluss sogar: ‚Ich hatte auch eine Gebärmutterentfernung – ich habe aber keine Probleme.‘ Das hat mich sehr getroffen. Ich dachte mir: Wie kann eine Frau nur so hartherzig gegenüber einer anderen Frau sein? Ich würde nie zu jemandem, der leidet, so etwas sagen! Sie soll dem Herrgott danken, dass sie nicht in meiner Lage ist. Ich kann ja nichts dafür, dass ich nun nichts mehr spüre. Ich weiß gar nicht, warum sie das überhaupt gesagt hat, es geht sie eigentlich gar nichts an."

Meine persönliche Erfahrung, lange bevor ich den Entschluss gefasst hatte, ein Buch zu schreiben, machte ich in diesem Zusammenhang schon im Jahr 2005, als ich bei einer offiziellen Veranstaltung zu den „Wechseljahren" die anwesende Primaria fragte, ob meine schweren sexuellen Probleme etwa mit der Eierstockentfernung zusammenhängen könnten. Die Antwort der Gynäkologin, vor versammeltem Publikum, lautete: *„Nein, von der Operation kann das nicht sein! Haben Sie vielleicht den Mann gewechselt?"* Eine andere fügte noch hinzu: *„Na, lassen Sie sich halt jetzt Zeit beim Sex!"*

Als schon über 20 Jahre verheiratete Frau glaubte ich, meinen Ohren nicht trauen zu können. Ich schämte mich vor den anderen Anwesenden, deren Blicke nun alle neugierig auf mich gerichtet waren, in Grund und Boden. Ich, die normalerweise nicht auf den Mund gefallen ist, war zu keiner Entgegnung fähig und machte mir bittere Vorwürfe, überhaupt gefragt zu haben.

Verdrängung

✳ Betroffene Frauen können manchmal noch Jahre nach der Kastration nicht offen über das Geschehene reden. Sie schämen sich, und die einzige Möglichkeit, damit umgehen zu können, ist eine Art Verdrängung.

Viele fürchten sich regelrecht vor den Reaktionen der Gesellschaft, aber auch vor ÄrztInnen. Sie getrauen sich also gar nicht, in der Öffentlichkeit darüber zu sprechen. Wenn sie es doch tun, dann meist nur hinter vorgehaltener Hand oder anonym. Sie gehen daher nicht nur allen Gesprächen diesbezüglich aus dem Weg, sondern geben auch den Zusammenhang

mit der Operation und ihren Beschwerden nicht zu. Sie wollen weiter als voll funktionsfähig gelten – und niemand soll etwas anderes vermuten.

Unverständlich ist für viele Betroffene, dass es kaum Warnungen, Hilfestellung oder Berichte von älteren Frauen gibt, zumal sehr viele Organentfernungen gerade bei der Müttergeneration der heute Betroffenen durchgeführt wurden. Sollte diese Generation nicht im Besonderen sensibilisiert sein?

Das fragt sich auch Ricarda:

„Warum hat denn gerade meine Mutter mir diese Operation wärmstens empfohlen? Sie hätte ja davon wissen müssen!"

Dazu sollte man bedenken: Unsere Mütter, die so häufig diesen Operationen ausgesetzt waren, hatten nicht die Möglichkeit, sich rundum zu informieren und sich mit anderen Betroffenen in Verbindung zu setzen. Außerdem war der „weibliche Unterleib" bei unserer Müttergeneration ein noch viel größeres Tabu, als er es heute mitunter noch ist.

Keine Hilfestellung bei offiziellen Einrichtungen

Wenig Hilfe und Verständnis kommt stellenweise auch von Frauenvereinen und „Genderstellen".

Eva spricht ein heikles Thema an, wenn sie sagt:

„Wenn ich eine Afrikanerin wäre, der man die Klitoris beschnitten hat, würde man das als Unrecht ansehen! Aber um mein Trauma als einfache, einheimische Durchschnittsfrau, wo ich doch ganze Organe umsonst verloren habe, kümmert sich keiner. Nichts! Überall, wo ich hingehe, sagt man mir, dass man für operierte Frauen nicht zuständig sei."

✳ Kastrierte Frauen müssen mitunter sogar die schmerzliche Erfahrung machen, dass Männer, wenn man ihnen über das ganze Ausmaß der Folgen der Organentfernung berichtet, mehr Mitgefühl, Betroffenheit und Unterstützung zeigen als so manche Frau. Auch die Annahme, eine Frau bei Gericht werde die Problematik nach den Operationen verstehen, kann sich als großer Irrtum erweisen.

Eva hat gegen ihren Operateur wegen unnötiger Totaloperation geklagt und war zuerst froh, als man ihr eine Richterin für das Gerichtsverfahren zuwies. Doch diese erwies sich als wenig einfühlsam und konnte mit der Thematik nicht viel anfangen. Dementsprechend fällte sie ihr Urteil, durch das der Operateur Recht bekam. Eva war deswegen sehr verletzt:

„Ich hatte während des Verfahrens noch die Hoffnung gehabt, dass die Tatsache, eine Frau als Richterin zu haben, mir helfen würde. Aber das war ein schwerer Irrtum und für mich letztendlich wohl die größte Enttäuschung.“

Vor Gutachtern, Schiedsstellen und Gerichten

Offizielle Bestätigung der Versehrtheit

* Wie bei allen anderen Organen des menschlichen Körpers auch gibt es bei Verlust der weiblichen Geschlechtsorgane altersabhängig einen fixen Richtsatz der Behinderung (Anlage zur Einschätzungsverordnung, 21.5.2010). Dies wird den Betroffenen aber meist nicht mitgeteilt, denn die wenigsten ÄrztInnen kennen sich diesbezüglich genau aus.

Niki kann den Vergleich zur Wertigkeit bestimmter Organe oder Körperteile in ihrer eigenen Familie nachvollziehen. Sie erzählt:

„Meine Schwester hat Brustkrebs. Sie bekam nicht nur ordentliche Betreuung, auch die Versehrtheit wurde ihr anstandslos zuerkannt. Mir gar nichts. In ihrer Firma weiß man Bescheid, und sie kann im geschützten Bereich weiterarbeiten. Ich aber kann meinen geliebten Beruf nicht mehr ausüben. Bei den Behörden bin ich nun Bittstellerin und muss mir auch noch anhören, dass ich ja schon mehr als fünf Jahre nicht mehr im Arbeitsprozess bin, so auf die Art, was ich denn noch alles wolle!“

Um die Versehrtheit auch amtlich bestätigt zu bekommen, muss man ein Gutachten erhalten. Ist dies vollzogen, braucht es einen zweiten Schritt: die Anerkennung der Behinderung. Oft muss eine Frau sich diese mit viel Mühe erkämpfen.

Christine berichtet:

„Mir wurde eine Versehrtheit von 50 Prozent zugesprochen. Dieses Recht konnte ich nur dank der Hilfe meines Mannes beim Bundessozialamt durchsetzen. Das Verfahren dauerte über zwei Jahre!“

Auch Evas Behinderung aufgrund der Folgen der Totaloperation wurde offiziell anerkannt. Sie meint aber:

„Ich habe erfahren, dass es letztendlich immer vom Gutachter abhängt. Auch unter Richtern, Gutachtern und Ärzten gibt es solche und solche, und deshalb weiß man nie, wie es für den Patienten ausgeht. Diesmal hatte ich Glück oder vielleicht einfach nur den längeren Atem und erhielt die Einstufung von 50% des GdB (Grad der Behinderung). Mein Glück war wirklich, dass ich beim Gutachter auf einen sehr netten, sanften und einfühlsamen Menschen gestoßen bin, der mich schon mit einem lieben Lächeln empfangen hat. Er hörte mir zu, und ich konnte von mir aus mein ganzes Leid schildern. Er stellte dann in seinem Gutachten fest, dass ein Grad von 50% bei mir angemessen sei. Auch die anhaltende posttraumatische Belastungsstörung – welche ich durch das psychiatrische Gutachten bestätigt bekommen hatte – wurde nun mit einbezogen. Der Richter stimmte zu, und mein Anwalt musste nicht mehr viel dazu sagen. Und so verließ ich den Gerichtssaal mit dem Gefühl, dass es doch ein bisschen Gerechtigkeit gibt. Dass sich mein Kampf und mein Durchhaltevermögen gelohnt haben. Es war ein langer und schwerer Kampf, aber letztendlich bin ich als Sieger daraus hervorgegangen.“

Viele Frauen treffen jedoch auf weit problematischere Bedingungen, wie zum Beispiel Otara:

„Ich habe vor zwei Jahren versucht, eine Schwerbehinderung zu bekommen, um früher in Rente gehen zu können. Lediglich 10 Prozent wurden anerkannt, die mir nichts nützen.“

Und Antonia kann nicht fassen, dass sie niemand über die Möglichkeit eines Versehrtheitsstatus informiert hat:

„Wenn man mir all das vorher gesagt hätte, dann hätte ich wenigstens durch den amtlichen Versehrtheitsgrad meinen Arbeitsplatz nicht verloren. In meinem jetzigen gesundheitlichen Zustand, in dem ich seit der Operation bin, finde ich gar keine Arbeit – und die teuren Spezialisten kann ich mir auch nicht mehr leisten. Ich weiß einfach nicht mehr, wie es weitergehen soll!“

Rehabilitationsmaßnahmen nach Totaloperation

✱ Es ist für Frauen nach Totaloperation wegen gutartiger Erkrankungen im Regelfall nicht angedacht, ihnen eine Kur oder einen Rehabilitationsaufenthalt zu gewähren. Selbst als junge Frau muss man in solchen Fällen um eine Kur richtiggehend „betteln".

In Österreich kommt hinzu, dass es derzeit noch keine Kuranstalt gibt, die auf die Folgen von Unterleibsoperationen spezialisiert ist.

Antonia erinnert sich:

„Dann wurde mir mein Kurantrag für eine allgemeine Kur doch bewilligt. Ich freute mich darauf und hoffte, dass man mir dort ein wenig helfen würde. Vor allem wegen der Müdigkeit und der vielen Kilos, die ich seit der Operation zugenommen hatte. Aber die Enttäuschung war groß! Denn schon beim Aufnahmegespräch mit der Kurärztin bekam ich zu hören: ‚Totaloperation? Ist sonst noch was?' Ich konnte gar nichts mehr sagen. Während der Kur versuchte ich immer wieder zu erklären, dass ich für das mir auferlegte Programm zu müde und kraftlos sei. Dass es mich zu sehr anstrenge. Doch ich fand kein Verständnis. Auf die Totaloperation wurde gar nicht eingegangen. Ich kam von der Kur noch fertiger zurück, als ich hingefahren war."

Es ist aber eher selten, dass eine Frau überhaupt von sich aus eine Reha-Maßnahme verlangt. Die meisten Frauen haben in unserer Gesellschaft schließlich gelernt, durchzuhalten und zu funktionieren – egal wie und unter welchen Umständen. Außerdem hätte der Großteil der Betroffenen nach der Totaloperation gar nicht mehr die Kraft, sich auch noch mit den Behörden auseinanderzusetzen. In Deutschland hingegen gibt es einige Kuranstalten für Frauen nach gynäkologischen Operationen, doch es gestaltet sich mitunter sehr schwierig, dafür überhaupt eine Bewilligung zu bekommen.

Hierfür steht der Erfahrungsbericht von Eva, die sich ihre Kur gerichtlich erkämpfen musste:

„Damit mir die Rentenversicherung endlich eine Kur bewilligte, musste ich sogar vor den Gerichtsgutachter. Ich war gut vorbereitet und stellte mir vorher schon vor, wie ich mein Leid einem verständnisvollen Arzt erzählen würde. Ich klopfte an die Tür und trat ins Zimmer. Dort saß ein alter, graumelierter Mann, der mich mit folgenden Worten empfing: ‚Wer sind Sie? Und haben Sie noch nichts davon gehört, dass man eintritt, wenn man aufgerufen wird?' Leider ging es in militärischem Ton weiter, ich durfte nur das sagen, wonach ich gefragt wurde. Gefragt wurde ich nicht viel, was in Verbindung mit meiner unnötigen Totaloperation stand. Der Gutachter hat dann wider Erwarten tatsächlich eine Reha-Maßnahme für mich befürwortet, aber ich musste noch zu einer Psychiaterin. Sie hatte aber keine Ahnung von den Folgen einer Kastration. Für sie war bei mir alles ‚psychisch'. Ich wollte eigentlich auf eine gynäkologisch indizierte Kur, wo Frauen nach solchen Eingriffen hingehen können. Die Psychiaterin hat mir sogar unterstellt, dass ich simuliere. Dann kam das Gutachten, das Gericht bot einen Vergleich an, und die Rentenversicherung willigte ein. Nun durfte ich endlich meinen schwer erkämpften Rehabilitationsaufenthalt in einer Kuranstalt für Frauen nach gynäkologischen Operationen antreten."

Eva erzählt weiter:

„Ich fuhr mit einer großen Erwartungshaltung hin, in der Hoffnung, dass man mir nun endlich helfen, mich verstehen würde. Eigentlich waren alle im Haus sehr nett, aber ständig, die ganzen drei Wochen lang, wurde mir in dieser Kuranstalt gesagt, dass ich jetzt in den Wechseljahren sei, und dass ich dort sowieso in ein paar Jahren hingekommen wäre. Dann schickten sie mich zum Psychiater des Hauses. Sein erster Satz war: ‚In unserem Haus sind viele Frauen, die den gleichen Eingriff hatten wie Sie – und denen geht es allen gut!' Ich verstand die Welt nicht mehr! Ich kannte ja die Berichte aus dem Ausland, aus der internationalen Fachliteratur über die schweren Folgen der chirurgischen Menopause – und hier wurde mir so geantwortet? ‚Ja, weiß man denn nur im Ausland Bescheid, was es heißt, eine Totaloperation gehabt zu haben?', dachte ich mir verzweifelt. Ich fühlte mich so unverstanden und alleingelassen. Ich habe mich dann völlig verschlossen. Daraufhin schickte man mich wieder zum Psychiater. Dieser bestand auf seiner Meinung, dass alle anderen Frauen gut damit zurechtkämen, dass sie keine Eierstöcke und keine Gebärmutter hätten – ich hatte nicht mehr die Kraft, ihm das zu widerlegen. Ich habe dann nichts mehr gesagt und mir überlegt, ob es nicht besser wäre, Geld zu sparen und mich mit meinen schweren hormonellen Problemen an internationale Spezialisten zu wenden. Schwer enttäuscht und resigniert bin ich wieder nach Hause gefahren."

✳ Wenn ein Unrecht geschieht, sollte ein Gericht oder eine Schlichtungsstelle dabei helfen, Gerechtigkeit herzustellen. Dabei geht es nicht (nur) darum, Geld zu erhalten, denn ein irreversibler gesundheitlicher Schaden kann nicht wirklich wieder gutgemacht werden. Teilweise aber wird nicht einmal dieses Eingeständnis erreicht.

Kaum Aussicht auf Erfolg

Der Prozess vor einem Zivilgericht kann emotional sehr belastend sein und ohne ausreichende Rechtsschutzdeckung ein sehr hohes finanzielles Risiko darstellen. Denn gerade in Zivilgerichtsverfahren gegen Ärzte wird oft im Sinne des Mediziners entschieden.

Es gibt zwar auch die Möglichkeit, sich an Schlichtungsstellen für Patienten zu wenden, um dort ohne Kostenrisiko zu versuchen, zu seinem Recht zu kommen. Die meisten Frauen trauen sich aber gar nicht, Klage einzureichen – weder bei Gericht noch bei der Schlichtungsstelle –, weil sie einerseits körperlich und seelisch durch die Operationsfolgen zu sehr mitgenommen sind, und andererseits auch um die schlechten Aussichten eines solchen Verfahrens wissen.

Fleur sagt dazu:

„Die Aussicht auf Erfolg ist heute wie damals trotz allen Fortschritts in der Gerichtsbarkeit sehr demütigend für die Betroffenen, denn die Beweislast liegt beim Patienten."

Lotte wurde schon im Vorfeld wegen der Aussichtslosigkeit des Verfahrens von der Krankenkasse abgeraten:

„Ich habe versucht, mit der Krankenkasse zu sprechen. In solchen Fällen würde die Klinik allenfalls einen Hinweis bekommen, habe ich zu hören bekommen."

Petra wäre es nie in den Sinn gekommen, rechtliche Schritte zu tätigen. Sie glaubt:

„Hätte ich psychisch nicht durchgestanden."

Viele Frauen wissen oft gar nicht, dass die Operation zu invasiv oder gänzlich unnötig war. Wenn sie es schließlich realisieren, ist es für eine Klage gegebenenfalls schon zu spät, wie bei Christina:

„Ich hatte damals keine Ahnung von den Folgen (außer, dass ich keine Kinder bekomme). Man sagte, ich solle dankbar sein, dass ich keinen Eierstockkrebs bekomme. Es gab aber keinerlei negativen Befund, kritische Bemerkungen von Ärzten zur invasiven Operation gab es erst zehn Jahre später. Da war es für eine Klage längst zu spät."

Oder die Frist zur Einreichung der Klage vor dem Zivilgericht verstreicht aus anderen Gründen, wie es bei Ricarda der Fall war:

„Die Patientenvertretung zeigte sich am Anfang scheinbar verständnisvoll. Jedoch haben sie mich über fast drei Jahre so lange hingehalten, bis die Verjährungsfrist beinahe abgelaufen war. Erst dann haben sie mir einen Gutachter empfohlen – wohlgemerkt auf eigene Kosten –, der, wie es sich später herausstellen sollte, ein Verfechter der ‚guten alten Schule' war, nämlich davon überzeugt, dass die Gebärmutterentfernung sich keinesfalls negativ auf die Sexualität auswirken würde. Ich hatte keine Chance vor Gericht."

So sind es letztendlich nur wenige Frauen, die versuchen, über gerichtliche Schritte zu ihrem Recht zu kommen. Lynn erzählt:

„Ich habe mir einige Monate nach der OP eine Anwältin gesucht und nach vergeblichem Schlichtungsgesuch Klage erhoben und das Verfahren läuft zum jetzigen Zeitpunkt noch."

✳ Die wenigen Frauen, die doch vor Gericht oder vor der Schlichtungsstelle auf unnötige Organentnahme klagen, erleben nicht selten das gesellschaftliche Tabu, das allgemeine Unwissen und die Ignoranz in diesem Bereich. Vor Gericht stehen sie dem Operateur gegenüber, der sich in der Regel keinerlei Schuld bewusst ist beziehungsweise diese nicht eingesteht.

So erging es Eva, die hier ihr Erlebnis vor Gericht erzählt:

„Mein Operateur hat mir im Alter von 43 Jahren ohne meine Einwilligung, unter Verletzung des Selbstbestimmungsrechts und unter Verletzung der Aufklärungspflicht, meine gesunden Organe aus dem Leib geschnitten. Ich erlebte diese Tat wie eine Vergewaltigung. Aber bei einer Vergewaltigung könnte man zumindest den Versuch der Verteidigung unternehmen, doch wenn man narkotisiert ist, kann man gar nichts tun. In der Gerichtsverhandlung stellte er sich auch

noch hin und sagte: ‚Ich weiß nicht, was diese Frau überhaupt will, sie kann doch sehr froh darüber sein, dass der Eingriff so gut und ohne Komplikationen verlaufen ist!'"

Expertisen von Gutachtern – „Schicksalhafte Fügung"

✳ Ein weiteres Problem sind bei solchen Verhandlungen oft die Gutachter, die nicht immer im Interesse der betroffenen Frau argumentieren. Bei Eva beispielsweise war das der Fall. Da dieser behauptete, dass der Hormonersatz überhaupt kein Problem sein könne, er auf ihren schlechten Gesundheitszustand seit der Operation samt den körperlichen Folgen nicht einging und die extreme Gewichtszunahme, den Diabetes und die schweren seelischen Folgen nicht thematisierte, erhielten diese Faktoren auch für das Gericht kein Gewicht. Es war, als ob alles, was zu den psychischen Kastrationsfolgen in einschlägiger Fachliteratur (Magnin, 1997) nachzulesen ist, für den Gutachter nicht existieren würde.

Die Meinung des Sachverständigen zählt vor Gericht viel, daher lief es bei Eva wie folgt:

„Durch das Gutachten sah das Gericht natürlich den Beweis erbracht, dass die Entnahme meiner Organe aus rechtlicher Sicht in Ordnung gewesen war, und wies meine Klage zurück. Die Tatsache der nun bestehenden Versehrtheit hat niemanden vor Gericht berührt. Drei Jahre habe ich unter größten Anstrengungen gekämpft, habe Beweise und Fachartikel von den besten internationalen Spezialisten noch und nöcher vorgelegt! All das wurde vom Gericht nicht mal zur Kenntnis genommen."

Maria ging nicht vor Gericht, sondern wandte sich hoffnungsvoll an die Schlichtungsstelle, doch auch dort machte sie negative Erfahrungen und ihr wurde nicht zu ihrem Recht verholfen. Sie meint:

„Weil ich erst nach meiner Operation über mögliche Alternativmethoden Kenntnis erhielt, war ich sehr erbost. Das wäre doch mein Patientenrecht gewesen, mich darüber zu informieren. Auf den Aufklärungsblättern werden die Alternativmethoden gar nicht angeführt. Also wandte ich mich an die Schlichtungsstelle. Mein Anliegen wurde abgelehnt mit der Begründung, ich sei psychisch überlagert und der Verlauf nach der Operation sei ‚schicksalhaft'. Wenn man nicht zugeben will, dass ein Fehler gemacht wurde, wird so geurteilt."

Antonia hat es ebenfalls gewagt, vor die Schlichtungsstelle zu gehen. Besonders schlimm empfindet sie, wie herablassend sie behandelt wurde. Noch dazu war der Patientenanwalt bei der Verhandlung nicht nur von der Thematik her schlecht vorbereitet, er konnte der Verhandlung nicht einmal folgen, da er sein Hörgerät nicht dabei hatte.

Antonia ist zutiefst enttäuscht und schreibt:

„Meine Herren! Was soll ich eigentlich damit anfangen, dass Sie mich zuerst ins Lächerliche ziehen – nach dem Motto: was will denn uns ein Laie beibringen? Blöd halt, dass ich nicht reich bin und mir keinen Staranwalt leisten kann, ich glaube, so einer würde mir in der Pause nicht beichten, dass er seine Hörgeräte vergessen hat, wie dies bei meinem Patientenanwalt der Fall war. Aber was soll's, wenn eh das ganze Leben auf den Kopf gestellt wurde und man gerade total aufgelöst, zitternd und weinend festgestellt hat, dass man eh ‚optimal' vertreten wurde. Und dann noch der Spruch des Richters: ‚Schicksalhafte Verkettung unglücklicher Umstände!' und das war's dann."

Lisa gehört zu den wenigen, die nach einer unnötigen Gebärmutterentfernung von der Schlichtungsstelle Recht bekamen:

„Der Grund, weshalb ich vor die Schlichtungsstelle ging, war, weil man mir bei einer einfachen Kürettage meine Gebärmutter unter eigenartigen Umständen umsonst entfernt hatte. Ich ging der Sache nach und musste durch den OP-Bericht in Erfahrung bringen, dass man bei der Kürettage die Gebärmutter gar nicht durchstochen hatte, wie man mich glauben lassen wollte, sondern dass bei der Laparoskopie eine Arterie verletzt worden war. Man hatte mir also meine Gebärmutter einfach so entfernt, um die Verletzung der Arterie zu ‚verschleiern'. Die Folgen der Operation ließen leider auch nicht sehr lange auf sich warten: Ich konnte mich nur mehr unter großen Schmerzen fortbewegen, und ungefähr acht Wochen nach der Operation erlitt ich einen Hörsturz, leide seither an Tinnitus und höre schlecht. Daher wandte ich mich in meiner Not an die Schlichtungsstelle. Ich habe Recht bekommen, und mir wurde eine kleine Entschädigung ausbezahlt. Doch nichts mehr kann mir das Organ zurückbringen. Laut Auskunft des Gutachters muss ich froh sein, dass ich diese Operation überhaupt überlebt habe."

Nervenraubende Verhandlungen

Lisa musste während der Verhandlungen bei der Schlichtungsstelle „ruhig Blut bewahren", wie sie erzählt:

„Ich wurde tatsächlich von den männlichen Kommissionsmitgliedern ungläubig gefragt, ob mir denn die Gebärmutter wirklich abginge. Ich hatte auch nicht immer das Gefühl, in meinen Empfindungen bezüglich des Organverlustes und der schweren Folgen ernst genommen zu werden. Auch die Tatsache, dass ich nach der Operation einen Hörsturz mit anschließendem Tinnitus erlitt, was zur Folge hatte, dass ich heute bereits Hörgeräte brauche, wurde ‚vom Tisch gewischt'. Man versuchte bei der Verhandlung, einfach alles auf die Psyche zu schieben. Der Vertreter des Krankenhauses gab sich relativ spöttisch und überheblich, was mich sehr aufgeregt hat. Der Pathologe, der bei der Kommission das große Wort geführt hat, wollte mir unbedingt einreden, dass ich schon vor der Operation immer Schmerzen gehabt hätte. Zusätzlich musste gar mein Anwalt ihm öfters ‚medizinisch' auf die Sprünge helfen, da er sich nicht wirklich auf die Verhandlung vorbereitet hatte."

Ebenso erging es Maria, die ebenfalls einer „männlichen Übermacht" gegenüberstand. Sie berichtet:

„Am Tag meiner Verhandlung saß ich sechs Männern gegenüber, nur eine Frau, die alles mitprotokollierte, war dabei. Ich legte den neuro-urologischen Befund, in dem die Nervenverletzung bestätigt wurde, vor. Auch habe ich weitere Fachartikel vorgelegt, in denen von solchen Nervenverletzungen berichtet wird, und natürlich auch Fachartikel der Sexualmedizin, wo man nachlesen kann, dass es nach Gebärmutterentfernungen zu sexuellen Einbußen kommen kann. Nichts hat es geholfen. Man hat mir nicht geglaubt, trotz des neuro-urologischen Befundes. Ich wurde vor der Schlichtungsstelle überhaupt nicht ernstgenommen. Man hörte mich zwar an, doch kein einziger dieser Männer ergriff für mich Partei. Ich stand mit meinem Anliegen ganz allein da. Die Herren waren eher peinlich berührt, weil es um die Sexualität ging."

Verlorene Prozesse

✱ Die Enttäuschung darüber, dass dem unnötigen Verlust von Gebärmutter und Eierstöcken nicht einmal vor Gericht und Schlichtungsstellen Bedeutung beigemessen wird, ist bei den betroffenen Frauen sehr groß und erschüttert ihr Grundvertrauen meist nachhaltig.

Eva meint:

„Das Zivilverfahren habe ich verloren, eine Berufung wurde erst gar nicht zugelassen, und zusätzlich wurde meine Strafanzeige wegen unnötig invasiver Operation eingestellt. Das Urteil und das ganze Rundherum waren für mich niederschmetternd. Nach all diesen schlimmen Erfahrungen, die alles nur noch schmerzlicher machten, rate ich heute jeder Frau ab, den gerichtlichen Weg zu beschreiten. Man wird dann noch mehr gedemütigt. Mir sind durch all das wenigstens die Augen geöffnet worden. Meine rosarote Brille, mein ganzes Urvertrauen habe ich endgültig verloren."

Auch Maria ist enttäuscht und befindet:

„Ich hatte angenommen, dass man mir vor der Schlichtungsstelle glauben würde und mich verstehen würde. Doch das war ein großer Irrtum. Ich habe erkennen müssen, dass man mir als Frau keinen Glauben schenkt. Ich bin darüber bis heute tief enttäuscht. Ich habe auch begreifen müssen, dass die Patientenrechte zwar auf dem Papier stehen – aber Papier ist geduldig."

Meine persönliche Erfahrung vor dem Zivilgericht bestätigt viele der beschriebenen Erfahrungen. Ich hatte Klage gegen meinen Operateur erhoben, weil ich der Meinung war, dass ich wegen einer unnötig erfolgten Kastration und der schweren Folgen vor Gericht Recht bekommen würde. Während meines dreijährigen Verfahrens wurde ich allerdings eines Besseren belehrt.

Schon der vom Gericht bestellte Gutachter, ein älterer Herr, war alles andere als verständnisvoll. *„Ja, aber Sie haben doch das Aufklärungsformular unterschrieben!"* Was ich denn eigentlich wolle, wollte er damit wohl gleich zu Anfang der Unterredung ausdrücken. Ich antwortete, dass ich natürlich unterschrieben hätte, denn mir sei die Operation ja als harmlos beschrieben worden. Und ich erklärte weiter, dass ich mittlerweile wisse, dass diese Operation sehr schwerwiegend sei. Dass ich deshalb nun nicht verstehen könne, warum mein Chirurg nicht organerhaltend vorgegangen sei.

Ich fügte hinzu, dass der Operateur doch gewusst hätte, dass ich nur mehr im Besitz dieses einen

Eierstockes und bei der Operation erst knapp 41 Jahre alt gewesen sei. Der Gutachter schaute mich erstaunt an.

Auch vor dem Bezirksgericht meiner Heimatstadt saß ich einem älteren Richter gegenüber, der, wie mir schien, mit der Materie einer Unterleibsoperation bei einer Frau nicht viel anfangen konnte.

Nach langer Zeit kam dann das Ergebnis des Gutachtens, in dem befunden wurde, dass alles „lege artis" – das heißt nach allen Regeln der Kunst – gewesen sei.

Mir war nun klar, dass ich mit diesem Gutachten vor Gericht sehr schlechte Karten hatte. Der Richter konnte ja nur die Aufklärung vor der Operation anhand des Formulars beurteilen, da ich keinen Zeugen beim Aufklärungsgespräch dabei gehabt hatte.

Als ich bei meiner Einvernahme auf die Tatsache meiner nun bestehenden Versehrtheit von 40 Prozent auf Grund der fehlenden Eierstöcke und des Psychotraumas durch die Operation hinweisen wollte, hatte ich keinen Erfolg. Auch, als ich dem Richter zu erklären versuchte, wie schlecht ich mich gefühlt hatte, konnte er dies nicht wirklich nachvollziehen.

Am Ende der Verhandlung durfte ich noch mit dem Richter sprechen. Ich wies nochmals darauf hin, dass es kaum Frauen mit einer Gebärmutter ohne Eierstöcke gebe und ich auch keine anderen Frauen in dieser Situation finden könne, dass man außerdem nicht wisse, wie es mit der Gebärmutter und dem Langzeithormonersatz weitergehen würde, weil es einfach keine ausreichenden Erfahrungswerte dazu gebe.

Aber der Richter ging nicht auf meine Argumente ein, und ich erkannte, dass ich meinen Prozess verloren hatte. So war es dann auch.

Bei Erhalt des schriftlichen Gerichtsurteils musste ich zusätzlich feststellen, dass der Großteil der Namen meiner Zeugen teils bis zur Unkenntlichkeit falsch geschrieben war. Sogar der Name meiner Tochter war mit meinem Vornamen verwechselt worden.

Ein derartig schlampiges Urteil mit der vielversprechenden Überschrift: „Im Namen der Republik" in Händen zu halten, irritierte mich. Viele rieten mir, aufgrund der zahlreichen Fehler unbedingt in Berufung zu gehen. Aber ich konnte und wollte nicht mehr. Ich

hatte erkennen müssen, dass man mit internationalem Fachwissen hier nichts ausrichten konnte.

Die dreijährige Verfahrensdauer mit den teilweise für mich demütigenden Verhandlungen zum Thema Kastration und Sexualität waren für mich sehr belastend. Außerdem hätte ich die Berufung finanziell nicht schultern können.

Ich beschloss daher, dieses Kapitel in meinem Leben abzuhaken und meine Erlebnisse in Buchform niederzuschreiben.

Ein Jahr nach meinem negativen Gerichtsurteil wurde mir vom Patientenentschädigungsfonds eine Geldleistung zugesprochen, über die ich sehr dankbar war. Dies bedeutete eine kleine Anerkennung meines Leides, und das für mich langwierige und frustrierende Gerichtsverfahren verlor dadurch für mich in gewisser Weise seine Bedeutung.

Platz für Gedanken:

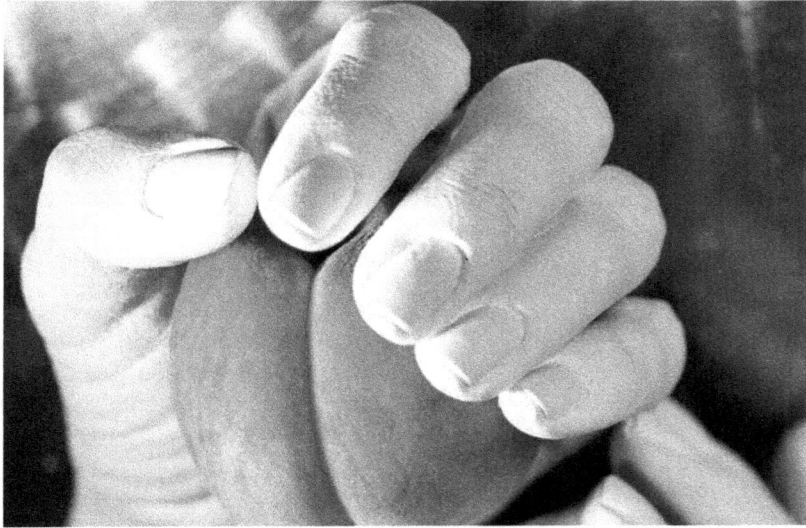

Wissen schützt und hilft

Gebärmutter und Eierstöcke: Erkenntnisse aus Europa und den USA

Europa: Länderabhängige Hysterektomieraten

✳ Jede Frau auf der Welt hat Gebärmutter und Eierstöcke (abgesehen von sehr seltenen Fehlbildungen). Interessanterweise haben diese Organe aber nicht in allen Ländern denselben Wert. Das zeigt sich im Besonderen in der ungleichen Bereitschaft, diese Organe operativ zu entfernen, auch wenn keine bösartige Erkrankung vorliegt.

Am deutlichsten sieht man dieses Phänomen an den unterschiedlichen Raten der Hysterektomie, die von Land zu Land und auch von Region zu Region unterschiedlich sind.

Im Frauengesundheitsbericht Bremen aus dem Jahr 2001 stehen folgende Zahlen:

„In den 90er Jahren schwankte die Zahl der Hysterektomien pro 100.000 Frauen zwischen 550 in USA und 90 in Frankreich. Für Deutschland wird der Anteil der Hysterektomien pro 100.000 Einwohnerinnen zwischen 350 und 181 (Durchschnitt der Jahre 1995 bis 1997, alte Bundesländer) angegeben."

Weitere Veröffentlichungen zum Thema Frauengesundheit belegen die unterschiedlichen Operationszahlen in Europa. (Buse, 2003)

Auswirkungen von Sozialstatus und Bildung

✳ So unglaublich es klingen mag: Es hängt nicht nur von der Nationalität und von der jeweiligen Region im Land ab, sondern auch von Einkommen und Bildungsgrad, ob eine Frau bei gutartigen Erkrankungen ihre Gebärmutter behält oder nicht. Demnach verlieren sozial schlechter gestellte Frauen und Frauen mit weniger Bildung eher ihre Gebärmutter als gut ausgebildete. (BQS, 2008)

Studienautoren kamen darüber hinaus zu der Erkenntnis, dass neben dem Sozialstatus der Frauen und ihrem Wissen um Alternativmethoden auch kulturelle Normen, das Geschlecht des Gynäkologen, die Anzahl der Krankenhausbetten und gar die Art der Sozialversicherung die Rate der Gebärmutterentfernungen beeinflusst. (Vedral, 2008)

In einer landesweiten Analyse zu Hysterektomien in Deutschland in den Jahren 2005 und 2006 wird von den Verfassern neben den großen regionalen Unterschieden auch auf die negativen Folgen der Eierstockentfernung im Rahmen der Hysterektomie bei gutartigen Erkrankungen extra hingewiesen. (Stang u.a., 2011)

Stark chirurgisch ausgerichtete Gynäkologie

In Europa sind die Zahlen der Hysterektomien zwar nicht so hoch wie in den USA, wo im Zeitraum 2000 bis 2004 etwa 600.000 dieser Operationen durchgeführt wurden (CDC, 2000–2004). Doch die großen Unterschiede zwischen den einzelnen Ländern in Europa sind auffällig.

✳ Hinzu kommt, dass – unabhängig vom Land – bei gynäkologischen Erkrankungen meist der Chirurgie vor medikamentöser Behandlung der Vorzug gegeben wird.

Das französische Collège National der französischen Gynäkologen und Geburtshelfer, kurz CNGOF genannt (Collège national des gynécologues et obstétriciens français), veröffentlichte im Jahr 2000 dazu in einem großen Bericht zu „Gynäkologie und Frauengesundheit" unterschiedliche Prozentsätze bezüglich Gebärmutterentfernungen bei gutartigen Erkrankungen:

„14% Frankreich, 15% Italien, 32% Großbritannien, 35% Deutschland, 46% Niederlande".

Dabei hob man, nicht ohne Stolz, die schonende Vorgehensweise in Frankreich hervor und verwies darauf, dass aufgrund der stark chirurgisch ausgerichteten Gynäkologie in anderen europäischen Ländern viel mehr Frauen operiert würden. So habe im Nachbarland Deutschland mehr als ein Drittel der Frauen ihre Gebärmutter verloren. (Cohen u.a., 2000)

Gynäkologie in Frankreich und im deutschen Sprachraum – ein Vergleich

Sparte der „gynécologie médicale" (medizinische Gynäkologie)

Einzigartig in Europa hat sich in Frankreich die Sparte der medizinischen Gynäkologie (gynécologie médicale) entwickelt. Bis 1986 wurden zusätzlich zu den chirurgischen Gynäkologen die sogenannten gynécologues médicaux ausgebildet. Interessanterweise sind an die 90 Prozent der in diesem Teilbereich Tätigen weibliche Ärzte.

* Die gynécologie médicale, die vor allem präventiv und nicht chirurgisch tätig ist, sagt zu den hohen Hysterektomieraten in anderen Ländern, dass vor allem durch das Wissen rund um hormonelle Behandlungen durch die französische gynäkologische Schule unnötige, teils verstümmelnde Operationen in Frankreich eher vermieden werden. (CDGM, 2008; Le Digol, 2009)

Dass sich diese „Besonderheit" der medizinischen Gynäkologie nur in Frankreich entwickeln konnte, ist sehr schade. Denn im deutschen Sprachraum ist die Gynäkologie im Gegensatz zu den frankophonen Ländern, wie schon erwähnt, großteils chirurgisch ausgerichtet.

1993 erschien das Buch der amerikanischen Journalistin Lynn Payer, mit dem bezeichnenden Titel „Andere Länder – andere Leiden", in dem sie sich mit den verschiedenen Lehrmeinungen und unterschiedlichen Denkweisen in der Medizin auseinandersetzt, unter anderem auch mit der französischen Gynäkologie.

Lynn Payer wurde in Frankreich wegen eines Myoms behandelt und hat die Erfahrung gemacht, dass dabei die Entfernung der Gebärmutter gar nicht in Betracht gezogen, sondern organherhaltend vorgegangen wurde. Weiters führt sie aus, dass man es in Frankreich in der Vergangenheit auch bevorzugt habe, bei Hysterektomien eher den Gebärmutterhals zu erhalten, um die Stabilität des Beckenbodens und die sexuelle Erregbarkeit weiter zu gewährleisten. Darüber habe man in anderen Ländern, wie in den USA, England und Deutschland, anfangs die Nase gerümpft. (Payer 1993)

Unterschiede in Lehre und Wertschätzung der weiblichen Sexualorgane

Die Bedeutung der weiblichen Organe hat in Frankreich ihren Platz in der Lehre, und das wird auch an die Frauen weitergegeben.

Die Mutter meiner französischen Freundin meinte etwa selbstbewusst: „Wir Frauen wissen, dass die Eierstöcke unsere Hoden sind und dass auch die Gebärmutter für unsere Gesundheit und unsere Sexualität wichtig ist."

Ein französischer Gynäkologe erklärte mir stolz: „Wir romanischen Ärzte schneiden nicht so viel, wie es beispielsweise die Amerikaner tun – wir machen so etwas mit unseren Frauen nicht!"

* Genau dieses Wissen in der Lehre und das Selbstbewusstsein der Frauen bezüglich des eigenen Körpers werden jedoch im deutschen Sprachraum viel zu wenig gefördert.

So erinnert sich ein österreichischer Arzt: „Ich habe während des Medizinstudiums gelernt, dass die Entfernung der Gebärmutter einer Frau nichts ausmacht."

Daraus resultiert, dass noch immer viele GynäkologInnen bei uns kaum ein Bewusstsein dafür haben, welche Folgen der Organverlust haben könnte. Im deutschen Sprachraum gibt es auch nur wenige Beschreibungen der Folgen von Gebärmutter- oder gar Eierstockentfernungen, wie dies in Frankreich schon der Fall ist. (Rozenbaum u.a., 2007)

Dementsprechend gering ist auch das öffentliche Wissen auf diesem Gebiet.

Unterschiede in der Information

Auf der informativen Internetseite des nationalen Collège der französischen Gynäkologenschaft (CNGOF) kann man, neben zahlreichen und gut sortierten Beiträgen zu organerhaltenden Methoden, auch Lehrpräsentationen beispielsweise über psychische Auswirkungen der Gebärmutterentfernung anschauen und anhören.

Darin heißt es unter anderem: „Die Gebärmutter ist kein Organ wie die anderen [...] ein wichtiges Organ, das nicht nur zweckorientiert ist [...] ein Organ, welches für das Leben an sich verzichtbar ist, aber es ist unverzichtbar für das Leben als ‚Frau'" (Lachowsky, 2004)

Die Weitergabe von aktuellem medizinischem Wissen erfolgt auf höchstem technischem Niveau und ist nicht nur für Mediziner, sondern auch für Laien zugänglich.

Organerhaltende Methoden

* Auffällig ist, dass mögliche Alternativen zur Organentfernung, wie zum Beispiel die Myomembolisation, die von Radiologen durchgeführt wird, im deutschen Sprachraum zu wenig erwähnt werden. Mitunter kennt man derartige Alternativen zur Gebärmutterentfernung auch unter Ärzten nicht ausreichend.

So wird die Myomembolisation des Öfteren als neue Methode der Öffentlichkeit vorgestellt, obwohl sie in Frankreich schon 1995 entstanden ist. (Bouret u.a., 2000)

Außerdem gibt es inzwischen die Methode der Ultraschallfokussierung, die derzeit in wenigen Spitälern in Frankreich und in Deutschland durchgeführt wird, wobei das Myom von außen „versengt" wird. (Frauenärzte im Netz, 2012; Marret, 2010)

* In Frankreich hat beispielsweise schon im Jahr 2000 das Collège National einen Beitrag veröffentlicht, der davon berichtet, dass die französischen Gynäkologen überein gekommen sind, nicht nur aus wirtschaftlicher Sicht, sondern auch wegen der kurz- und langfristigen psychosozialen Folgen die kostengünstigeren, organerhaltenden Methoden der radikalen Gebärmutterentfernung vorzuziehen und die Hysterektomierate weiter zu senken. (Cohen u.a., 2000)

Im „Journal of Minimally Invasive Gynecology" wurde 2009 ein Beitrag veröffentlicht, in welchem die Kosten für Hysterektomien bei Myomen in Deutschland, Frankreich und England miteinander verglichen wurden. In Frankreich kam es demnach im Jahr 2005 in 59.7% und in England in 64.1% der Fälle zur Entfernung des ganzen Organs. In Deutschland hingegen wurde in 84.9% der Fälle eine Gebärmutterentfernung durchgeführt, und die Kosten beliefen sich auf über 212 Millionen Euro. (Fernandez u. a., 2009)

Mangel an Endokrinologen und Sexualmedizinern im deutschen Sprachraum

Im Gegensatz zu Frankreich fehlt es im deutschen Sprachraum an ausreichend gut ausgebildeten Endokrinologen. So beklagt sich im März 2009 die deutsche Fachgesellschaft für Endokrinologie über die prekäre Situation in einer Presseinformation, dass es in Deutschland nur etwa 400 praktizierende Endokrinologen gäbe und somit die Bevölkerung nicht ausreichend versorgt sei.

In Frankreich und in Italien dagegen seien jeweils mehr als 3.000 endokrinologische Fachärzte tätig. (DGE, 2009)

Ebenso gibt es im deutschen Sprachraum nicht ausreichend Sexualmediziner, was auch historische Ursachen hat. Die Sexualmedizin ist hier nämlich im Bereich der Gynäkologie, im Gegensatz zu den frankophonen Ländern, etwas relativ „Neues". Dabei hatte die Sexualwissenschaft ihren Ursprung in Deutschland.

Die Nationalsozialisten aber haben das Institut für Sexualwissenschaft in Berlin 1933 zerstört, und so wurde die Sexualmedizin „Stiefkind" im deutschen Sprachraum. (DGSS, 2012; Beier u.a., 2005)

Die Erfahrung, die ich selbst auf diesem Gebiet machen musste, war ein weiterer Anstoß, dieses Buch zu schreiben. Als ich bei einem französischen Sexualmediziner, der auch Gynäkologe ist, um Hilfe bat, wurde ich um vieles einfühlsamer behandelt als in meiner österreichischen Heimat. Der Pariser Spezialist befragte mich genau, wie ich mich fühle, jede Kleinigkeit schien wichtig zu sein. Er erkundigte sich, wie es meinem Mann ging, wie unser Sexualleben nun ablaufe. Als ich bei dieser Beschreibung die Tränen nicht mehr zurückhalten konnte, tröstete er mich.

Zu Hause hatte ich es niemals mehr gewagt, vor einem Arzt zu weinen, denn möglicherweise hätte man mir erneut gesagt, ich sei „psychisch überlagert" oder „zu empfindlich". Das war mir ja nicht nur einmal passiert. In Paris brauchte ich mich für das, was ich empfand, nicht zu schämen. Hier war ich kein „bunter Vogel", keine „Ausnahme", wie zu Hause.

Eine französische Frau ist also offenbar bemitleidenswert, wenn ihre Sexualorgane entfernt wurden, ihr deutschsprachiges Pendant sollte danach angeblich nur in den normalen Wechseljahren und – falls irgendwie beeinträchtigt – eine überempfindliche Ausnahme oder, schlimmer noch, sogar selber schuld daran sein?

Als ich französische Spezialisten dazu befragte, warum denn unverständlicherweise offensichtlich so wenig Austausch der Fachleute zwischen dem deutschen und romanischen Sprachraum stattfinde, gab man mir als Antwort: *„Wir Franzosen haben unsere eigenen Kongresse, wir wissen um die Problematik, doch unseren Publikationen, auch wenn wir sie auf Englisch veröffentlichen, wird viel weniger Beachtung geschenkt als den Publikationen aus dem angloamerikanischen Raum."*

Aus Frankreich zurückgekehrt befragte ich Spezialisten in meiner Heimat, und man gab mir zur Antwort: *„Na ja, die Sprachbarriere – und die Franzosen publizieren ja fast nur auf Französisch."*

Am ehesten findet man im deutschen Sprachraum kritische Stimmen in sogenannten Frauengesundheitsberichten oder Frauengesundheitszentren. In diesen Zentren arbeiten aber kaum Ärzte, sondern vor allem andere Fachpersonen, die Frauen unterstützen. Daher können die Erkenntnisse aus diesen Institutionen weder für die Lehre in der Gynäkologie noch in der gynäkologischen Praxis ihre Wirkung entfalten.

* Deshalb sollten Fortbildungen und Informationen für Ärzte mit ihren Kollegen aus aller Welt in diesem Bereich forciert werden. Ärzte, die organerhaltend arbeiten, müssten gestärkt und belohnt werden. Aber dazu müsste eben dieser Organerhalt auch gefordert, gefördert und verbindliche Leitlinien verfasst werden. Denn auch die moderne Frau im deutschen Sprachraum ist sich des Wertes ihres Körpers einschließlich ihrer Sexualorgane immer mehr bewusst. Man muss ihr aber vom Gesundheitssystem auch die Chance geben, dieses Bewusstsein leben und stolz auf ihre weiblichen Organe sein zu können – auch nach dem gebärfähigen Alter.

Amerikanische Gynäkologie

* In den Vereinigten Staaten von Amerkia ist die Gynäkologie noch viel stärker chirurgisch ausgerichtet als in vielen europäischen Ländern. Das ist allgemein bekannt und wird vielerorts kritisch gesehen.

Hohe Anzahl von Hysterektomien und große regionale Unterschiede

Jährlich werden in den USA etwa 600.000 Gebärmutterentfernungen durchgeführt. Die Kosten sind enorm, denn für diese Operationen werden an die 5 Milliarden US$ pro Jahr ausgegeben. (Lepine, 1997)

Nicht nur amerikanische Selbsthilfegruppen, sondern auch offizielle Stellen dokumentieren darüber hinaus, dass es wesentlich mehr Hysterektomien im ärmeren Süden der USA als in den nördlichen Staaten gibt.

Das Department of Health and Human Services schreibt zur Häufigkeit von Hysterektomien (2000

– 2004), dass es große regionale Unterschiede gibt. Demnach war von den geschätzten 3,1 Millionen Gebärmutterentfernungen zwischen den Jahren 2000 und 2004 die Anzahl im Nordosten der USA mit 4,3 Hysterektomien pro 1.000 Frauen am geringsten, im Süden hingegen mit 6,3 Hysterektomien pro 1.000 Frauen am höchsten. (CDC, 2000–2004)

Die Zahl der Operationen ist in den USA, wie in anderen Ländern auch, nicht nur von Region zu Region verschieden, sondern manche Studienautoren beobachteten auch, dass gerade farbige Frauen prozentual häufiger von dieser Operation betroffen sind. (Jacoby u.a., 2010; Kjerulff, 1993)

Prophylaktische Eierstockentfernung

* Kritische Gynäkologen wissen auch um das „Dogma" und die gängige Praxis, seit mehr als 50 Jahren gesunde Eierstöcke gleichzeitig mit der Hysterektomie zu entfernen, und stellen das nicht nur aufgrund der schweren gesundheitlichen Folgen, sondern auch aus rechtlichen Gründen mittlerweile in Frage. (Beller, 2005)

Die erschreckend hohen Zahlen von Operationen an Frauen in den USA haben ihre Ursache in der Lehrmeinung. Noch 1975 stand im „Novak's Textbook of Gynecology", einem amerikanischen Standardwerk der Gynäkologie, dass das routinemäßige Entfernen von Gebärmutter und Eierstöcken bei gesunden Frauen um die 40 ausdrücklich gebilligt wurde, wie Lynn Payer schreibt. (Payer, 1993)

Der Trend zur routinemäßigen Ovarektomie geht seit 2002 zwar zurück, doch es fehlt noch immer die klare Gegenüberstellung von Nutzen und Risiken dieses häufigen Eingriffes. (Asante u.a., 2010)

Trotzdem raten viele amerikanische Frauenärzte, die Eierstöcke bei einer Hysterektomie mit zu entfernen – laut kritischen Studien bei jeder zweiten Hysterektomie. (Deutsches Ärzteblatt, 2009) Insgesamt werden daher ungefähr 300 000 Frauen jährlich die Ovarien prophylaktisch entfernt. (Parker, 2010)

Immer wieder liest man noch dazu in Studien, eine Hysterektomie oder sogar die Ovarektomie seien nicht besonders nachteilig für die Frauen. (Rhodes u.a., 1999; Aziz u.a., 2005; Majumdar, 2012; Mokate u.a., 2006)

Es wird sogar beteuert, psychisches Wohlbefinden und Sexualfunktion der Frau wären ohne Organe besser –

eine Feststellung, welche die Betroffenen in diesem Buch wie auch die amerikanischen Selbsthilfegruppen für hysterektomierte Frauen klar widerlegen.

Support Groups (Selbsthilfegruppen)

* Da die Wahrnehmung der Betroffenen oft anders ist als die so mancher Studienautoren, gibt es mittlerweile zahlreiche Selbsthilfegruppen. „Support groups" für Frauen ohne Gebärmutter und Eierstöcke sind gerade in den Vereinigten Staaten bereits seit vielen Jahren etabliert und versuchen, den teilweise verzweifelten Frauen zu helfen.

Interessanterweise werden die Anliegen der betroffenen Frauen in den meisten gynäkologischen Studien nicht berücksichtigt und die Existenz der Selbsthilfegruppen nicht einmal erwähnt.

Zu diesen support groups, die großteils im Internet arbeiten, gehören in den USA unter anderen die „HERS Foundation" (Hysterectomy Educational Resources and Services), die „HysterSisters" und „Hysterectomy research".

Die einzelnen support groups haben unterschiedliche Ziele. Die „HERS Foundation" wurde bereits 1982 gegründet. Sie agiert mit Protesten und Petitionen auf der politischen Ebene. Ihre Gründerin, Nora Coffey, ist Gast bei Talkshows, verfasste etliche kritische, aufklärende Artikel und hat es sich zum Ziel gesetzt, dass neben der Hilfestellung bei den zahlreichen gesundheitlichen, psychischen und sexuellen Problemen durch die Operationen vor allem die Aufklärung über alle Risiken und Folgen per Gesetz verankert werden muss. HERS ruft zum „zivilen Widerstand" auf und hat ein umfassendes Aufklärungsvideo produziert. Außerdem gibt es bereits ein Theaterstück namens „Unbecoming" von Rick Schweikert zum Thema und ein Buch von Nora Coffey mit dem bezeichnenden Titel „The H Word" (BookSurge Publishing, 2009).

Die „HysterSisters" hingegen sind eine große Online community mit über 100.000 BenutzerInnen. Ihr Ziel ist vor allem der Austausch zwischen den Betroffenen und die Information zu den zahlreichen Problemen und Fragestellungen rund um die Gebärmutterentfernung.

In Großbritannien, wo die gynäkologische Praxis stark von Amerika beeinflusst ist, gibt es z. B. den „Survivor's guide to surgical menopause", „Daisy net-work" oder die „Hysterectomy association" als Anlaufstellen und Informationsquellen für die Betroffenen.

Die Angebote stellen sich teilweise als „Fundus" an oft sehr wertvollen Fachinformationen bezüglich Hormontherapien, Sexualmedizin und neuen wissenschaftlichen Erkenntnissen dar. Auf Deutsch besteht derzeit leider nur ein geringes Angebot.

Bücher von Betroffenen

* Immer wieder haben einzelne betroffene Frauen ihre Erfahrungen mit Gebärmutter- und Eierstockentfernung niedergeschrieben. Daher sind seit den 1980er Jahren des vorigen Jahrhunderts Bücher auf Englisch mit brisantem Inhalt und aussagekräftigen Titeln erschienen:

"The Castrated Woman: What Your Doctor Won't Tell You About Hysterectomy" (Naomi M. Stokes, 1986; „Die kastrierte Frau: Was Ihr Arzt Ihnen nicht über die Hysterektomie erzählt"), "Misinformed consent" (Lise Cloutier-Steele, 2001; „Einwilligung durch mangelnde Aufklärung"), "The H Word" (Nora Coffey, 2009; „Das H Wort"), "Ultimate rape" (Elizabeth L. Plourde, 1998; „Die ultimative Vergewaltigung").

Geändert haben diese Bücher an der gängigen Praxis der zahlreichen, unnötigen Organentfernungen nicht sehr viel. Doch konnten mit ihrer Hilfe wenigstens einige Frauen rechtzeitig gewarnt werden. Keines dieser Bücher liegt bisher auf Deutsch vor.

Was hilft vor der Organentfernung?

Wissen um die Bedeutung der weiblichen Geschlechtsorgane

* Viele Frauen erfahren erst nach den Operationen, dass Gebärmutter und Eierstöcke eine wesentliche Funktion im Körper erfüllt haben. Daher ist es wichtig, dass Frauen sich schon im Vorhinein über die lebenslange Bedeutung der weiblichen Organe sehr genau informieren. Denn nur dann werden sie wissen, dass die Gebärmutter nicht nur zum Kinderkriegen da ist, und dass die Eierstöcke auch noch nach den Wechseljahren arbeiten und nicht problemlos jederzeit mit Hormonen zu ersetzen sind.

Es ist daher für jede Frau ratsam, sich dieses Wissen anzueignen. Dadurch lernt sie gleichzeitig ihren Körper besser kennen und kann auf etwaige gesundheitliche Probleme dieser Organe schon frühzeitig reagieren. Eine Frau gewinnt dadurch auch an Selbstbewusstsein und Selbstbestimmung und wird sich nicht so leichtfertig durch andere beeinflussen lassen, die Organentfernungen als Kleinigkeiten darstellen.

Frauen, die genau über die Bedeutung ihrer Organe Bescheid wissen, werden bei gutartigen Erkrankungen nicht ohne weiteres einer Operation zustimmen, die eventuell gar nicht notwendig ist. Sie werden sich vielmehr schon im Vorfeld über alle möglichen organerhaltenden Methoden, die für sie in Frage kommen, informieren.

* Bei gutartigen Erkrankungen sollten jedenfalls alle organerhaltenden Alternativen ausgeschöpft werden und die Organentfernung die allerletzte Option sein. Anders ist die Situation bei Krebsdiagnosen. In solchen Fällen sollte man sich an die Krebshilfe wenden, wo man sich vor und nach den Operationen beraten lassen und Unterstützung holen kann.

Mehrere Fachmeinungen einholen

Wenn eine Organentfernung im Raum steht, ist es ratsam eine Zweit- oder auch Drittmeinung einzuholen. Die ÄrztInnen, die man konsultiert, sollten sich, wenn möglich, auch nicht persönlich kennen oder in einer beruflichen Abhängigkeit zueinander stehen.

Bei den Gesprächen sollte man alles, was einem unklar ist, in Erfahrung bringen können. Jedenfalls sollte man sich erkundigen, ob es im individuellen Fall die Möglichkeit einer organerhaltenden Methode gibt, und wenn ja, welche.

Es ist ratsam, wenn man sich schon vor dem Gespräch eine Liste mit den Fragen, die man hat, zusammenstellt, damit man nichts vergisst.

Für viele Frauen ist es auch sehr hilfreich, wenn sie sich mit einer guten Freundin oder mit Frauen, die Erfahrung mit solchen Operationen haben, im Vorfeld treffen, um alle Ängste und Sorgen zu besprechen.

* Man sollte sich wirklich die Zeit geben und auch einfordern, sich alle Fragen bei der Ärztin/beim Arzt beantworten zu lassen. Falsche Scham ist in solchen Fällen unangebracht, denn man muss sich bewusst machen, dass es um den eigenen Körper geht. Außerdem ist es das Recht jeder Patientin, eine umfassende, sorgfältige und persönliche Aufklärung zu bekommen.

Bei jeder größeren Anschaffung holt man sich mehrere Angebote und Expertenmeinungen ein. Warum sollte es, wenn es um das Wohl des eigenen Körpers geht, anders sein?

Aufklärungsgespräch

Das sogenannte Aufklärungsgespräch findet meist im Spital statt, wenn die Entscheidung zur Organentfernung oder zu einer organerhaltenden Methode bereits getroffen ist.

Im Zuge dieses Gespräches unterschreibt man in der Regel auch den Aufklärungsbogen zur Operation und bestätigt schriftlich, dass man über alle Risiken informiert wurde und diese verstanden hat.

* In diesen Aufklärungsbögen werden aber überwiegend Informationen über mögliche medizinische Risiken, die operationstechnisch auftreten können, an die Patientin weitergegeben. Mögliche Folgen wie Verlust der Sexualität, psychische Veränderungen, oder Probleme rund um die Hormonersatztherapie sind beispielsweise in den Aufklärungsbögen in der Regel nicht genannt.

Da man vor den operativen Eingriffen normalerweise sehr aufgeregt ist, wäre es daher wichtig, sich den Aufklärungsbogen, noch bevor man ins Krankenhaus geht, genau durchlesen zu können, damit man etwaige Unklarheiten gezielt ansprechen kann. Denn wenn man sich im Krankenhaus befindet, sollte man bereits umfassend über alles informiert sein – auch über die Risiken und etwaige Nachwirkungen.

Das geht natürlich nur, wenn es sich nicht um einen akut notwendigen Eingriff handelt.

Stufenweise Aufklärung

Meist hat man bei gynäkologischen Operationen genügend Zeit zur Information. Das Aufklärungsgespräch sollte daher, wenn möglich, schon vor dem Klinikaufenthalt in der Praxis des Arztes oder der Ärztin stattfinden.

Aufklärungsbogen und Informationsmaterial sollte man mit nach Hause nehmen können, um diese in Ruhe zu studieren.

Die Forderung einer sogenannten „stufenweisen Aufklärung" vor chirurgischen Eingriffen in der Gynäkologie vertreten auch namhafte GynäkologInnen. (Ehret, 2008)

Bei den Aufklärungsgesprächen sollte eine Person des Vertrauens dabei sein (vier Ohren hören mehr als zwei), und es ist wiederum hilfreich, sich eine Liste von Fragen und Unklarheiten schon vorher zusammenzustellen.

Den Aufklärungsbogen, den man unterschreibt und auf dem man vielleicht den Wunsch nach möglichem Organerhalt festhält, sollte man für sich auch kopieren.

Auch nach der Operation sind Information und Aufklärung wichtig. Operationsbericht und pathologischen Befund sollte man sich zeigen und erklären lassen und in kopierter Ausführung mit nach Hause nehmen. Die Kopie und Ausfertigung der gesamten Patientenakte steht jeder/m PatientIn gegen Erstattung der Kopierkosten zu.

Einbeziehung des Partners

Wenn eine Organentfernung bevorsteht, so sollte der Partner bei den Aufklärungsgesprächen jedenfalls dabei sein und auf die möglichen körperlichen, seelischen und sexuellen Auswirkungen vorbereitet werden.

In diesem Zusammenhang wäre auch schon im Vorfeld zu klären, ob, wenn nötig, eine sexualmedizinische Nachbetreuung auch für den Partner angedacht ist.

Hilfreiche Fragen vor den Operationen

* Es hängt natürlich immer vom individuellen Fall ab, welche Fragen man stellen sollte, aber bereits die folgenden Formulierungsvorschläge können sich im Vorfeld der Operation als hilfreich erweisen:

- Welche Organe werden von der Entfernung betroffen sein?
- Gibt es die Möglichkeit für organerhaltende, schonende Methoden?
- Hat der Operateur ausreichend Erfahrung mit diesen Methoden?
- Bleiben die Eierstöcke bei der Gebärmutterentfernung erhalten?

- Muss ich nach dem Eingriff eventuell Hormone nehmen? – Wenn ja, wo werde ich bei eventuellen Problemen endokrinologisch betreut?
- Wie lange muss ich mich nach der Operation schonen bzw. wie lange werde ich voraussichtlich arbeitsunfähig sein?
- Gibt es eine psychologische Nachbetreuung, wenn diese nötig werden sollte?
- Sind Auswirkungen auf das Sexualleben zu erwarten? – Wenn ja, werde ich sexualmedizinisch nachbetreut?
- Besteht die Möglichkeit eines Aufenthaltes in einer speziellen Rehabilitationsklinik, wenn dies nötig sein sollte?
- Besteht nach der Organentfernung ein Versehrtheitsgrad? Wenn ja, wohin kann ich mich wenden, um ihn offiziell bestätigt zu bekommen?

Es ist hilfreich, sich einschlägige Bücher zum Thema Organentfernung/Kastration durchzulesen, um sich vor oder nach der Operation näher damit beschäftigen zu können.

Was hilft nach der Organentfernung?

Immer wieder fragen gerade Frauen, die vor der Operation keine ausreichende Aufklärung über die möglichen Folgen erhalten haben, was sie denn nun tun sollen.

* Da jede Frau individuell verschieden auf die Organentfernungen reagiert und auch jeder Fall im Einzelnen zu betrachten ist, gibt es leider keine Patentrezepte. So unterschiedlich, wie Frauen auf die Organentfernungen reagieren, so verhält es sich auch bei den verschiedenen Therapieformen. Letztendlich muss daher jede Frau für sich herausfinden, was für sie an therapeutischen Maßnahmen, sei es von Seiten der Schul- oder der Alternativmedizin, am besten ist, was ihr am meisten zusagt und vor allem hilft.

Zeit, Geduld, Achtsamkeit

Prinzipiell gilt sowohl nach alleiniger Entfernung der Gebärmutter als auch nach der Totaloperation, dem Körper und der Seele ausreichend Zeit zur Heilung zu geben. Die Zeit, die dafür benötigt wird, ist von Frau zu Frau unterschiedlich.

Oft ist es nicht leicht, die Geduld dafür aufzubringen. Umso wichtiger ist der achtsame Umgang mit seinem Körper nach der Organentfernung. Zeit für die Heilung aufzubringen heißt auch, für sich zu lernen, was einem persönlich gut tut – sowohl körperlich als auch seelisch.

Erfahrene ÄrztInnen

✳ Wenn – große oder kleine – gesundheitliche Folgen nach den Organentfernungen auftreten, so ist es enorm wichtig, dass die Patientin von ÄrztInnen betreut wird, die mit dieser Problematik vertraut sind und auch über ausreichend Erfahrung und zusätzliches Wissen im Bereich der Endokrinologie sowie der Sexualmedizin verfügen.

Wenn die betroffene Frau das Gefühl hat, mit ihren Beschwerden nicht ernst genommen oder ausreichend betreut zu werden, so sollte sie umgehend kompetente fachliche Hilfe einfordern bzw. den Arzt wechseln.

Das kann mitunter schwierig sein, da die Folgen der Organentfernungen von ÄrztInnen leider immer wieder heruntergespielt werden. In solchen Fällen gilt es einfach, beharrlich zu bleiben und das Gegenüber wissen zu lassen, dass man sehr wohl um die möglichen Komplikationen der Organentfernungen Bescheid weiß und jetzt höflich um Hilfe bittet.

Stützende persönliche Kontakte

Besonders wichtig ist in der Zeit nach der Organentfernung Unterstützung im persönlichen Umfeld. Idealerweise sollte diese in der Familie oder im Freundeskreis gegeben sein.

Wenn das nicht der Fall ist, sollte sich die betroffene Frau Unterstützung bei Menschen holen, die sensibel auf sie eingehen können. Jedenfalls braucht die Betroffene die Möglichkeit, sich aussprechen zu können, und Menschen, die ihr zuhören und ihr das Gefühl geben, sie zu verstehen. Es kann sehr gut tun, tröstend in den Arm genommen zu werden.

Psychotherapeutische Unterstützung

Begleitende Psychotherapien erweisen sich gerade in der ersten Zeit nach einer Organentfernung als hilfreich und manchmal notwendig – immer vorausgesetzt, dass die Psychotherapeutin oder der Psychotherapeut Erfahrung mit Frauen nach Entfernung der weiblichen Sexualorgane hat und auch dementsprechend mit ihren Ängsten bezüglich ihres Körperbildes, ihres weiblichen Selbstverständnisses und ihrer körperlichen Beschwerden und Veränderungen umgehen kann.

Körperarbeit und Meditation

Nach Entfernung von Gebärmutter und/oder Eierstöcken ist es wichtig, dass die betroffenen Frauen mit den Veränderungen des Körpers vertraut werden.

Dazu ist es notwendig, sich mit ihrem Körper aktiv zu beschäftigen.

Betroffene Frauen berichten, dass Heilgymnastik, vor allem Beckenbodenübungen, Ausdruckstanz, Yoga und andere fernöstliche Techniken wie zum Beispiel Qi Gong und Tai Chi für sie sehr hilfreich sind.

Ebenso können betroffene Frauen durch Meditation eine Hilfestellung finden.

Regelmäßige sportliche Betätigung, individuell angepasst, ist gerade nach diesen Operationen wichtig, um den Körper zu stärken. Dafür sollte man sich Rat bei Sportmedizinern holen.

Die Heilungszeit von etwa 8 bis 12 Wochen nach der Operation darf jedoch nicht vergessen werden und sollte vor sportlichen Aktivitäten unbedingt eingehalten werden!

Naturheilkunde und Alternativmedizin

Betroffene Frauen berichten, dass Naturheilkunde, das indische Ayurveda oder die chinesische Medizin für sie eine Hilfestellung waren und sind. Mit fernöstlichen Therapien wie Akupunktur und Shiatsu haben manche Betroffene ebenfalls gute Erfahrungen gemacht.

Diese Behandlungen sind aber leider oft kostspielig und privat zu bezahlen, weil sie von den Krankenkassen nicht übernommen werden.

Gesunder Lebensstil

Wie bei anderen Erkrankungen und Operationen hilft auch der kastrierten oder hysterektomierten Frau ein bewusster Lebensstil in Bezug auf bewusste Ernährung, regelmäßige Bewegung und Stressvermeidung, wieder schneller ins Gleichgewicht zu kommen und die Folgen der Operation zu lindern.

Bestimmung des Versehrtheitsgrades

Durch die Organentfernung kann es zu einem Grad der Behinderung (GdB) kommen. Das hängt vom Alter der betroffenen Frau sowie von den entfernten Organen ab. Für die Anerkennung des Grades der Behinderung muss man sich in Deutschland an die zuständige Kommunalverwaltung und in Österreich an das Bundessozialamt wenden.

Durch die offizielle Bestätigung der Versehrtheit kann man zum Beispiel Aufwendungen für Medikamente, Hilfsmittel, Arzthonorare, sowie Fahrtkosten im Rahmen der Arbeitnehmerveranlagung beim Finanzamt geltend machen.

Austausch mit anderen Betroffenen

Für viele Frauen ist es sehr hilfreich, sich mit anderen Betroffenen persönlich auszutauschen und Erfahrungen zu den Operationen und deren Folgen zu teilen. Dazu eignen sich direkte Treffen in Selbsthilfegruppen oder der Kontakt zu Betroffenen in Internetforen.

Wie bereits früher erwähnt, kann es jedoch speziell in Internetforen einen rauen Umgangston geben, wenn kastrierte Frauen über ihr Leid klagen und kein Mitleid der „Community" bekommen. Jede Frau sollte daher selber für sich abwägen, ob ihr die Bereitschaft, im Internet über ihr Schicksal zu erzählen, gut tut oder nicht.

(Fremdsprachliche) Vernetzungen

Die moderne Kommunikationstechnik ändert im Zeitalter des Internets in rasantem Tempo viele Bereiche des menschlichen Lebens. Hilfreich sind für Frauen der heutigen Generation neben der modernen Technik vor allem gute Englischkenntnisse, aber auch andere Sprachen, um sich international auszutauschen und sich dadurch gegenseitig zu unterstützen.

So sind die betroffenen Frauen nicht mehr isoliert, sondern fassen, vor allem durch das Erkennen, nicht allein mit ihrem Schicksal zu sein, auch den Mut, offen über die Folgen der Organentfernungen zu sprechen.

Um die Sprachbarrieren zu überbrücken wäre es wichtig, dass mehrsprachige Frauen wichtige Texte und Infos auf Deutsch verfügbar machen. Dies würde die weltweite Informationssuche erleichtern und den Wissensstand erweitern. Betroffene könnten hiermit auch auf internationaler Ebene jederzeit miteinander in Kontakt treten, egal, woher sie stammen.

Informationstechnologie als Chance

Beste fachliche Informationen aus aller Welt sind durch das Internet für jeden, der es richtig zu nutzen weiß, zugänglich. Davon wird auch das Verhältnis zwischen Arzt und Patientin in Zukunft nicht unberührt bleiben.

ÄrztInnen wird durch die rasche Informationsweitergabe klar werden, dass PatientInnen wertvolles Wissen erworben haben, und dass niemand unfehlbar ist.

Patientinnen und ÄrztInnen sollten in einem partnerschaftlichen Verhältnis arbeiten, in dem Profitdenken keine übergeordnete Rolle spielt. Aber auch der „Patient der Zukunft" kann nicht erwarten, dass der Arzt allmächtig ist und immer alles sofort weiß.

* In diesem neuen Bewusstsein und nur mit einem ganzheitlichen Denken kann sich die Arzt-Patient-Beziehung, insbesondere in der Gynäkologie, zum Positiven ändern. Wenn die Wissenschaft die komplexen Zusammenhänge im weiblichen Körper besser erforscht haben wird, dann werden unnötige oder zu invasive Operationen im Unterleib der Frau und das Ignorieren der einschneidenden Folgen in Zukunft undenkbar sein.

Gesellschaftspolitische Forderungen

Abschließend sind hier alle Anliegen der Betroffenen in einem Forderungskatalog zur medizinisch/therapeutischen Behandlung, zur Aus- und Fortbildung von ÄrztInnen und TherapeutInnen, zu Gesundheitseinrichtungen und Frauennetzwerken sowie zur Finanzierung und Gesundheitspolitik zusammengefasst. Damit sollten positive Weiterentwicklungen an der derzeitigen Lage der Frauen, die ohne Gebärmutter und Eierstöcke leben, unterstützt werden.

Medizinische/therapeutische Behandlung

- Ganzheitlich ausgerichtete Frauenheilkunde mit kurativem Vorsorge- und Früherkennungs-Schwerpunkt, die schon in der Facharztausbildung ihren Ursprung findet; dahingehend nachhaltige Überprüfung des vorgeschriebenen, derzeit relativ operationslastigen Ausbildungs-Katalogs für künftige GynäkologInnen

- Vermehrte Ausbildung für organerhaltende, schonende Methoden und Operationstechniken
- Sexualmedizinische Information und Aufklärung über Indikation und Konsequenzen der chirurgischen Menopause/Frauenkastration
- Medizinische Information über Indikation zur Entfernung von Eierstöcken und Gebärmutter (Aufklärungsbogen/Checklisten)
- Information zu medikamentöse Therapie-Alternativen bei Unverträglichkeit der Hormon-Präparate
- Information zu organerhaltenden Methoden
- Information zur Sexualität nach Eierstock/Gebärmutter-Entfernung
- Standard operating procedures (davor, danach)

Pharmazeutische Forschung

- Studien zur Indikation, Therapie und Konsequenzen der chirurgischen Menopause/Frauenkastration
- Testosteronpräparate (Pflaster, Gel) mit frauenadäquater Dosierung
- Studien im Bereich Frauengesundheit

Aus- und Weiterbildung von ÄrztInnen bzw. behandelnden/therapierenden Berufsgruppen

- Aufnahme der chirurgischen Menopause/Frauenkastration in den Lehrzielkatalog der Medizinstudien
- Integration von Sexualmedizin in die Medizinstudien
- Aufnahme der chirurgischen Menopause/Frauenkastration in den Ausbildungskatalog der GynäkologInnen
- Reduktion der vorgeschriebenen Gebärmutter-Entfernungen im Ausbildungs-OP-Katalog künftiger FrauenfachärztInnen
- Konsequente Erwähnung der chirurgischen Menopause/Frauenkastration in der deutschsprachigen medizinischen Fachliteratur und diesbezügliche Vernetzung mit internationalen Fachartikeln
- Verbesserung der endokrinologischen und sexualmedizinischen Kompetenz von chirurgisch tätigen GynäkologInnen, UrologInnen, PsychologInnen, PsychiaterInnen, PsychotherapeutInnen, PhysiotherapeutInnen, Gesundheits- und Krankenpflege

Gesundheitseinrichtungen (Krankenanstalten, Frauengesundheitszentren)

- Rechtliche Konsequenzen bei Nicht-Information vor einem geplanten chirurgischen Eingriff an Gebärmutter/Eierstöcken
- Bereitstellung von geschulten FachärztInnen für Gynäkologie mit Fokus auf Endokrinologie

Frauen-Netzwerke

- Solidarität mit betroffenen Frauen
- Präventive Information von Frauen

Finanzierung

- Finanzierung von ganzheitlicher Behandlung nach operativen Eingriffen (Osteopathie, Narben-Lasertherapie, Physiotherapie, Psychotherapie, Medikation, ...)
- Information zum Invaliditätsgrad nach Gebärmutter-Entfernung/Eierstock-Entfernung

Gesundheitspolitik

- Informations-Broschüren zur chirurgischen Menopause/Frauenkastration
- Tagungen zur Frauengesundheit

Schlussplädoyer

Vor meiner Operation habe ich nie näher über meine Gebärmutter und meine Eierstöcke nachgedacht. Ich habe relativ kritiklos denjenigen geglaubt, die dieses Organ als „unwichtig" darstellen wollen. Erst jetzt schätze ich sogar die Schmerzen bei der monatlichen, hormonell künstlich herbeigeführten „Menstruation". Das hätte ich mir früher nie vorstellen können. Nun aber weiß ich: Wenn meine Gebärmutter abblutet, dann ist sie noch da, sie funktioniert richtig und nimmt die künstlich zugeführten Hormone an.

Ich habe den Wert meines weiblichen Organs schätzen gelernt – aber dazu musste ich erst meine Eierstöcke verlieren. Dieses Buch ist aufgrund der persönlichen Betroffenheit von mir als Autorin entstanden. Eine individuelle Erfahrung sagt jedoch weniger aus als viele Schicksale.

Daher tragen die TeilnehmerInnen dieses Buches dazu bei, das Tabu und das Schweigen rund um das Thema Gebärmutter- und Eierstockentfernung zu brechen. Sie alle haben hier ihre Erfahrungen veröffentlicht, die sie mit gynäkologischen Behandlungsweisen in ihren Heimatländern machen mussten. Sie haben die unmittelbaren Konsequenzen und die Langzeitfolgen der Organentfernung beschrieben – wie sie diese erlebt haben und noch immer erleben. Sie weisen nicht nur auf das Unverständnis von medizinischer Seite hin, sondern auch auf die gesellschaftlichen Widerstände sowie die Fehl- und Halbinformationen, mit denen sie immer wieder konfrontiert werden.

Die TeilnehmerInnen dieses Buches verlangen eine gesicherte Aufklärung und Behandlung nach den neuesten wissenschaftlichen Erkenntnissen. Sie wünschen sich von der Medizin, dass Eierstöcke und Gebärmutter mehr Wertschätzung erfahren, als es bis jetzt der Fall ist.

Sie möchten aber in erster Linie auch erreichen, dass die primär chirurgisch ausgerichtete Gynäkologie durch eine moderne, ganzheitliche Frauenheilkunde ersetzt wird, in der die komplexen Zusammenhänge im weiblichen Körper ausreichend Beachtung finden.

Danke

Durch das Engagement in der Selbsthilfegruppe „Femica" konnten viele Kontakte zwischen betroffenen Frauen, aber auch zwischen ExpertInnen auf nationaler und internationaler Ebene geknüpft und wichtige Informationen ausgetauscht werden. Tiefe Freundschaften sind durch die gemeinsame Arbeit für Femica entstanden und gewachsen. Ich möchte daher allen, die mich immer wieder unterstützt, ermutigt und beraten haben, ein herzliches „DANKESCHÖN" sagen.

Mein besonderer Dank gebührt den betroffenen Frauen und Männern, ohne deren Beiträge, Ideen, Rat, Solidarität und vor allem Mut dieses Buch nie zustande gekommen wäre.

Checkliste vor geplanten Operationen

Wichtige Fragen im Vorfeld

- Welche Organe werden von der Entfernung betroffen sein?
- Gibt es die Möglichkeit von organerhaltenden, schonenden Methoden?
- Hat der Operateur ausreichend Erfahrung mit diesen Operationsmethoden (Anzahl der Operationen)?
- Voraussichtliche Dauer des Krankenstandes und der Arbeitsunfähigkeit nach der Operation?
- Wird Hormonersatz notwendig sein?
- Welche endokrinologische Nachbetreuung wird empfohlen?
- Welche psychologische Nachbetreuung wird empfohlen?
- Welche sexualmedizinische Nachbetreuung wird empfohlen?
- Welche physiotherapeutischen Maßnahmen werden notwendig?
- Ist ein Rehabilitationsaufenthalt ratsam – und wenn ja, wo?
- Wie hoch ist der Versehrtheitsgrad nach der Organentfernung?

Aufklärungsgespräch

- Vertrauensperson beim Aufklärungsgespräch mitnehmen
- Aufklärungsbogen und Informationsmaterial in Ruhe lesen und erst dann besprechen
- Informationsmaterial mit nach Hause nehmen
- Einbeziehung des Partners
- Wunsch nach Organerhalt schriftlich festlegen (Kopie anfertigen)

Zweitmeinung, evtl. Drittmeinung einholen

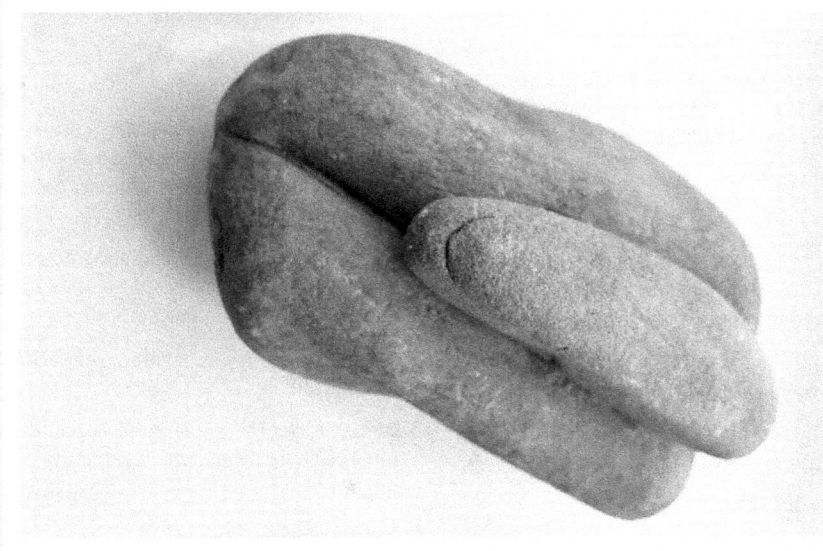

Appendix

Das Glossar erhebt keinen Anspruch auf Vollständigkeit.

Abbruchblutung: erfolgt nach Absetzen von Hormongaben als Folge eines Entzuges von Östrogen oder Progesteron. Die Abbruchblutung wird „künstlich" hervorgerufen und ist keine Menstruation

Abrasio: auch Kürettage, Ausschabung der Gebärmutter

Alternativmediziner: Behandlungsmethoden von Alternativmedizinern sind unter anderem Naturheilverfahren, Körpertherapieverfahren, Homöopathie, Osteopathie etc.

Alzheimer: ist eine Erkrankung des Gehirns, die vor allem mit fortgeschrittenem Alter auftritt. Es kommt dabei zum Schwinden der intellektuellen Fähigkeiten

Androgene: Sexualhormone mit virilisierender (männlicher) Wirkung

Androgenpflaster: Pflaster, das das Sexualhormon Testosteron freisetzt

androgyn: weibliche und männliche Merkmale vereinigend

angewischerlt: mundartlicher Ausdruck für „sich einmachen"; bedeutet, sich beim Urinieren nasszumachen

angloamerikanisch: Unterscheidung zu „US-amerikanisch". Der Wortbestandteil „anglo" weist auf angelsächsisch hin.

anglophon: englischsprachig

an Klaneren: mundartlicher Ausdruck für „einen kleineren"

Anti-Aging: Maßnahmen, die die Lebensqualität im Alter möglichst lange erhalten und auch das Leben insgesamt verlängern sollen

Antidepressiva: Psychopharmaka, die stimmungsaufhellend wirken und überwiegend bei Depressionen verordnet werden

Anus: Austrittsöffnung des Darmes

Arthritis: entzündliche Gelenkerkrankung

asexuell: kein Verlangen nach Sexualität

Atrophie: Gewebsschwund

ausgebandelt: mudartlicher Ausdruck für „ausgeräumt"

Ayurveda: traditionelle indische Heilkunst

Balint: Mit der Methode des Balint-Psychodramas ist der Arzt aufgefordert, Situationen zwischen Arzt und Patient im Beisein der anderen Gruppenteilnehmer noch einmal zu erleben, um so zu einer Verbesserung der Beziehung zwischen Arzt und Patient beizutragen.

Blutungsanomalie: Blutungsstörungen

Buddhistin: Anhängerin des Buddhismus (viertgrößte Religion der Erde, die ihren Ursprung in Indien hat)

Burnout: „Ausgebranntsein" – Zustand mit emotionaler und körperlicher Erschöpfung

Castration chirurgicale: chirurgische Kastration (Entfernung der Keimdrüsen – Hoden oder Eierstöcke)

chirurgische Menopause: hormoneller Ausfall durch Entfernung beider Eierstöcke

Cholesterin: Cholesterol, ist ein in allen tierischen Zellen vorkommender Naturstoff und ein lebenswichtiger Bestandteil für den menschlichen Körper

chronische Polyarthritis: schwere rheumatische Erkrankung, Entzündung mehrerer Gelenke gleichzeitig

Computertomographie (CT): Auswertung einer Vielzahl aus verschiedenen Richtungen aufgenommener Röntgenaufnahmen eines Objektes, um ein dreidimensionales Bild zu erzeugen.

Cortison: hormonaler Wirkstoff aus der Nebennierenrinde, Vorstufe des eigentlichen Hormons, das Cortisol heißt. Cortison ist als Medikament stark entzündungshemmend

Darmkolik: heftige, wehenartige Schmerzen im unteren Bauchbereich

Demenz: der kontinuierliche Abbau der geistigen Leistungsfähigkeit, vor allem von Gedächtnisleistung und Denkvermögen

Dermatologe: Hautarzt

Desaster: Katastrophe, Fiasko, Debakel

Diabetes: Zuckerkrankheit, Stoffwechselerkrankung, die durch erhöhte Blutzuckerwerte gekennzeichnet ist

Dogma: Meinung, die als wahr und unumstößlich gilt

Dysbalance: Ungleichgewicht

Eierstockzyste: Ovarialzyste, eine mit dünn- oder dickflüssigem Inhalt gefüllte Blase. Solche Zystenbildungen an den Eierstöcken können jede geschlechtsreife Frau betreffen und sind meistens gutartig.

Eileiterunterbindung: operativer Eingriff zur Unterbrechung der Eileiter, der eine dauerhafte Unfruchtbarkeit zur Folge hat

Embolisation: Die therapeutische Embolisation ist der künstliche Verschluss von Blutgefäßen durch z. B. flüssige Kunststoffe oder Kunststoffkügelchen über einen Katheter.

endokrine Disbalancen: hormonelles Ungleichgewicht

endokrin: das Hormonsystem betreffend. Das endokrine System (endo „innen", krinein = „ausscheiden") ist ein Organsystem zur Steuerung der Körperfunktionen, die sich vom

Wachstum über die Fortpflanzung bis hin zum täglichen Verdauungsvorgang erstrecken.

endokrine Drüsen: Hormondrüsen wie Zirbeldrüse, Hypophyse, Schilddrüse, Thymus, Nebenniere, Bauchspeicheldrüse, Eierstöcke, Hoden

Endokrinologe: Hormonspezialist

Endokrinologie: medizinisches Fachgebiet, das sich mit der Diagnose und Behandlung von Störungen des Hormonsystems befasst

Endometriose: Erkrankung, bei der sich ein der Gebärmutterschleimhaut ähnliches Gewebe außerhalb der Gebärmutter findet und in schweren Fällen große Schmerzen hervorruft

endoskopisch: mittels Endoskop. Ein Endoskop ist ein medizinisches Instrument, das für die Diagnostik und Therapie innerhalb des Körpers und für minimalinvasive Operationen Anwendung findet.

Epilepsie: neurologische Erkrankung, Funktionsstörung des Gehirns, ausgelöst durch Nervenzellen, die unkontrolliert Impulse abfeuern

epileptische Anfälle: werden durch Nervenzellen ausgelöst, die unkontrolliert Impulse abfeuern und zu spontanen Anfällen führen

erigiert: aufgerichtet, erregt

Erschöpfungssyndrom: schwere, lang andauernde Erschöpfung

Estradiol: das wichtigste natürliche Östrogen, neben Estriol und Estron

examinieren: untersuchen, prüfen

Familienaufstellung: Therapieform, die überwiegend in Gruppen angeboten wird. Sie soll ermöglichen, über Generationen weitergegebene Traumata zu erkennen und aufzulösen.

Fan Teng Gong: gehört zum stillen Qi Gong und ist eine Art Stehmeditation. Qi Gong ist ein ursprünglicher Bestandteil der chinesischen Medizin und eine Methode der Gesunderhaltung und Selbstheilung im ganzheitlichen Sinn.

Feedback: Rückmeldung an eine Person über deren Verhalten. Es dient in beruflichen und privaten Beziehungen als Instrument zur Verbesserung der Kommunikation.

fertil: fruchtbar

Fibromyalgie: chronische Erkrankung, die durch generalisierte Schmerzen der Muskulatur, des Bindegewebes und der Knochen gekennzeichnet ist

Follikel: kugeliges Eibläschen im Eierstock

frankophone Länder: Fast 169 Millionen Menschen auf fünf Kontinenten sind französisch-sprachig. Dazu gehören außer Frankreich mehr als 40 Länder verteilt über die ganze Welt, die Französisch als offizielle Amtssprache führen.

Frühmatrone: hier abwertend gebraucht und bezeichnet eine früh alt gewordene, füllige Frau

Ganzheitsmediziner: Ziel des Ganzheitsmediziners ist es, die Einheit von Körper, Seele und Geist des Menschen zu berücksichtigen.

Gebärmutterhals: Zervix; die Zervix ist der untere Teil der Gebärmutter.

Genderstelle: Institution, die sich um die gesellschaftliche, berufliche etc. Gleichstellung von Männern und Frauen kümmert

Genitalverstümmelung: kulturell verankerte Praktiken, bei denen weibliche Geschlechtsteile teilweise oder ganz entfernt werden

Granulosazelltumor: bösartiger Tumor des Eierstocks

Gynécologie médicale: medizinische Gynäkologie, die sich mit der Funktion der weiblichen Reproduktionsorgane im weitesten Sinn beschäftigt – eigener Bereich der Gynäkologie, den es nur in Frankreich gibt

Hämangiom: gutartiger Blutschwamm

Harnleiterreimplantation: Harnleiter-Neueinpflanzung

Hippokratischer Eid: benannt nach dem griechischen Arzt Hippokrates von Kós (um 460 bis 370 v. Chr.), gilt als erste grundlegende Formulierung einer ärztlichen Ethik.

histologisch: feingeweblich. Bei der histologischen Untersuchung werden verdächtige Gewebe unter dem Mikroskop untersucht.

HNO: Hals-Nasen-Ohren-Heilkunde

Homöopathie: alternativmedizinische Behandlungsmethode, die auf die Selbstheilungskräfte des Körpers setzt

Hormone: Hormone sind körpereigene Botenstoffe. Sie steuern und regulieren Organfunktionen, indem sie an Bindungsstellen (Rezeptoren) andocken und biochemische Reaktionen im Zellinneren auslösen. Lebenswichtige Funktionen wie Kreislauf, Atmung, Stoffwechsel, Ernährung, Körpertemperatur, Salz- und Wasserhaushalt, Wachstum und die Entwicklung zu Mann oder Frau und die Fortpflanzung werden von Hormonen gesteuert.

Hormonkristall: Kristall mit Sexualhormonen, der eingepflanzt wird

Hormonstatus: zeigt die Hormonwerte durch Laboruntersuchung an

Hormonsubstitution: Hormonersatz

Hospiz: Einrichtung zur Sterbebegleitung und umfassenden Betreuung Sterbender

H-Word: H-Wort, hier für „hysterectomy" (H-word steht auch für „hell" – „Hölle")

Hypernervosität: Übernervosität, extrem nervös

Hypochonder: ist jemand, der unter großen Ängsten leidet, eine ernsthafte Erkrankung zu haben, ohne dass sich dafür ein objektiver Befund finden lässt.

Hysterektomie: operative Entfernung der Gebärmutter

Hysterie: neurotische Störung

independent women's health organization: unabhängige Frauen-Gesundheitsorganisation

Indikation: Bezeichnung in der Medizin für den Grund einer therapeutischen Maßnahme

Infiltration: Injektionen, die an einer bestimmten Stelle wirken sollen

Inkontinenz: unkontrollierter/unwillkürlicher Harnabgang

inoperabel: nicht operierbar

Insulin: ist ein für Menschen und alle Tiere lebenswichtiges Hormon, das in der Bauchspeicheldrüse gebildet wird

Internist: Facharzt für Innere Medizin

invasiv: Begriff, der in der Medizin verwendet wird, um diagnostische oder therapeutische Maßnahmen zu charakterisieren, die in den Körper eindringen

Irreversibel: „nicht umkehrbar", nicht mehr rückgängig zu machen

kardiovaskulär: das Herz und Gefäßsystem betreffend

Karpaltunnelsyndrom: Einengung eines Nervs der Hand, des Nervus Medianus, beim Durchtritt durch den Karpaltunnel in die Hohlhand

Karzinoid: neuroendokriner Tumor, ist ein seltener bösartiger Tumor, der sich von bestimmten hormonbildenden Zellen ableitet

Karzinom: bösartiger Tumor, der vom Deck- und Drüsengewebe ausgeht

Kastration: operative Entfernung oder chemische oder radiologische Zerstörung der Keimdrüsen (Hoden beim Mann, Eierstöcke bei der Frau)

Keimdrüsen: auch Gonaden genannt, Organe des menschlichen Körpers, in denen die Keimzellen für die Fortpflanzung und die Sexualhormone produziert werden (Hoden beim Mann, Eierstöcke bei der Frau)

Kinesiologie: Wissenschaft von der Bewegung des Menschen im weitesten Sinn. Der Begriff setzt sich aus den griechischen Wörtern kìnesis (Bewegung) und lògia (Lehre) zusammen.

Klimakterium: auch Wechseljahre genannt, bezeichnet die Zeit der hormonellen Umstellung, die am Ende der fruchtbaren Phase einer Frau steht

klitoral: die Klitoris betreffend

Klitoris: Die Klitoris befindet sich als kleiner Hügel in einer Hautfalte über der Scheide. In diesem Hügel treffen zahlreiche Nerven zusammen, die bei Berührung und Stimulation der Klitoris mit sexueller Erregung reagieren.

Knopflochmethode: minimal invasive Chirurgie, Eingriffe im Bauchraum über 0,5 bis 2 Zentimeter große Schnitte unter Video-Sicht

kognitive Einbrüche: Störungen bei Prozessen wie Wahrnehmung, Erkennen, Denken, Schlussfolgern, Urteilen, Erinnern etc.

Kombipräparat: Medikament mit mehreren Wirkstoffen, hier: Hormonpräparat mit Östrogen und Gestagen

Komplementärmedizin: Sie wird oft auch „Alternativmedizin" genannt. Darunter versteht man eine „sanfte" Anwendung von Heilverfahren oder Medikamenten (z.B. „pflanzliche" Arzneimittel). Die alternativen Heilmethoden sind vielfältig, aber ihnen ist die Abgrenzung gegenüber der Schulmedizin gemeinsam. Zu den alternativ- und komplementärmedizinischen Behandlungsmethoden gehören Naturheilverfahren, Körpertherapieverfahren, Homöopathie, Osteopathie etc.

Konfession: Bekenntnis bzw. Zugehörigkeit zu einer Religionsgemeinschaft

Konisation: häufiger operativer, gynäkologischer Eingriff (v.a. onkologische Gynäkologie), bei dem aus dem unteren Teil des Gebärmutterhalses ein kegelförmiger Gewebeteil ausgeschnitten wird.

Kontraindikation: Umstand, wie z.B. Alter, Vorerkrankungen, Schwangerschaft etc., welcher eine diagnostische oder therapeutische Maßnahme verbietet

Kontraktion: Anspannung, Zusammenziehen eines Muskels (z. B. Gebärmutter)

Krebsprophylaxe: Krebsvorsorge

Kürettage: hier Ausschabung der Gebärmutter und damit die Entfernung der Gebärmutterschleimhaut

Laparoskopie: auch Bauchspiegelung genannt, bei der die Bauchhöhle und die darin liegenden Organe mit Endoskopen durch kleine, vom Chirurgen geschaffene Öffnungen in der Bauchdecke sichtbar gemacht werden

lege artis: nach allen Regeln der Kunst

Leiomyosarkom: bösartiger Tumor; er macht ca. 1 Prozent aller bösartigen Gebärmuttergeschwülste aus

Libido: sexuelle Lust und sexuelles Begehren

Lifestyle Medikament: Arzneimittel zur Verbesserung der körperlichen Leistungsfähigkeit oder des allgemeinen Wohlbefindens

Lungenembolie: Verschluss eines arteriellen Lungengefäßes

Lymphe: Das Lymphsystem ist ein Teil der Immunabwehr des Körpers. Es ist – über die Lymphe – auf den Transport von Nähr- und Abfallstoffen spezialisiert.

Lymphknoten: Organe des Lymphsystems, die als „Filter" dienen und Krankheitserreger entsorgen

major surgery: große, schwerwiegende Operation

Manische Depression: abwechselnde gedrückte und euphorische Stimmungen (himmelhoch jauchzend – zu Tode betrübt)

menopausale Beschwerden: Beschwerden durch die hormonelle Umstellung während der Wechseljahre wie Hitzewallungen, Schlaflosigkeit, depressive Verstimmung, Kopfschmerzen, Gewichtszunahme etc.

Menopause: definiert als letzte Regelblutung im Leben einer Frau

ménopause chirurgicale: chirurgische Menopause

Menopausengesellschaft: wissenschaftliche Fachgesellschaft auf dem Gebiet der hormonabhängigen Gesundheit der Frau und des Mannes

Menstruationszyklus: Ovarialzyklus; ein ungefähr einen Monat dauernder Vorgang im weiblichen Körper. Es ist der Zeitraum zwischen dem ersten Tag der Regelblutung und dem ersten Tag der darauffolgenden Regelblutung.

minmalinvasiv: mit kleinsten Verletzungen des Gewebes, in der Chirurgie auch „Schlüssellochchirurgie" genannt

multidisziplinär: Mediziner und Therapeuten unterschiedlichster Disziplinen nehmen sich des Problems einer/s PatientIn an.

multiple: vielfach, mehrfach

mutieren: sich verändern, sich verwandeln

Muttermund: Muttermund werden die Öffnungen des Gebärmutterhalses (Cervix uteri) genannt. Man unterscheidet einen inneren von einem äußeren Muttermund. Als inneren Muttermund bezeichnet man die Öffnung des Gebärmutterhalses in die Gebärmutterenge. Der äußere Muttermund dagegen eröffnet sich in die Scheide.

Myom: Myome sind Wucherungen, die in der Muskelschicht der Gebärmutter auftreten. Sie sind die häufigsten gutartigen Tumore des weiblichen Unterleibs.

Myomembolisation: organerhaltende Methode anstatt einer Gebärmutterentfernung, ohne Vollnarkose und Operation. Sie wird von Radiologen angewandt. Die Myomknoten werden verödet, indem ihre Blutzufuhr und damit ihre „Ernährung" durch das Einspritzen von kleinsten Teilchen unterbunden wird. Die Embolisation zur Myombehandlung wurde von einer Pariser Arbeitsgruppe Anfang der 1990er Jahre entwickelt.

Neurologe: Der Neurologe diagnostiziert und therapiert Erkrankungen des Gehirns, des Rückenmarks, der Sinnesorgane, der peripheren Nerven und der Muskulatur.

neuro-urologisch: Neuro-Urologie beschäftigt sich mit den Erkrankungen der ableitenden Harnwege und der Geschlechtsorgane nach einer Schädigung der sie versorgenden Nerven.

Neutrum: hier: weder Mann noch Frau

Onkologe: Arzt der Onkologie. Onkologie ist die Wissenschaft, die sich mit Krebserkrankungen befasst und ist eine Teildisziplin der inneren Medizin.

onkologisch: Krebserkrankungen betreffend

orthopädisch: Die Orthopädie befasst sich mit der Entstehung, Verhütung, Erkennung und Behandlung angeborener oder erworbener Form- oder Funktionsfehler des Stütz- und Bewegungsapparates.

Osteopathie: manuelle, alternative Therapiemethode. Die Osteopathie versucht, Bewegungseinschränkungen und Bewegungsblockaden aufzuspüren und zu beseitigen

Osteopenie: Minderung der Knochendichte und Vorstufe zur Osteoporose

Osteoporose: Knochenschwund. Bei Osteoporose nimmt die Knochenmasse ab. Das Skelett verliert an Stabilität, und das Risiko für Knochenbrüche steigt.

Östradiol: siehe *Estradiol*

Östrogen: Sexualhormon; es wird hauptsächlich in den Eierstöcken (Ovarien) in Follikel und Gelbkörper, zu einem geringeren Teil auch in der Nebennierenrinde produziert.

Ovar (Ovarien): Eierstock (Eierstöcke)

Ovarektomie: Eierstockentfernung

Ovarialkarzinom: bösartige Erkrankung der Eierstöcke

Ovarialzyste: Eierstockzyste

Ovulation: Eisprung

Panikattacken: das plötzliche, unvorhersehbare Auftreten massiver Angst ohne objektiven Anlass

Parkinson: Erkrankung des Gehirns. Die Erkrankung ist vor allem durch Störungen der Beweglichkeit sowie des Bewegungsablaufs gekennzeichnet. Heilen lässt sich Parkinson derzeit noch nicht.

Pathologe: Facharzt für Pathologie. Er beschäftigt sich mit krankhaften oder abnormen Veränderungen des menschlichen Organismus. Zur Tätigkeit eines Pathologen gehört nicht nur die makroskopische Autopsie von Verstorbenen, sondern auch die Untersuchung von histologischen Präparaten.

Pathologie: Teilgebiet der Medizin, Lehre von den abnormen und krankhaften Vorgängen und Zuständen von Lebewesen und deren Ursachen

Phantomschmerz: Schmerz, der nach einer Amputation in dem nicht mehr vorhandenen Körperteil empfunden wird

Physiotherapie: konservative Form der äußerlichen Anwendung von Heilmitteln. Als Heilmittel werden dabei beispielsweise gezielte Reize oder Anwendungen von Wärme, Druck oder Kälte eingesetzt.

Pink viagra: „weibliches" Viagra

Postmenopause: Die Postmenopause beginnt direkt nach der Menopause und ist nach ca. 10–15 Jahren abgeschlossen.

postoperativ: nach einem chirurgischen Eingriff bzw. nach einer Operation

posttraumatische Belastungsstörung: Folge eines psychischen Traumas, wie beispielsweise dem Erleben von körperlicher oder seelischer Gewalt, Katastrophen etc. Sie äußert sich u. a. durch sich aufdrängende Erinnerungen an das traumatische Erlebnis (Flashbacks, Albträume), durch Übererregungssymptome, durch emotionalen Rückzug

Prana-Energetikerin: Prana-Energetik ist eine ganzheitliche Methode, die Elemente fernöstlicher Medizin beinhaltet. Es geht darum, energetische Kreisläufe zu harmonisieren und in der Folge Körper und Geist in Einklang zu bringen.

präventiv: vorsorglich

Progesteron: Progesteron ist wie Östrogen ein weibliches Geschlechtshormon. Es wird vor allem im Gelbkörper (Corpus luteum) hergestellt und heißt deshalb Gelbkörperhormon.

prophylaktisch: vorbeugend, krankheitsverhindernd

psychisch überlagert: Störungen oder Schmerzen, bei denen der medizinische Befund die Beeinträchtigung nicht ausreichend zu erklären vermag

psycho-onkologisch: Psychoonkologie ist eine Form der Psychotherapie bzw. klinischen Psychologie, die sich mit den psychischen und sozialen Situationen und Folgen einer Krebserkrankung befasst.

Psychopharmaka: Arzneimittel, die auf die Psyche wirken

psychosomatisch: die Psychosomatik betreffend, auf psychisch-körperlichen Wechselwirkungen beruhend. Psychosomatik beschäftigt sich mit dem Einfluss seelischer (psycho) Befindlichkeiten auf körperliche (soma) Zustände.

Psychotherapie: Behandlung von seelischen Problemen

Psychotrauma: seelische Wunde, die auf einzelne oder mehrere Ereignisse zurückgeht, bei denen im Zustand von extremer Angst und Hilflosigkeit die Verarbeitungsmöglichkeiten des Individuums überfordert waren

Qi Gong: chinesische Meditations-, Konzentrations- und Bewegungsform zur Kultivierung von Körper und Geist

reproduktive Organe: Fortpflanzungsorgane

Rheumatologe: Spezialist für rheumatische Erkrankungen

romanisch: Sammelbezeichnung für eine Reihe untereinander historisch verwandter Sprachen (= romanische Sprachen), die Tochtersprachen des Lateinischen sind

Sarkasmus: eine Art verletzender Humor, beißender, bitterer Spott

Scheidenflora: natürliche Besiedlung der Scheide mit Bakterien, die vor Krankheitserregern schützen

Schlaflabor: Einrichtung, die dazu dient, den Schlaf von Patienten zu untersuchen

sensorische Dranginkontinenz: starker Harndrang und nicht kontrollierbarer Abgang von Urin, ohne dass die Blase übermäßig gefüllt ist

Serengeti: baumarme Savanne vom Norden Tansanias, östlich des Victoriasees bis in den Süden Kenias mit einer Fläche von etwa 30.000 Quadratkilometern

Sexualmedizin: beschäftigt sich mit der Sexualität des Menschen, ihren Störungen und deren Behandlung

Shiatsu: in Japan entwickelte Form der Körpertherapie, die aus der traditionellen chinesischen Massage (Tuina) hervorgegangen ist

Sickerblutung: leichte, aber anhaltende Blutung, auch Blutung aufgrund von fehlenden Gerinnungsstoffen

Sinusitis: akute oder chronische Entzündung der Nasennebenhöhlen

Sklerodermie: Autoimmunerkrankung. Der Name leitet sich aus den griechischen Begriffen skleros (= hart) und derma (= Haut) ab. Es kommt zu Verdickung und Verhärtung der Haut und/oder Schleimhaut. Dies verursacht schwere Durchblutungsstörungen der Haut und der inneren Organe.

Software Consultant: Software-Berater

Sterilisation: medizinischer Eingriff, der unfruchtbar macht. Beim Mann werden die Samenleiter durchtrennt. Bei der Frau werden die Eileiter durchtrennt oder abgeklemmt.

Sterilität: Unfruchtbarkeit

substituieren: ersetzen

surgical castration: chirurgische Kastration

surgical menopause: chirurgische Menopause

synthetisieren: der Aufbau einer komplizierten chemischen Verbindung aus mehreren einfachen Substanzen

Tai Chi: auch Schattenboxen genannt, Bewegungsmeditation mit langsamen, fließenden Bewegungen

Testosteron: Testosteron ist das wichtigste männliche Sexualhormon (Androgen). Es kommt bei beiden Geschlechtern vor, bei Frauen allerdings in geringerer Konzentration.

Thrombose: Verschluss eines Blutgefäßes durch ein Blutgerinnsel

Tinnitus: Ohrgeräusche (Klingeln, Zischen oder Rauschen), die nur der Betroffene hören kann

Totaloperation: Damit ist üblicherweise die Gebärmutterentfernung einschließlich der Entfernung der Eierstöcke gemeint

transvaginal: durch die Scheide (Vagina) hindurch

traumatisiert: seelische Verletzung, hervorgerufen durch eine starke psychische Erschütterung

Ultraschallfokussierung: Behandlung von Myomen mittels fokussiertem Ultraschall. Die Patientin liegt dabei mit dem Bauch über einer Schallquelle, von der aus hochfrequente Schallwellen wie mit einem Brennglas auf bestimmte Stellen des Myoms gelenkt werden. Durch diese Fokussierung entsteht eine so große Hitze, dass das Myomgewebe abstirbt.

uteral: zur Gebärmutter gehörig

Uterus: Gebärmutter

Vagina: Scheide

Vaginalstenose: Verengung der Scheide

Vaginalstumpf: Nach vaginaler Entfernung der Gebärmutter werden die Bauchfellwunde und der Vaginalstumpf vernäht.

vegetatives Nervensystem: auch autonomes Nervensystem oder Vegetativum genannt, das großteils der willkürlichen Kontrolle durch das Gehirn entzogen ist. Es kontrolliert lebenswichtige Funktionen, wie Atmung, Verdauung und Stoffwechsel.

veterinärmedizinisch: tierärztlich

Visualisierungsreise: Visualisierung ist eine Übung, in der bestimmte Vorstellungsbilder durch Konzentration veranschaulicht hervorgerufen werden.

Wachkoma: Zustand der Wachheit ohne Bewusstsein. Das Wachkoma beruht auf einer schweren Schädigung des Großhirns.

Wertheim: Der österreichische Gynäkologe Ernst Wertheim entwickelte 1898 die nach ihm benannte radikale Operationsmethode zur Behandlung von Gebärmutterhalskrebs über einen Bauchschnitt. Bei der Wertheim'schen Radikaloperation starben anfangs, bedingt durch die Größe und die Dauer des Eingriffes, bis zu 74 Prozent der Patientinnen.

Wertheim'sche Operation: Es handelt sich um einen der umfangreichsten gynäkologischen Eingriffe, bei dem eine Totalentfernung der Gebärmutter, Eierstöcke und Eileiter, unter Umständen auch des oberen Teils der Scheide, des Bindegewebes und der Lymphknoten mittels Bauchschnitt stattfindet.

Yoga: indische Lehre, die eine Reihe geistiger und körperlicher Übungen, Meditation und Askese umfasst

Zervixstenose: Verengung oder Verschluss des Gebärmutterhalses

Zwischenblutungen: Blutung aus der Gebärmutter, wenn sie außerhalb der Regelblutung auftritt

Zyste: Hohlraum im Gewebe, der durch eine Kapsel abgeschlossen ist. Zysten können aus einer oder mehreren Kammern bestehen und sind meist mit Flüssigkeit gefüllt.

Hilfs- und Informationsquellen

Deutschsprachige Informationsportale
Organerhalt

Uterus myomatus – Infoportal zu Gebärmuttermyomen und deren Behandlung
www.uterus-myomatosus.net

Rettet die Gebärmutter – Initiative für den Einsatz organerhaltender Methoden
www.rettet-die-gebaermutter.de

Gynäkologie

Deutsche Gesellschaft für Gynäkologie und Geburtshilfe e.V.
www.dggg.de

Deutsche Menopause Gesellschaft e. V.
www.menopause-gesellschaft.de

Frauenärzte im Netz
www.frauenaerzte-im-netz.de

Endometriose-Vereinigung Deutschland e. V.
www.endometriose-vereinigung.de

EVA – Endometriose Vereinigung Austria e.V.
www.eva-info.at

Sexualwissenschaft, Sexualmedizin

DGSMTW – Deutsche Gesellschaft für Sexualmedizin, Sexualtherapie und Sexualwissenschaft
www.dgsmtw.de

Sexmed Pedia – Online-Nachschlagewerk rund um Sexualität und Gesundheit
www.sexmedpedia.com

Französische Informationsportale

INSERM: Institut National de la Santé et de la Recherche Médicale (Französisches Nationales Institut für Gesundheit und medizinische Forschung)
www.inserm.fr

Gynäkologie

CNGOF – Collège National des Gynécologues et Obstétriciens Français (Nationales College der französischen Gynäkologen und Geburtshelfer)
www.cngof.asso.fr

FNCGM – Fédération Nationale des Collèges de Gynécologie Médicale (Franz. Nationale Vereinigung der Colleges für Medizinische Gynäkologie)
www.fncgm.com

AFEM – Association Française pour l'Etude de la Ménopause (Französische Gesellschaft zur Erforschung der Menopause)
www.menopauseafem.com

GEMVI – Groupe d'Etude sur la Ménopause et le Vieillissement Hormonal (Gruppe zur Erforschung der Menopause und des hormonellen Alterungsprozesses)
www.gemvi.org/vieillissement-hormonal.php

Sexualmedizin, Sexualwissenschaft

SFMS – Société Francophone de Médecine Sexuelle (Frankophone Gesellschaft für Sexualmedizin)
www.sfms.fr

AIUS – Association Interdisciplinaire post Universitaire de Sexologie (postuniversitäre, interdisziplinäre Vereinigung der Sexualwissenschaft)
www.aihus.fr

SFSC – Société Française de Sexologie Clinique (französische Gesellschaft der klinischen Sexualwissenschaft)
www.sfscsexo.com

Selbsthilfegruppen (support groups) in den USA und in Großbritannien

HERS Foundation – Hysterectomy Educational Resources and Services (Amerikanische Selbsthilfegruppe für Gebärmutter- und Eierstockentfernung)
www.hersfoundation.com

Hysterectomy Association (Englische Selbsthilfegruppe für Gebärmutter- und Eierstockentfernung)
www.hysterectomy-association.org.uk

A Survivor's guide to surgical menopause – Webblog: Eine Anleitung für Überlebende der chirurgischen Menopause
www.surmeno.blogspot.com

Bücherempfehlungen

Bragagna, Elia / Prohaska, Rainer (2010): Weiblich, sinnlich, lustvoll. Die Sexualität der Frau. Wien: Ueberreuter

Buse, Gunhild (2003): „… als hätte ich ein Schatzkästlein verloren." Hysterektomie aus der Perspektive einer feministisch-theologischen Medizinethik (Reihe: Studien der Moraltheologie, Bd. 23). Berlin, Hamburg, Münster: LIT Verlag

Cloutier-Steele, Lise (2003): Misinformed Consent. 13 women share their stories about unnecessary hysterectomy. Chester/New Jersey: Next Decade

Coffey, Nora W. / Schweikert, Rick (2009): The H-Word. What Gynecology Doesn't Want You to Know. About 100 Years of Hysterectomy and Female Castration in America. Charleston, SC: Book Surge Publishing

Demers, Sylvie (2008, 2009): Hormones au féminin. Montréal: Les éditions de l'homme

Ehret-Wagener, Barbara / Stratenwerth, Irene/ Richter, Karin (Hrsg) (1994): Gebärmutter – das überflüssige Organ? Sinn und Unsinn von Unterleibsoperationen. Frankfurt: Rowohlt

Ehret-Wagener, Barbara / Roepke-Buncsak, Mirjam (2008): Frauen – Körper – Gesundheit – Leben. München: Diana Verlag

Faro, Marlene (2002): ,An heymlichen orten', Männer und der weibliche Unterleib. Eine andere Geschichte der Gynäkologie. Leipzig: Reclam

Huber, Johannes (1998): Endokrine Gynäkologie. Wien: Maudrich.

Huber, Johannes (2007): Hormontherapie. Wie Hormone unsere Gesundheit schützen. München: Hugendubel

Lachowsky, Michèle (2005): Un temps pour les femmes. Paris: Ed. Odile Jacob

Mandl, Ludwig / Bürger, Oskar (2010): Die biologische Bedeutung der Eierstöcke nach Entfernung der Gebärmutter (Erstauflage 1904, Deuticke). Books on Demand.

Mimoun, Sylvain (2004): Sexe et Sentiments. Version Femme, Paris: Albin Michel

Mimoun, Sylvain (2008): Ce que les femmes préfèrent, Paris: Albin Michel

Payer, Lynn (1993): Andere Länder, andere Leiden. Ärzte und Patienten in England, Frankreich, den USA und hierzulande. Frankfurt: Campus

Plourde, Elizabeth (1998): The Ultimate Rape: What every woman should know about hysterectomies and ovarian removal. Irvine, CA: New Voice Publications

Schindele, Eva (1993): Pfusch an der Frau. Die Gynäkologie als lukratives Geschäft. Hamburg: Rasch und Röhring

Schneider, Sylvia (2004): Goldgrube Gynäkologie. Wien: Ueberreuter

Stokes, Naomi M. (1986): The castrated woman. What your doctor won't tell you about hysterectomy. London: Franklin Watts

Vedral, Johanna (2008): „Sie brauchen die Gebärmutter ja nicht mehr…" – Frauen berichten über Gebärmutterentfernung und die Folgen. München: Grin Verlag

Quellenverzeichnis
[Abrufdatum der Internetquellen in eckigen Klammern]

AKH-Consilium der Medizinischen Universität Wien: Lemma „Klimakterium". Online: http://gynaekologie-geburtshilfe.universimed.com/artikel/klimakterium-diagnose [6.8.2012].

American Academy of Neurology (AAN) (2013, January 14): Early surgical menopause linked to declines in memory and thinking skills. Online: http://www.aan.com/globals/axon/assets/10434.pdf [18.1.2013]

Asante, A / Whiteman, MK / Kulkarni, A / Cox S / Marchbanks, PA / Jamieson, DJ: Elective oophorectomy in the United States: trends and in-hospital complications, 1998-2006. In: Obstetrics & Gynecology. 116(5), 2010. S. 1088-95. Online: www.ncbi.nlm.nih.gov/pubmed/20966693 [8.8.2012].

Aziz, A / Bergquist, C / Nordholm, L / Moller, A / Silfverstolpe, G: Prophylactic oophorectomy at elective hysterectomy: Effects on psychological well-being at 1 year follow up and its correlation to sexuality. In: Maturitas, the European Menopause journal. 51 (4), 2005. S. 349–357.

Bassim, S / Mirna, A / Bragagna, E / Salzer, H: Die sexualerhaltende Chirurgie als Herausforderung an die operative Gynäkologie und Onkologie. In: Journal für Gynäkologische Endokrinologie 3 (1, Ausgabe für Österreich), 2009, S. 6–9.

Beier, KM / Bosinski, HAG / Loewit, K: Sexualmedizin, Grundlagen und Praxis. München, 2005. S. 61.

Beller, FK: Hysterektomie mit oder ohne prophylaktische Ovarektomie. In: Frauenarzt 46 (11), 2005. S. 1008–1011. Online: www.frauenarzt.de/1/2005PDF/05-11-pdf/2005-11-beller.pdf [8.8.2012].

Benchimol, M / Gagneur, O / Beddock, R / Mention, JE / Gondry, J / Boulanger, JC: Conservation ou ablation des ovaires lors des hystérectomies pour lésions bénignes. In: Journal de gynécologie, obstétrique et biologie de la reproduction. 30(5), 2001. S. 476–483.

Bouret, JM / Benifla, JL / Poncelet, C / Madelenat, P / Ravina, JH / Bichât, CHU / Bernard, C: Place de l'embolisation dans la pathologie myomateuse. In: Journées de Techniques Avancées en gynécologie-obstétrique (JTA), 2000. Online: http://pro.gyneweb.fr/Sources/congres/jta/00/chir/embolisation-fibrome.htm [9.1.2012].

BQS (Deutsche Bundesgeschäftsstelle für Qualitätssicherung): Bericht 2008, darin: Diskussion des Indikators „Indikation zur Hysterektomie". Online: www.bqs-qualitaetsindikatoren.de/2008/ergebnisse/leistungsbereiche/gynop/indikatoren/7/rationale [8.8.2012].

Buse, G: „... als hätte ich ein Schatzkästlein verloren." Hysterektomie aus der Perspektive einer feministisch-theologischen Medizinethik (Reihe: Studien der Moraltheologie, Bd. 23). 2003. S. 5.

CDC (Department of health and human services, Centers for disease, control and prevention): Women's Reproductive Health: Hysterectomy Fact Sheet. Hysterectomy in the United States, 2000–2004. In: Whiteman MK, Hillis SD, Jamieson DJ, Morrow B, Podgornik MN, Brett KM, Marchbanks PA. Inpatient hysterectomy surveillance in the United States, 2000–2004. Am J Obstet Gynecol. 2008:198(1):34.e1–7. Online: www.cdc.gov/reproductivehealth/womensrh/00-04-FS_Hysterectomy.htm [3.8.2012].

CDGM (Comité de Défense de la Gynécologie Médicale): Gynéco Press. Oct 2008. Online: www.cdgm.org/article.php3?id_article=44 [8.8.2012].

Cohen, J / Madelenat, P / Levy-Toledano, R: Gynécologie et santé des femmes. Quel avenir en France? In: CNGOF (Collège National des Gynécologues et Obstétriciens Français), 30. Mai 2000. Online: www.cngof.asso.fr/d_cohen/coB_19.htm#haut [3.3.2013]

Deutsches Ärzteblatt (Hrsg.): Hysterektomie: Erhalt der Ovarien verlängert das Leben. 28. April 2009. Online: www.aerzteblatt.de/nachrichten/36356/Hysterektomie_Erhalt_der_Ovarien_verlaengert_das_Leben.htm [10.8.2012].

DGE (Deutsche Gesellschaft f. Endokrinologie): Pressemitteilung vom 6.3.2009 zu „Mangel an Endokrinologen in Deutschland. Menschen mit Hormonerkrankungen fachärztlich unterversorgt". Online: www.endokrinologie.net/presse_90306.php [9.8.2012].

DGSS (Deutsche Gesellschaft für Sozialwissenschaftliche Sexualforschung): Studiermöglichkeiten in Deutschland". Online: www.rolf-gindorf.de/dgss/d_adress.htm [10.8.2012].

Dørum A / Tonstad S / Liavaag AH / Michelsen TM / Hildrum B / Dahl AA: Bilateral oophorectomy before 50 years of age is significantly associated with the metabolic syndrome and Framingham risk score: A controlled, population-based study (HUNT-2). In: Gynecologic Oncology. 109(3), 2008. S. 377–83.

Duke University Medical Center (Hrsg.): Hysterectomy increases risk for earlier menopause among younger women, study finds. In: Science Daily, 14. Nov. 2011. Online: www.sciencedaily.com/releases/2011/11/111114112311.htm [16.2.2012].

Ehret, B / Roepke-Buncsak, M: Frauen, Körper, Gesundheit, Leben. München, 2008. S. 361–62.

Elia, D: La menopause chirurgicale. 2012. www.docteurdavidelia.fr/internet/index.php?numarticle=1634&numrubrique=352&numsousrubrique=&siteweb=David Elia [12.8.2012].

Faculté de Médecine de Strasbourg (Hrsg.): Polycopié du module 5 „Vieillissement" pour DCEM2.2005/2006. S. 39. Online:www-ulpmed.u-strasbg.fr/medecine/cours_en_ligne/e_cours/vieillissement/menop_andropause_item55.pdf [6.8.2012].

Fernandez, H / Farrugia, M et al: Rate, Type, and Cost of Invasive Interventions for Uterine Myomas in Germany, France, and England. In: Journal of Minimally Gynecology 16(1), 2009. S. 40–46.

Fischl, F: Androgene und Androgentherapie bei der Frau. In: Journal für Urologie und Urogynäkologie. 8 (Sonderheft 1, Ausgabe für Österreich), 2001, S. 16–20.

Frauenärzte im Netz (Hrsg.): Myom, Fokussierter Ultraschall. Online: www.frauenaerzte-im-netz.de/de_myomtherapie_394.html [7.1.2012].

Galimard-Maisonneuve, E: Hystérectomie: Au delà du corps. In: Sexologos 30. Feb. 2008.

GEMVI (Groupe d'Etude sur la Ménopause et le Vieillissement Hormonal): La ménopause chirurgicale. 2012. Online: www.gemvi.org/menopause.php [16.8.2012]

Hansestadt Bremen (Hrsg.): Frauengesundheitsbericht Bremen. 2001. S. 58. Online: http://gesundheit.bremen.de/sixcms/media.php/13/frauengesundheitsbericht.pdf [8.8.2012].

Hanzal E: Die Hysterektomie als Radikaloperation: Folgen der einfachen Uterusexstirpation auf den unteren Harntrakt. In: Journal für Urologie und Urogynäkologie 16 (Sonderheft 3, Ausgabe für Österreich), 2009. S. 5.

Henderson, VW / Sherwin, BB: Surgical versus natural menopause: cognitive issues. In: Menopause. 14(3 Pt 2), 2007, S. 572–579.

Jacoby, VL / Fujimoto, VY / Giudice, LC / Kuppermann, M / Washington, AE: Racial and ethnic disparities in benign gynecologic conditions and associated surgeries. In: American Journal of Obstetrics and Gynecology. 202(6), 2010. S. 514–21.

Jaursch-Hancke, C: Androgenmangel bei Frauen: Wann klinisch relevant? In: Austrian Journal of Clinical Endocrinology and Metabolism. 4(3), 2011. S. 12–16.

Kjerulff, KH / Guzinski, GM / Langenberg, PW / Stolley, PD / Moye, NE / Kazandjian, VA: Hysterectomy and race. In: Obstetrics & Gynecology. 82(5), 1993. S. 757–64.

Küstner, O: Lehrbuch der Gynäkologie, III. Abschnitt,Kapitel X, „Die Krankheiten des Uterus". 4. Aufl. 1910. Online: www.med-serv.de/medizin-buch-gynaekologie-0-10-3.html [10.8.2012].

Lachowsky, M: Lehrpräsentation für das Collège National der französischen Gynäkologenschaft: „Le vécu de l'hystérectomie" (Wie wird die Hysterektomie erlebt). 2004.

Online: www.cngof.asso.fr/D_PAGES/conf2004/conf/016/index.htm [6.8.2012].

Lachowsky, M: Quelle vie après une ménopause chirurgicale? Comment aider les femmes à surmonter ce cap? 9es Avancées en Gynécologie & Obstétrique. Paris 2006.

Larson, CA: Evidence-based medicine: an analysis of prophylactic oophorectomy at time of hysterectomy for benign condiditon. In: Curr. Oncol. 18(1), 2011. S. 13–15.

Le Digol, G: La gynécologie médicale en danger. In: Clara Magazine. 7 (111), 2009. Online: www.clara-magazine.fr/IMG/pdf/page06.pdf [10.8.2012].

Leidenberger, F / Strowitzki, T / Ortmann, O: Klinische Endokrinologie für Frauenärzte, 4. Aufl., Springer 2009. Kapitel 9, S. 205. Online: http://books.google.de/books?hl=de&id=4PZBcAyk_ggC&q=Postmenopause#v=snippet&q=Postmenopause&f=false [8.12.2012]

Lepine, LA / Hillis, SD / Marchbanks, PA et al: Hysterectomy Surveillance-United States. 1980–1993. In: MMWR CDC Surveillance Summary. 46, 1997. S. 1–15.

Löwy, I / Weisz, G: French hormones: progestins and therapeutic variation in France. In: Social Studies and Medicine. 60, 2005. S. 2609–22.

Magnin, G: Chapitre VI – La ménopause et l'ovaire. In: Journées de Techniques Avancées en gynécologie-obstétrique (JTA), 1997. Online: http://pro.gyneweb.fr/Sources/congres/jta/97/6hysterec.htm [2.8.2012].

Majumdar, A / Saleh, S: Psychological Aspects of Hysterectomy & Postoperative Care. 2012. S. 365–392. Online: www.intechopen.com/books/hysterectomy/psychological-aspects-of-hysterectomy-postoperative-care [7.8.2012].

Mandl, L / Bürger, O: Die biologische Bedeutung der Eierstöcke nach Entfernung der Gebärmutter. Erstauflage 1904. Online: www.archive.org/details/diebiologischeb00brgoog [3.3.2013].

Mantani, A / Yamashita, H / Fujikawa, T / Yamawaki, S: Higher incidence of hysterectomy and oophorectomy in women suffering from clinical depression: Retrospective chart review. In: Psychiatry & Clinical Neurosciences. 64(1), 2010. S. 95–98.

Marret, H: Flash-conferences video für das Collège National der französischen Gynäkologenschaft: „Les ultrasons" (Fokussierter Ultraschall). 2010. Online: www.cngof.asso.fr/D_PAGES/conf2010/confs2010/010/swf/index.htm [7.8.2012].

McCarthy, AM: Bilateral Oophorectomy is Associated with a Higher Prevalence of Arthritis and Lower Bone Mineral Density in Women 40 Years and Older. 2011. Online: www.hopkinsmedicine.org/news/media/releases/ovary_removal_in_younger_women_linked_to_bone_thinning_and_arthritis [13.7.2012].

Mianney, E. et al. Prise en charge de la femme ménopausée à risque: La ménopause précoce chirurgicale, place du traitement par les androgènes. In: Journées de Techniques Avancées en gynécologie-obstétrique (JTA), 2002. Online: www.lesjta.com/author.php?pe_id=209 [5.7.2012]

Mimoun, S: Troubles sexuels féminins. Les bienfaits du patch à la testostérone. In: Paris Match, 7. 12. 2006. Online: www.parismatch.com/Actu-Match/Sante/Actu/Troubles-sexuels-feminins.-Les-bienfaits-du-patch-a-la-testosterone.-70231/ [3.3.2013].

Mokate, T / Wright, C / Mander, T: Hysterectomy and sexual function. In: The journal of the British Menopause Society. 12(4), 2006. S. 153–7.

Österreichisches Bundessozialamt (Hrsg.): Anlage zur Einschätzungsverordnung (21.5.2010). Online: www.bundessozialamt.gv.at/cms/basb/attachments/8/4/7/CH0011/CMS1199711314821/anlage_zur_einschaetzungsverordnung1.pdf [20.8.2012].

Parker, WH: Bilateral Oophorectomy versus Ovarian Conservation: Effects on Long-term Women's Health. In: Journal of Minimally Invasive Gynecology. 17(2), 2010. S. 161–66.

Payer, L: Andere Länder, andere Leiden. Frankfurt (M), 1993. S. 46–48.

Payer, L: Andere Länder, andere Leiden. Frankfurt (M), 1993. S. 136.

Rhodes, JC / Kjerulff, KH / Langenberg, PW / Guzinski, GM: Hysterectomy and sexual functioning. In: The Journal of the American Medical Association. 282(20), 1999. S. 1934–41. Online: www.ncbi.nlm.nih.gov/pubmed/10580459 [13.7.2012]

Richtsätze für die Einschätzung der Minderung der Erwerbsfähigkeit nach den Vorschriften des Kriegsopferversorgungsgesetzes 1957, StF: BGBl. Nr. 150/1965. Online: www.ris.bka.gv.at/GeltendeFassung.wxe?Abfrage=Bundesnormen&Gesetzesnummer=10008206 [1.1.2013]

Rozenbaum, H / David, E / Lachowsky, M / Mimoun, S / Stephan, M: Pour une meilleure prise en charge de la ménopause chirurgicale. Effets comparatifs d'une ménopause naturelle ou chirurgicale sur la qualité de vie et la sexualité: Résultats d'une enquête nationale. In: Reproduction humaine et hormones. 20(NS2), 2007. S. 13–23.

Schmidt-Matthiesen, H: Gynäkologie und Geburtshilfe. Schattauer, 10. Aufl., 2007. S. 82.

Shuster, LT / Grossardt, BR / Gostout, BS / Rocca, WA: Prophylactic bilateral oophorectomy jeopardizes long-term health. In: Menopausal Medicine. 18(4), 2010. S. 1–5. Online: www.srm-ejournal.com/article.asp?AID=8985 [13.8.2012].

Stang, A et.al: Hysterektomien in Deutschland: Eine DRG-basierte nationenweite Analyse der Jahre 2005–2006. In: Deutsches Ärzteblatt international. 108(30), 2011. S. 508–14.

Target Woman. Portal for women. Surgical Menopause. Online: www.targetwoman.com/articles/surgical-menopause.html [19.8.2012].

Université Paris-VI Gynécologie DCEM2 (Hrsg.): Polycopié National, 2003. Paris, 2006. S.60/193/255/378. Online: www.chups.jussieu.fr/polys/gyneco/gyneco.pdf [9.7.2012].

Vedral, J: Sie brauchen die Gebärmutter ja nicht mehr... Grin, 2008. S. 14.

WAS (World Association for Sexual Health): Erklärung der Sexuellen Menschenrechte. Declaration of Sexual Rights. Hong Kong, 1999. Übersetzung: Gindorf, R: www.rolf-gindorf.de/sexualrechte.htm [3.3.2013]

Westphal, A: Organische Erkrankungen des Zentralnervensystems und ihre Beziehungen zu vorausgegangener operativer Entfernung endokriner Drüsen. In: Journal of Molecular Medicine. 22(2), 1923. S. 1009–11. Online: www.springerlink.com/content/g8187811651551m5/ [25.7.2012].

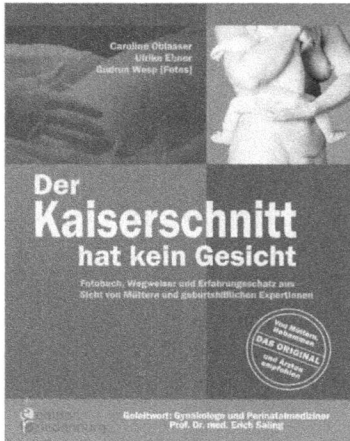

Der Kaiserschnitt hat kein Gesicht
Fotobuch, Wegweiser und
Erfahrungsschatz

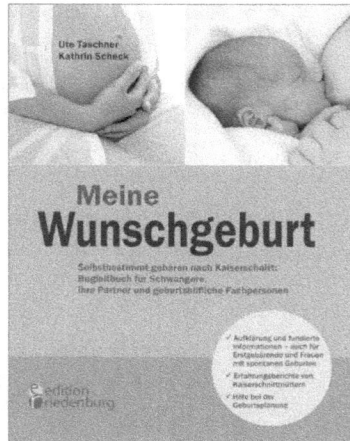

Meine Wunschgeburt
Selbstbestimmt gebären nach
Kaiserschnitt: Begleitbuch
mit Erfahrungsberichten

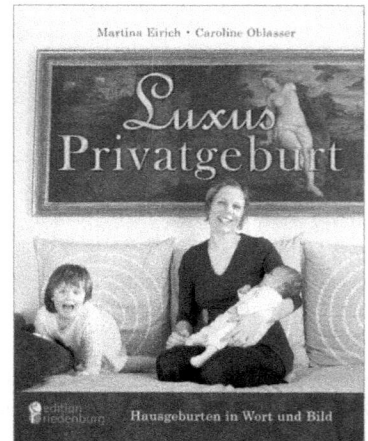

Luxus Privatgeburt
Hausgeburten
in Wort und Bild

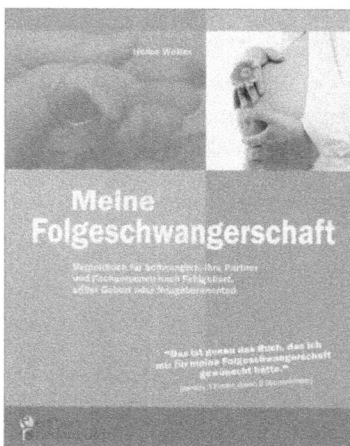

Meine Folgeschwangerschaft
Begleitbuch für Schwangere,
ihre Partner und Fachpersonen
nach Fehlgeburt, stiller Geburt
oder Neugeborenentod

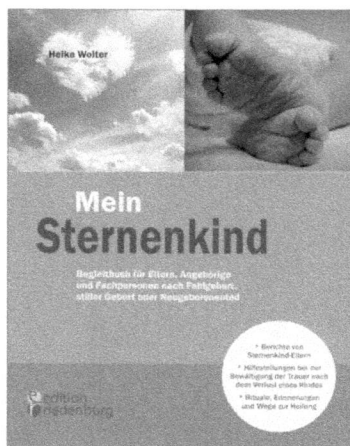

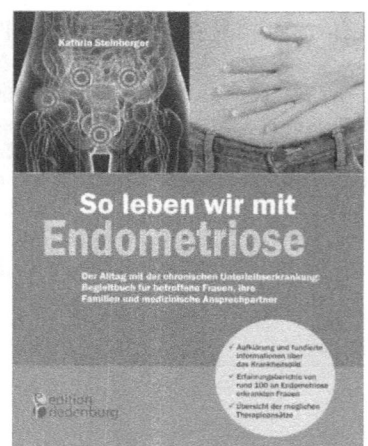

Mein Sternenkind
Begleitbuch für Eltern,
Angehörige und Fachpersonen
nach Fehlgeburt, stiller Geburt
oder Neugeborenentod

So leben wir mit Endometriose
Der Alltag mit der chronischen
Unterleibserkrankung: Begleitbuch
für betroffene Frauen, ihre Familien
und medizinische Ansprechpartner

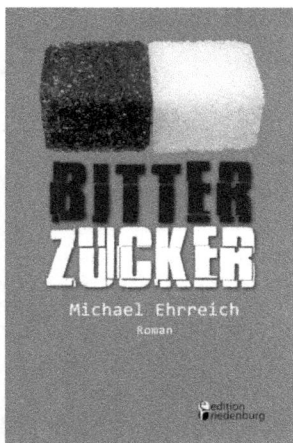

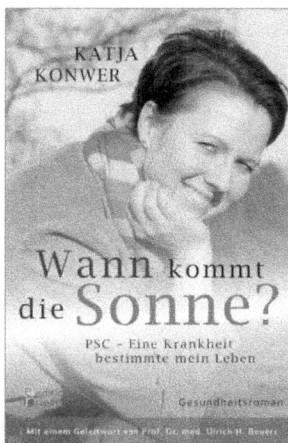

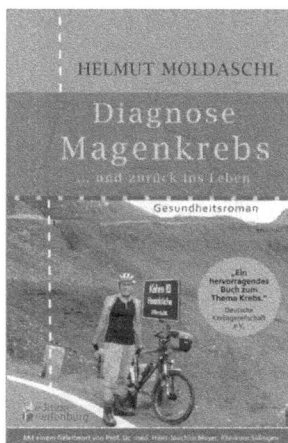

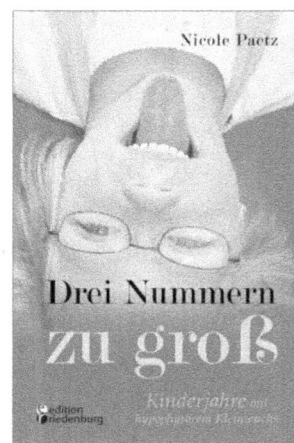

Bitterzucker
Diabetes, Dialyse,
Transplantation

von Michael Ehrreich

Wann kommt die Sonne?
PSC – Eine Krankheit
bestimmte mein Leben

von Katja Konwer

Diagnose Magenkrebs
... und zurück ins Leben.
Gesundheitsroman

von Helmut Moldaschl

Drei Nummern zu groß
Kinderjahre mit hypo-
physärem Kleinwuchs

von Nicole Paetz

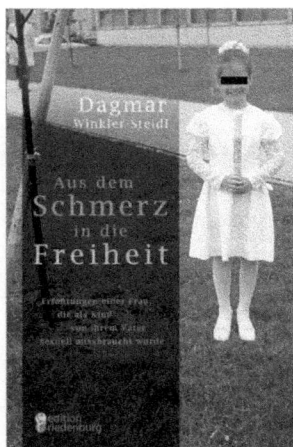

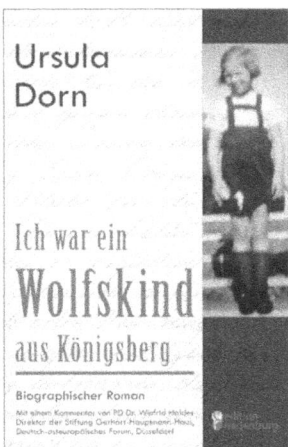

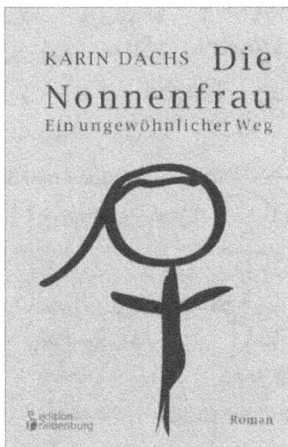

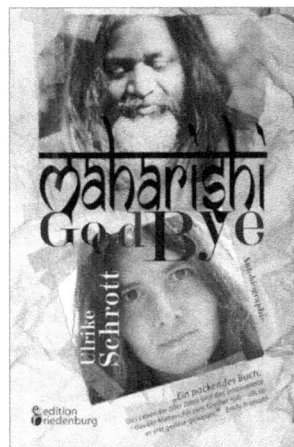

**Aus dem Schmerz
in die Freiheit**
Erfahrungen einer Frau, die
als Kind von ihrem Vater
sexuell missbraucht wurde

von Dagmar Winkler-Steidl

**Ich war ein Wolfskind
aus Königsberg**

Band 2:
Das Wolfskind auf der Flucht

von Ursula Dorn

**Die Nonnenfrau.
Ein ungewöhnlicher Weg**
Das Klosterleben und die
Zeit nach dem Austritt

von Karin Dachs

Maharishi Good Bye
Ein Blick hinter die
Kulissen meditativer
Selbsterfahrungsversuche

von Ulrike Schrott

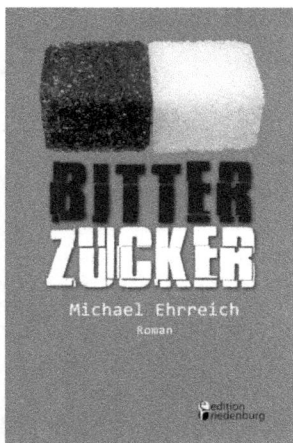

edition riedenburg

Im Buchhandel in Deutschland,
Österreich und der Schweiz

www.editionriedenburg.at

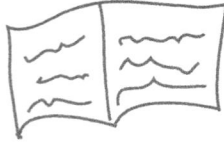

edition riedenburg

Buchreihen

Ich weiß jetzt wie! Reihe für Kinder bis ins Schulalter
SOWAS! – Kinder- und Jugend-Spezialsachbuchreihe
Verschiedene Alben für verwaiste Eltern

Einzeltitel

Alle meine Tage – Menstruationskalender
Annikas andere Welt – Psychisch kranke Eltern
Aus dem Schmerz in die Freiheit – Missbrauch
Baby Lulu kann es schon! – Windelfreies Baby
Besonders wenn sie lacht – Lippen-Kiefer-Gaumenspalte
Bitterzucker – Nierentransplantation
Das doppelte Mäxchen – Zwillinge
Das große Storchenmalbuch mit Hebamme Maja
Das Wolfskind auf der Flucht – Zweiter Weltkrieg
Der Kaiserschnitt hat kein Gesicht – Fotobuch
Diagnose Magenkrebs ... und zurück ins Leben
Die Josefsgeschichte – Biblisches von Kindern für Kinder
Die Nonnenfrau – Austritt aus dem Kloster
Drei Nummern zu groß – Kleinwuchs
Egal wie klein und zerbrechlich – Erinnerungsalbum
Ein Baby in unserer Mitte – Hausgeburt und Stillen
Erinnerungen sind kleine Sterne – Erinnerungsalbum
Finja kriegt das Fläschchen – Für Mamas, die nicht stillen
Frauenkastration – Fachwissen und Frauen-Erfahrungen
Ich war ein Wolfskind aus Königsberg – DDR und BRD
In einer Stadt vor unserer Zeit – Regensburg-Reiseführer
Jutta juckt's – Neurodermitis
Klara weint so viel – Schreibaby
Konrad, der Konfliktlöser – Konfliktfreies Streiten
Lass es raus! Die freie Geburt
Lilly ist ein Sternenkind – Verwaiste Geschwister
Lorenz wehrt sich – Sexueller Missbrauch

Luxus Privatgeburt – Hausgeburten in Wort und Bild
Machen wie die Großen – Rund ums Klogehen
Maharishi Good Bye – Tiefenmeditation und die Folgen
Mama und der Kaiserschnitt – Kaiserschnitt, Geburt
Mamas Bauch wird kugelrund – Aufklärung für Kinder
Manchmal verlässt uns ein Kind – Erinnerungsalbum
Meine Folgeschwangerschaft – Schwanger nach Verlust
Meine Wunschgeburt – Gebären nach Kaiserschnitt
Mein Sternenkind – Verwaiste Eltern
Mini ist zu früh geboren – Frühgeburt
Mit Liebe berühren – Erinnerungsalbum
Mord in der Oper – Bellinis letzter Vorhang
Nasses Bett – Einnässen
Oma braucht uns – Pflegebedürftige Angehörige
Oma war die Beste! – Trauerfall in der Familie
Pauline purzelt wieder – Übergewichtige Kinder
Regelschmerz ade! Die freie Menstruation
So klein, und doch so stark! – Extreme Frühgeburt
So leben wir mit Endometriose – Hilfe für betroffene Frauen
Soloschläfer – Für den erholsamen Mutterschlaf
Still die Badewanne voll! Das freie Säugen
Stille Brüste – Das Fotobuch für die Stillzeit und danach
Tragekinder – Das Kindertragen Kindern erklärt
Und der Klapperstorch kommt doch! – Kinderwunsch
Und wenn du dich getröstet hast – Erinnerungsalbum
Unser Baby kommt zu Hause! – Hausgeburt
Unser Klapperstorch kugelt rum! – Schwangerschaft
Unsere kleine Nina – Babys erstes Jahr
Volle Hose – Einkoten
Wann kommt die Sonne? – Lebertransplantation
Wenn der Krieg um 11 Uhr aus ist, seid ihr um 10 Uhr alle tot! – Schulprojekt zum ehemaligen KZ-Außenlager Obertraubling

www.ingramcontent.com/pod-product-compliance
Lightning Source LLC
Chambersburg PA
CBHW080646270326
41928CB00017B/3203